LEHRBUCH DER HAUT- UND GESCHLECHTS- KRANKHEITEN

VON

DR. GEORG ALEXANDER ROST

EMERIT. ORDENTL. PROFESSOR DER DERMATOLOGIE
DERZ. DIRIG. ARZT DER DERMATOLOGISCHEN KLINIK AM STÄDT. KRANKENHAUS BERLIN-SPANDAU

ZWEITE, VERMEHRTE UND ERWEITERTE AUFLAGE

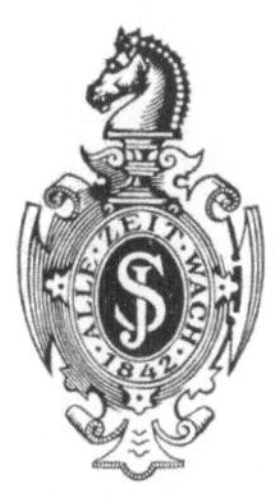

BERLIN · GÖTTINGEN · HEIDELBERG

SPRINGER-VERLAG

1948

VERÖFFENTLICHT UNTER DER ZULASSUNGSNUMMER US-W-1093
DER NACHRICHTENKONTROLLE DER MILITÄRREGIERUNG

(UNTER VERWALTUNG DER AMERIKANISCHEN MILITÄRREGIERUNG)

10 000 EXEMPLARE

ISBN 978-3-642-87313-3   ISBN 978-3-642-87312-6 (eBook)
DOI 10.1007/978-3-642-87312-6

Vorwort zur zweiten Auflage.

Das vorliegende Buch weist gegenüber der ersten Auflage wesentliche Änderungen auf. Die Anforderungen der heutigen Zeit mit ihrem enormen Ansteigen der venerischen Krankheiten erheischten dringend deren Einbeziehung. Diese Vermehrung sowie manche äußere, aus der Not unserer Tage geborenen Umstände erzwangen äußerste Beschränkung des behandelten Stoffes. Auf die Ausstattung mit Bildern, in ihrer schönen Wiedergabe eine besondere Zierde der ersten Auflage, mußte leider ganz verzichtet werden, hoffentlich können sie später einmal wieder beigefügt werden.

Geschrieben ist das Buch in erster Linie für den Medizinstudierenden und den Jungarzt. Es setzt die Kenntnis der Anatomie und Physiologie der Haut voraus, ebenso auch solcher der Hämatologie, Mikrobiologie, sowie überhaupt der Grundlagen der inneren Medizin. Dem fertigen Arzt wird es auf vielen Gebieten Kenntnis von neueren Forschungsergebnissen und Behandlungsmethoden geben, die zum Teil eigener Arbeit und Erfahrung entstammen und mit manchen alten Anschauungen aufräumen. Daß hierbei viel subjektive Meinung vorgetragen wird, war nicht zu vermeiden. Was ich in über 30jähriger Tätigkeit als Dermatologe gelernt und erarbeitet habe, ist hier niedergelegt. Wer eine Art Handbuchexzerpt erwartet, wird daher enttäuscht sein. Die Anordnung des Stoffes erfolgte bei den Hautkrankheiten in Anlehnung an die Einteilung im Zentralblatt für Haut- und Geschlechtskrankheiten, deren Grundlage die von mir 1921 versuchsweise entworfene Systematik der Hautkrankheiten bildete.

Die Darstellung des trotz aller Beschränkung noch sehr umfangreichen Stoffes ist mit Absicht uneinheitlich gestaltet. Wo immer angängig, habe ich die Ausdrucksweise so kurz als möglich, vielfach telegrammstilartig gehalten. Dafür wurde da, wo es galt, komplizierteres Geschehen verständlich zu machen, eine breitere Form der Darstellung gewählt. Aus dem Streben nach Kürze habe ich fast ganz davon abgesehen, Autorennamen sowie geschichtliche Daten zu bringen, sehr gegen meine Neigung. Literatur ist, soweit diese nach dem Bombenkrieg überhaupt noch zur Verfügung stand, am Schlusse angeführt.

Festgehalten habe ich an dem Streben, an Stelle morphologisch-deskriptiver Betrachtungsweise die funktionelle zu setzen, wie sie sich aus der kausalgenetischen Auffassung — Kranksein ist ein Vorgang, kein Zustand — ergibt. Dies ist auch einer der Gründe, weshalb die Beschreibung histologischer Befunde erheblich zurückgestellt wurde, ohne ihre Auswertung für das Krankheitsgeschehen zu vernachlässigen. Da sie eben doch nur „Momentphotographien" sind, sagen sie nur dem Kundigen etwas über den Vorgang aus, der zu ihrer Entstehung führte, dem Lernenden werden sie dagegen leicht dazu verführen, den geschauten Zustand mit dem pathologischen Geschehen zu identifizieren. Und das sollte ja gerade vermieden werden. Noch stärker als in der ersten Auflage habe ich die Bedeutung der Allergie in der Pathogenese zahlreicher Affektionen herausgearbeitet. So wurde die große Wichtigkeit der Infektionsallergie sowohl für sich allein wie in Verbindung zur Idiosynkrasie ganz besonders betont.

Die therapeutischen Ratschläge sind fast ganz auf der eigenen Erfahrung aufgebaut und ausschließlich auf die Erfordernisse der Praxis draußen abgestellt. Alle Behandlungsarten, die nur in der Klinik durchführbar sind, wurden wohl erwähnt, ihre Methodik jedoch nicht näher beschrieben. Als besonderen Glücksumstand darf ich es bezeichnen, daß mir seit $1^1/_2$ Jahren die Möglichkeit geboten war, die Methodik und Wirkung der *Penicillintherapie* an einem großen Krankenmaterial zu studieren, sowohl bei Geschlechts- wie bei Hautkrankheiten.

Ein wichtiger Punkt sei schließlich noch erwähnt: Die *Krankheitsbezeichnungen*, die in der ersten Auflage gebraucht wurden, sind auch diesmal wieder verwandt. Ich weiß wohl, daß dies mehrfach beanstandet worden ist. Ich glaube aber, daß sich die neuen Bezeichnungen auf die Dauer doch durchsetzen werden. Sie sind teils nach ätiologischen, teils nach pathologisch-anatomischen Gesichtspunkten meist nicht von mir, sondern von anderen vor mir gebildet worden. Damit soll erreicht werden, daß der Lernende schon aus der Bezeichnung ungefähr ersieht, was für ein Krankheitsprozeß vorliegt. Zugleich sollten die alten, oft noch aus dem Altertum und dem Mittelalter stammenden Namen endlich eliminiert werden, da sich mit ihnen keinerlei Vorstellungen über das Krankheitsgeschehen verbinden läßt. Langjährige Lehrererfahrung hat die Richtigkeit dieser Auffassung bewiesen.

Berlin, im Herbst 1947.

G. A. Rost.

Inhaltsverzeichnis.

I. Teil: Hautkrankheiten.

Allgemeines.

Spezielle Dermatologie.

II. Teil: Geschlechtskrankheiten.

Erster Teil.

Hautkrankheiten.

Allgemeines.

Die Haut führt im gesunden wie im kranken Zustande kein isoliertes Einzeldasein unabhängig von dem übrigen Organismus. Sie steht vielmehr in engsten Wechselbeziehungen zu diesem. Sei es, daß sie, primär erkrankt, den von ihr bedeckten Körper in mehr oder minder großem Umfange in Mitleidenschaft zieht oder daß sie bei primärer Erkrankung des letzteren sekundär miterkrankt, ja oft als „Projektionsschirm" pathophysiologischer Vorgänge im Innern wirkt.

Die kausalgenetische Betrachtungsweise (Rost).

Kranksein bedeutet, daß an Stelle des Normalen in Bau und Funktion des gesamten Organismus oder einzelner seiner Organe regelwidrige Verhältnisse eingetreten sind. Wenn wir aber von einem krankhaften „Zustand" sprechen, so ist es — von Ausnahmefällen abgesehen — wichtig, folgendes zu beachten: „Zustand" ist zu allermeist nur etwas Gegenwärtiges, augenblicklich Vorhandenes, eine „Momentphotographie". Er ist in Wirklichkeit das Ergebnis von vorherigem Geschehen, vom „Vorgang", und unterliegt der Weiterentwicklung nach bestimmten, im Einzelfalle zu spezifizierenden Gesetzen (Pathogenese). So gelangt man dazu, die zur Zeit vorhandenen Morphe ($\mu o\varrho\varphi\acute\eta$ = Gestalt) in ihrer Entwicklung und ihrem weiteren Ablauf zu betrachten und kommt damit zwangsläufig zu dem „Denken in Vorgängen". Das Zustandekommen jeden Vorganges im Naturgeschehen ist seinerseits wieder geknüpft an das Vorhandensein bestimmter Bedingungen (Faktoren, Momente), welche zusammenkommen oder -wirken müssen, damit der entsprechende Vorgang entsteht (Konditionismus).

Der Zeitfaktor spielt bei dieser Betrachtungsweise keine Rolle, die einzelnen Phasen des Krankheitsgeschehens können oft weit auseinanderliegen. Beispiel aus der inneren Medizin: der chronische Rheumatismus des Alters als Folge einer in jungen Jahren vorhanden gewesenen Streptomykose (W. H. Veil).

Faktoren, welche für die Entstehung krankhaften Geschehens im Organismus verantwortlich sind, können außerhalb derselben vorhanden sein — *exogen* — oder in demselben sich vorfinden — *endogen* —. Für die übergroße Mehrzahl von Krankheiten gilt das Gesetz, daß *nur* durch das Zusammenwirken von exogenen *und* endogenen Faktoren ein pathophysiologischer Vorgang ausgelöst werden kann. So ist bei allen Infektionen und Traumen der Ablauf des krankhaften Geschehens nur dann zu verstehen und zu übersehen, wenn die Reaktion des Organismus, die kurz als Disposition bezeichnet werden möge, als endogener Faktor gleichzeitig in Rechnung gestellt wird. Aber auch bei den meisten anscheinend rein endogen entstehenden Krankheiten ist die Annahme von der Mitwirkung exogener Faktoren meist unerläßlich. Die neuere Forschung hat gerade hier vielfach ganz unerwartete Aufschlüsse gegeben und die Richtigkeit des Vorgetragenen erwiesen.

Die Überlegungen des Arztes im Einzelfalle auf Grund der konditionistischen Betrachtung ist folgendermaßen zu charakterisieren: Bei jedem Krankheits*fall* hat er das Krankheits*bild* festzustellen (Diagnose), d. h. aus der Summe der vorhandenen Untersuchungsergebnisse (der Symptome, Erregernachweis usw.) hat er das *Typische*, bei jeder einzelnen Krankheitsgruppe immer Wiederkehrende, herauszuschälen. Das erfordert Kenntnis darüber, welche Faktoren exo- und endogener Natur regelmäßig und immer wiederkehrend vorhanden sein müssen, damit gerade das betreffende Krankheitsbild entsteht. Diese Faktoren bezeichne ich als *essentielle* Faktoren. Sie sind zwar hinsichtlich ihrer Wertung völlig gleich, das schließt jedoch nicht aus, daß *ein* Faktor als der für das betreffende Krankheitsgeschehen bestimmende, *determinierende*, anzusehen ist, z. B. ein bestimmter Erreger. Die Summe aller essentieller Faktoren wird als „causa", die Betrachtungsweise daher als „kausalgenetisch" (sprachlich richtiger „ätiogenetisch") bezeichnet. Es soll auf diese Weise vermieden werden, daß willkürlich *ein* Faktor als „Ursache" für die Entstehung eines Krankheitsbildes herausgehoben wird, wie es lange Zeit sehr zum Schaden des Fortschrittes der Forschung üblich war.

Bei jedem Krankheits*fall* lassen sich noch eine mehr oder minder große Zahl von weiteren Faktoren feststellen, welche für die Entstehung des Typischen, des Krankheits*bildes*, nicht in Frage kommen, wohl aber dem Einzelfall sein *individuelles Gepräge* geben. Die Faktoren, wir bezeichnen sie als *akzessorische* oder Nebenfaktoren, können sowohl allgemeiner Art sein (Alter, Geschlecht, Gesamtkonstitution, Umwelteinflüsse usw.) oder auch in Kombinationserkrankungen bestehen (z. B. Diabetes bei Tuberkulose). Ihre Berücksichtigung ist für die Prognose oft von ausschlaggebender Bedeutung.

Die hier kurz skizzierten Gedankengänge mögen zunächst kompliziert und umständlich erscheinen. Sie enthalten jedoch in Wirklichkeit nur eine Analyse der Überlegungen, die jeder gewissenhafte Arzt schon seit Hippokrates-Zeiten bei jedem Krankheitsfall ausstellt, wenn auch oft unbewußt, vielfach rein intuitiv. Es ist auch gar nicht erforderlich, daß dem Arzt alle diese Überlegungen bewußt werden. Es ist ein Teil der Erziehung zum Arzt, den angehenden Mediziner in diesen gedanklichen Operationen so zu „trainieren", daß sie sich nahezu automatisch, gewissermaßen im Unterbewußtsein abspielen. Alle Kenntnis von Einzeltatsachen aus Anatomie, Physiologie und Pathologie nützt dem Arzt nichts, wenn ihm die Schulung fehlt, sie in sinnvoller Weise zueinander in Beziehung zu bringen. Ob er dies bewußt oder mehr unbewußt, intuitiv, tut, ist an sich nebensächlich. Der Anfänger wird selbstverständlich zunächst den ersteren Weg beschreiten müssen. Die Erfahrung von fast 30 Jahren hat gelehrt, daß ihm dadurch die Einarbeitung und das Verständnis für die Probleme der Dermatologie überraschend schnell und leicht gelingt.

Wie aber schon im Vorwort erwähnt, konnte bei der Darstellung der einzelnen Hautkrankheiten sowohl wie bei der Einteilung die kausalgenetische Betrachtungsweise im Hinblick auf die gebotene Kürze der Darstellung nicht überall durchgeführt werden. Dort aber, wo es für das grundlegende Verständnis pathophysiologischer Vorgänge ankam, ist sie selbstverständlich angewandt worden.

Der Gang der ärztlichen Untersuchung.

Jede Untersuchung von Hautkranken hat mit der Aufnahme der *Vorgeschichte* zu beginnen. „Eine gute Anamnese ist die halbe Diagnose." Außer den üblichen Fragen nach dem Alter und der Beschäftigung sind es immer wiederkehrende Fragen: Wie lange besteht die Affektion? Hat sie früher schon einmal bestanden? Welche Hautkrankheiten sind früher schon einmal vorhanden gewesen? Sonstige frühere Krankheiten? Wo und wie sind die ersten Erscheinungen aufgetreten? Besteht Juckreiz? Hat sich die Affektion verändert? Welche Behandlung ist bisher angewandt worden? Hat der Kranke irgendwelche Beobachtungen hinsichtlich der Entstehung oder Verschlimmerung seines Leidens durch verschiedene Umstände (z. B. Nahrungs- oder Genußmittel, Ortsveränderung) gemacht?

Die *Untersuchung* soll möglichst bei diffusem Tageslicht vorgenommen werden. Am besten sitzt der Arzt mit dem Rücken gegen das Fenster, während der Patient vor ihm sitzt oder steht. Die Besichtigung wird sich in vielen Fällen nicht nur auf die erkrankten Hautstellen beschränken dürfen, auch die übrige Haut des Patienten ist einer genauen Untersuchung zu unterziehen, d. h. also: Entblößung des Körpers, soweit das im Einzelfalle angängig ist. Neben dem Ansehen ist häufig auch Betasten nicht zu umgehen, da uns das Gefühl oft Hautveränderungen erkennen läßt, welche dem Auge verborgen bleiben. Auch Temperaturunterschiede zwischen der erkrankten und der gesunden Haut werden hierdurch am schnellsten erkannt. Dem Allgemeinzustand des Körpers, sowie besonders auch der nicht erkrankten Haut ist Aufmerksamkeit zu schenken. Zweckmäßig ist manchmal die Verwendung einer Lupe (3—6fache Vergrößerung) sowie eines Glasspatels, um erkrankte Hautstellen blutleer zu machen zur Erkennung von krankhaften Einlagerungen. Schuppen müssen oft entfernt werden. Hierzu eignet sich eine feine anatomische Pinzette, welche an ihrem unteren Ende senkrecht zur Grifffläche abgebogen ist (Irispinzette). Inhalt von Pusteln oder Sekret von Geschwürsflächen wird auf einen Objektträger ausgestrichen und in der üblichen Weise auf Bakterien untersucht. Die Anlegung von Kulturen und der Tierversuch wird meist der Klinik vorbehalten bleiben müssen. Sie sind oft sehr aufschlußreich. Gelegentlich ist die Vornahme eines Probeausschnittes — ovales Hautstück von etwa 3 cm Länge — nicht zu umgehen. Dieser wird — in Lokalanästhesie — am besten so gelegt, daß außer der erkrankten Hautstelle auch ein Stück gesunde Haut herausgenommen wird. Zur Aufbewahrung und Übersendung genügt die Einlage in 70%igem Alkohol oder 4%iger Formalinlösung, nach sorgfältigem Abtupfen anhaftenden Blutes.

Diagnose — Prognose — Behandlungsplan.

Die Auswertung des klinischen Untersuchungsbefundes zusammen mit der Anamnese führt zur Feststellung der *Diagnose.* Diese umfaßt im Sinne der kausalgenetischen Betrachtungsweise sowohl das Krankheitsbild (Diagnose im engeren Sinne) wie die des Falles überhaupt, also einschließlich von Komplikations- und Kombinationserkrankungen. Die Diagnose wird vielfach nur eine vorläufige sein, wenn das Ergebnis von Spezialuntersuchungen (seitens des Labors, von anderen Fachärzten) erst abgewartet werden muß. Manchmal kann die endgültige Diagnose auch erst durch den Krankheitsverlauf oder durch den Behandlungserfolg (ex juvantibus) gestellt werden. Darum auch die Warnung vor sog. „Anhiebsdiagnosen", d. h. dem vorschnellen Stellen einer Diagnose. Sie imponieren höchstens Laien, niemals dem Fachmann. Es ist dem Ansehen des Arztes bei seinen Patienten in keiner Weise abträgig, wenn er in einem Falle erklärt, er sei sich bezüglich der Diagnose (oder der Behandlung) nicht ganz sicher, sondern rate, einen Facharzt zuzuziehen. Die meisten Patienten werden ihm dafür dankbar sein und den Vorschlag als ein Zeichen seiner Gewissenhaftigkeit ansehen. Aber ein derartiger Vorschlag muß rechtzeitig gemacht werden, nicht erst, nachdem man viele Wochen oder gar Monate ohne Erfolg herumkuriert hat. — Sehr vorsichtig muß man namentlich in der Venerologie mit der Bekanntgabe der Diagnose sein, das bedarf wohl kaum näherer Begründung. Es ist schon viel Unheil durch brüske Mitteilung der Diagnose angerichtet worden, ganz besonders schlimm, wenn diese noch dazu falsch war. Die Wahrung des Berufsgeheimnisses ist gerade bei venerischen Krankheiten besonders wichtig. Sie kann den Arzt zuweilen in recht peinliche Situationen, besonders Familienangehörigen gegenüber, bringen. Daß die Schweigepflicht auch bei amtlichen Anfragen von Behörden gilt (Gericht, Staatsanwaltschaft) — außer wenn es sich um Verbrechen handelt —, ist wichtig zu wissen, nicht aber für solche

von öffentlich-rechtlichen Versicherungen, sowie von den amtlichen Behandlungs
stellen für Geschlechtskrankheiten.

Für die Stellung der Diagnose sei noch auf einige wichtige Punkte hingewiesen,
ohne Vollständigkeit anzustreben: Es ist zu beachten, daß das typische Krankheitsbild durch Vorbehandlung (ärztliche oder des Patienten) mehr oder minder verändert wurde. Es gehört oft viel Erfahrung dazu, sich dieses zu rekonstruieren.
Ungenaue oder unzuverlässige Angaben des Patienten können die Sachlage noch
mehr komplizieren. — Manche Affektionen nehmen je nach dem Auftreten auf
einer bestimmten Körperregion ein unterschiedliches klinisches Bild an.

Beispiel. Streptodermia superficialis erscheint im Gesicht mit Bildung von Krusten,
an den Händen von Blasen. — Lichen ruber manifestiert sich am Rumpf und den Armen
durch flache, glatte Knötchen, an den Unterschenkeln als flachwarzige Gebilde.

Wir wollen das kurz als *regionäre Disposition* der Haut bezeichnen. Sie ist
besonders ausgesprochen und wichtig an der Unterschenkelhaut, deren anatomische
und physiologische Verhältnisse in vielem von denen der übrigen Haut abweichen,
darauf kommen wir noch mehrfach zurück. Aber auch zwischen langhaarfreier
und behaarter Haut, zwischen der mit Talgdrüsen besetzten und der damit nicht
besetzten Haut sind pathophysiologisch Unterschiede vorhanden.

Eine regionäre Disposition kann aber auch vorgetäuscht werden: Wenn wir
z. B. bei Scabies oder oberflächlichen Pyodermien den Rücken, besonders die Gegend
zwischen den Schulterblättern frei finden, so hat das nichts mit regionärer Disposition zu tun. Das hängt lediglich davon ab, daß der kratzende Fingernagel
diese Stellen nicht erreicht und so die Erreger dort nicht hinverschleppen kann.
Umgekehrt ist das häufige Auftreten des Lupus im Gesicht, besonders an der Nase
zwanglos auf die Einimpfung Kochscher Bacillen durch das übliche Bohren des
Fingers am Naseneingang und nicht auf eine besondere Anfälligkeit dieser Gegend
zurückzuführen.

Bezüglich der *Prognose* sei hier nur soviel gesagt, daß besonders im Anfang
meist größte Zurückhaltung zu empfehlen ist. Erst der Verlauf und das Anschlagen
der gewählten Behandlung ergeben Anhaltspunkte für die Beurteilung des Ausgangs.

Für die Aufstellung des *Behandlungsplanes* sollen die im folgenden Kapitel ge-
brachten Bemerkungen über die Therapie einigen Anhalt geben. Daß hierbei der
Krankheits*fall* und nicht nur das Krankheits*bild* zugrunde zu legen ist, bedarf
kaum näherer Begründung. Mit anderen Worten: nicht nur die vorliegende Hautaffektion, sondern auch Komplikations- und Kombinationserkrankungen müssen
sorgfältig berücksichtigt werden.

Allgemeines über die Behandlung.

Wenn wir die Dermatologie als einen Teil der inneren Medizin auffassen, so
leuchtet es ohne weiteres ein, daß sich die Behandlung von Hautkrankheiten
unmöglich in der Anwendung äußerer Mittel erschöpfen kann. Es kann gewiß
nicht auf diese verzichtet werden, aber ihnen stehen heute die verschiedenartigsten
Heilmaßnahmen aus dem Gebiet der inneren Medizin als gleich wichtig zur Seite.
Der alte Satz „Natura sanat, medicus curat" hat auch für die Dermatotherapie
volle Gültigkeit und wird dem besonders berechtigt erscheinen, der gewohnt ist,
die Krankheit kausalgenetisch zu betrachten.

Um in die verwirrende Fülle therapeutischer Vorschriften etwas Ordnung
zu bringen, unterscheiden wir zwischen Verfahren, welche den Ursachenkomplex
(causa = Summe der essentiellen Faktoren) beseitigen sollen, hier kurz „expeditive"
Behandlung genannt, und Verfahren, welche einzelne Krankheitssymptome, besonders natürlich der Haut, beeinflussen sollen: „symptomatische" Behandlung.
Eine ganz scharfe Trennung zwischen beiden Formen ist nicht möglich, an sich

auch nicht erforderlich. Für eine Einführung in die Behandlungsmethodik erleichtert sie jedoch die Darstellung wesentlich.

Da die *expeditive* Behandlung nach der Natur der jeweils vorliegenden Erkrankung variiert, kann es *hier* nur unsere Aufgabe sein, diejenigen Heilmaßnahmen zu besprechen, welche mehr oder weniger allgemeiner Natur sind. Da sie auch sonst in der inneren Medizin üblich sind, kann ihre Besprechung kurz gefaßt werden.

Wir führen, ohne Vollständigkeit anzustreben, folgende Methoden an: Diätetik, Bäder, Strahlenbehandlung, medikamentöse Behandlung.

Diätetik. In der Volksmedizin hat der Glaube an die Wichtigkeit der Art und Zusammensetzung der Speisen bei Hautkrankheiten stets eine wesentliche Rolle gespielt. Die Schulmedizin ist erst in neuerer Zeit planmäßig an die Heranziehung diätetischer Methoden gegangen. Sie konnte das auch erst tun, nachdem die wissenschaftlichen Grundlagen entsprechend ausgebaut waren.

Die beliebte Verordnung z. B. von „reizloser Kost" war vielfach eine Verlegenheitsvorschrift, da jeder sich etwas anderes darunter vorstellte, und der Arzt darüber, was in der Nahrung „reizend" wirkte und welche pathophysiologischen Vorgänge zugrunde lagen, keine Kenntnis besaß. Heute wissen wir, daß für einen Allergiker z. B., der gegen Milch, Kalbfleisch oder Kartoffeln, alles Bestandteile sog. blander Diät, überempfindlich ist, der Genuß von Salz, Essig, Pfeffer usw. selbst in großen Mengen völlig unschädlich sein kann, während schon geringe Mengen der genannten „Allergene" schwerste Erscheinungen auslösen können.

Diätetische Maßnahmen sind aus folgenden Gründen angezeigt: Bei ausgedehnten „*Entzündungen*" der Haut (Dermatitis universalis, Erythrodermie usw.) ist die Entzündungsbereitschaft des Gewebes herabzusetzen. Das geschieht vor allem durch Ausschaltung *kalihaltiger* Nahrung. Hauptzufuhr von Kali erfolgt durch die Kartoffel. Die Bedeutung der kartoffelfreien Nahrung auch bei gewissen örtlichen Affektionen (Psoriasis, S. 107) scheint uns von ganz besonderer Wichtigkeit.

Bei *ödematöser* Schwellung größerer Hautpartien mit oder ohne entzündliche Erscheinungen ist eine erhebliche Entwässerung anzustreben. Diese Forderung wird erfüllt durch die sog. „Carrel-Tage".

Der Patient genießt an diesen Tagen *ausschließlich* etwa $1^1/_2$ Liter Vollmilch oder etwa 1 kg rohes Obst (Äpfel, Birnen, Pflaumen, Kirschen, Apfelsinen), auch als Kompott eventuell möglich, oder $1^1/_2$ Liter verdünnten Himbeersaft oder dergleichen. Notfalls kann auch schwarzer Tee gegeben werden (aber kein Pfefferminztee [!], wegen der häufigen Wirkung als Allergen). Von größter Wichtigkeit ist, daß gleichzeitig absolute körperliche und seelische Ruhe eingehalten wird (keine Besuche, kein Radio, kein Telephon, kein Schreiben, höchstens zeitweise Lesen, am besten dauernd „dösen"). Also wohl teilweise Ausschaltung des Großhirns und damit hemmender Impulse auf die vegetativen Zentren. Die richtige Durchführung kann leicht kontrolliert werden: die Tagesurinmenge muß die des Vortages um ein Erhebliches übersteigen.

Bei *alimentärer Allergie*, die auch als Nebenbefund sehr häufig in Frage kommt, Ausschaltung der jeweils in Betracht kommenden Nahrungsallergene. Die Methoden zur Aufdeckung der Allergene und der Kostzusammensetzung wird an anderer Stelle (S. 64) besprochen. Dort wird auch die salzlose Gerson-Sauerbruch-Kost Erwähnung finden.

Über diätetische Maßnahmen bei gleichzeitig bestehendem Leiden innerer Organe zu sprechen, wäre fehl am Orte.

Physikalische Methoden. Hier sollen uns nur diejenigen beschäftigen, welche eine Allgemeinwirkung auf den Organismus haben, welche also auf diejenigen endogenen Faktoren wirken, die für Entstehung eines Hautleidens essentiell sind. *Bäder.* Seit alters wird gewissen Heilbädern, namentlich *schwefel*haltigen Thermen, die Eigenschaft der Umstimmung des leidenden Organismus zugeschrieben (*Aachen, Nenndorf, Leuk* [frz. *Loèche-les-Bains, Kanton Wallis, Schweiz*], *Wiessee*). Auch Solbäder (*Kreuznach, Kösen*), ebenso *jod*haltige Quellen (*Tölz, Wiessee*), werden für gewisse Hautkrankheiten empfohlen. Von *radioaktiven* Wässern (*Brambach, Oberschlema)* wird angenommen, daß sie in ähnlicher Weise wirken. Wissenschaftliche gesicherte Grundlagen für derartige Annahmen existieren bisher kaum, lediglich empirisch gefundene Indikationen. Es liegt uns fern, diese zu bestreiten oder in Zweifel zu ziehen, aber zu warnen ist davor, Patienten allzu große Hoffnungen auf den Erfolg derartige Kuren zu machen. Mancher in Badeorten erzielte Erfolg kommt sicher mehr auf Rechnung des Klimawechsels, Ausschaltung von aerogenen und nutritiven Allergenen, seelischer Ausspannung usw. Die Trinkkuren mit arsenhaltigem Wasser gehören zur medikamentösen Behandlung.

Schwitzbäder. Hier sind lediglich die erstmals von mir (nicht von Karitzki) empfohlenen Schwitzprozeduren (Lichtkasten, Lichtbügel) bei Urticaria (S. 84) als einwandfrei wirksam zu erwähnen.

Ultraviolettes Licht. Die Allgemeinbestrahlungen des ganzen Körpers mit künstlichen Ultraviolettstrahlen (Höhensonne) bei gewissen Hautkrankheiten sind ebenfalls erstmals von mir angegeben und ihre Methodik ausgebaut worden. Anregung gaben die ausgezeichneten Erfolge Rolliers mit der Hochgebirgssonne bei extrapulmonaler Tuberkulose. Die erzielte Wirkung ist bei konsequenter Anwendung unverkennbar (z. B. Tuberculosis luposa, S. 27) und muß wahrscheinlich auf eine Mobilisierung bestimmter Körperkräfte (Vitamine, Hormone usw.) zurückgeführt werden.

Methodik. Rumpf und Gliedmaßen (Vorder- und Rückseite, sowie Seitenpartien) werden aus etwa 1 m Entfernung so lange bestrahlt, daß eine mittelkräftige Rötung der Haut resultiert. Diese Bestrahlungen werden turnusmäßig wiederholt. Die Bestrahlungszeiten müssen dauernd gesteigert werden, da die Haut sich an den Lichtreiz gewöhnt und strahlenabsorbierendes Pigment erzeugt. Die Bestrahlungszeit hängt von der Stärke der emittierten Strahlung ab. Diese ist abhängig von der Art der Strahlenquelle und vom Alter des „Brenners".

Röntgenstrahlen. Die Anwendung dieser Strahlen zu Heilzwecken ist dem Facharzt vorbehalten. Ihre Wirkungsweise auf das Gewebe (biologische Strahlenwirkung) ist im einzelnen noch nicht völlig geklärt. Im wesentlichen wird es sich um physikalisch-chemische Vorgänge handeln, von der Umladung an den Zellmembranen bis zum Zerfall einzelner Moleküle (Desintegration). Neben der expeditiven Wirkung steht auch eine sympatomatische (Beseitigung des Juckreizes bei mehreren Affektionen). Die Indikationen für die erstere werden bei den betreffenden Hautkrankheiten besprochen werden. Einzelheiten über Dosierung (Quantität und Qualität der Strahlen) sowie über die sonstige Methodik der Anwendung lassen sich in dem gesteckten Rahmen nicht abhandeln. Im Gegensatz zu ursprünglich und lange Zeit gehegten Anschauungen ist die Anwendung von Röntgenstrahlen auch bei „entzündeter" Haut möglich, ja zuweilen — in Kombination mit anderen Heilmaßnahmen — geboten.

Für eine Reihe von Affektionen ist durch die sog. *Nahbestrahlung* (Kontaktbestrahlung) eine wesentliche Verbesserung der Behandlungserfolge erzielt worden. Über den Wert der Anwendung von *Grenzstrahlen* bestehen hingegen immer noch Zweifel. Sie haben sich allgemeine Anerkennung nicht verschaffen können und werden auch von uns nicht angewandt.

Die in Laien- und Ärztekreisen vielfach gehegte Furcht vor der therapeutischen Röntgenbestrahlung ist angesichts der heutigen Dosierungstechnik unberechtigt.

Medikamentöse Behandlung. Von allgemein wirkenden Arzneistoffen kommt eigentlich nur Arsen in Frage. Warum und in welcher Weise es bei einer Reihe von Hautkrankheiten expeditiv wirkt, ist bisher nicht vollkommen geklärt, aber die Tatsache der Wirksamkeit ist nicht zu bestreiten. *Anwendung: Oral:* als Sol. Fowleri (Rezept 53) oder Pillen mit Acidum arsenicosum (Rezept 55). Auch Trinkkuren arsenhaltiger Wasser *(Dürkheimer Maxquelle, Levico, Roncegno)* sind hier zu erwähnen; als *Injektion:* Natrium arsenicosum (Rezept 57), Natrium kakodylicum (Rezept 58), Solarson (Rezept 56). Die Einspritzungen werden in das Gesäß (oberer äußerer Quadrant der Nates!) intramuskulär gemacht, täglich oder jeden zweiten Tag, insgesamt 10—12mal.

Unter *umstimmenden Verfahren*, auch unspezifische Reizbehandlung genannt, verstehen wir Einverleibungen von körpereigenen Stoffen, wie Eigenblut, Homoseran (Retroplacentarblutserum), auch Milch kann angefügt werden. Letztere im Handel als Caseosan und Aolan.

Methodik der Eigenbluteinspritzungen. 8—10 ccm Blut werden aus einer Armvene des Patienten entnommen mit einer Rekordspritze, in die vorher $^1/_{10}$ ccm Natrium citricum (3 % wie bei der Blutkörperchensenkungsreaktion) aufgezogen werden, um die Gerinnung zu verhindern. Es genügt auch schon Aufziehen und Durchspritzen mit der genannten Lösung. Die entnommene Blutmenge wird lege artis in die Nates intramuskulär eingespritzt. Wiederholung eventuell mehrmals, täglich oder jeden 2. Tag.

Von körperfremden Reizstoffen ist fast nur das Terpentinöl in Gebrauch als Olobintin (10 oder 40%) oder Terpichin.

Eine weitere Gruppe repräsentieren Mittel wie Calcium, Natriumthiosulfat und Traubenzucker. Wie sie eigentlich wirken, ist trotz einschlägiger Arbeiten noch keineswegs völlig klargestellt. Ganz allgemein kann man vielleicht sagen, daß sie „entzündungswidrig" wirken, vielfach auch „antiallergisch". Daraus leiten sich die Indikationen für ihre Anwendung ab. Einigkeit besteht darüber, daß sie oral wenig oder gar nicht wirksam sind, sie werden daher vorzugsweise oder ausschließlich intravenös oder intramuskulär angewandt. Gewöhnlich ist eine Serie von 5—10 Einspritzungen, je 5—10 ccm angezeigt. Meist verwandt werden Calcium Sandoz (Calcium gluconicum) intravenös oder intramuskulär, Calcium chloratum intravenös (nicht intramuskulär!), Tecesal Schering (Calcium + Natriumthiosulfat).

Weiter sind die *Impfstoffe* (Vaccinen) zu erwähnen. Da sie spezifisch wirken, wird ihrer bei den einzelnen Affektionen gedacht. Hieran schließen sich die *Vitamine* und *Hormone*. Für sie gilt das gleiche wie für die Vaccinen.

Aus neuerer Zeit stammt die Behandlung mit den *Sulfonamidpräparaten*. Ihre Wirkung ist auch bei ganz oberflächlichen bakteriellen Hauterkrankungen (z. B. Streptodermia superficialis) oft ganz erstaunlich gut und sollte in schwereren Fällen nicht unterlassen werden. Es kommen hauptsächlich die durch Strepto- und Staphylokokken bedingten Affektionen in Betracht. Aber auch bei denen der Herpesgruppen, bei Ulcus molle usw., sind sie sehr wirksam.

Obwohl die Gefahr der Erzeugung sulfonamidresistenter Stämme nicht allzu groß ist, scheint doch gegen ihre zu häufige Anwendung — bei minder schweren Fällen — der Einwand berechtigt, daß hierdurch der Organismus des einzelnen Patienten zu sehr an sie „gewöhnt" wird. Es bestände dann — theoretisch — die Möglichkeit, daß bei Eintritt einer schweren Erkrankung (Pneumonie, Sepsis) der Körper nicht mehr in der andernfalls vorhandenen günstigen Weise reagiert. Inwieweit diese, namentlich im Ausland (England) gemachten Bedenken zutreffend sind, scheint noch nicht völlig geklärt.

Daß die Anwendung der Sulfonamide *stoßweise*, nicht kontinuierlich zu geschehen hat, darf als bekannt vorausgesetzt werden, soll aber auch hier besonders betont werden. Welches Mittel im Einzelfalle zu wählen ist, kann mit wenigen Worten nicht gesagt werden. Zunächst hängt das zur Zeit und wohl noch für einige Jahre von der Vorratslage ab. Wir verwenden immer noch gerne Prontosil (Sulfamid-diamino-azobenzol) in Tablettenform (4—5mal täglich 1,0 g = 2 Tabletten) 3—4 Tage lang (= 2 Originalröhrchen zu 20 Tabletten). Von neueren Präparaten haben sich uns bewährt: Eleudron bzw. Cibazol (beide = p-Aminobenzolsulfonamidothiazol), Pyrimal Schering (zur Zeit nicht im Handel), sämtlich als Tabletten. Die Tabletten wurden nie nüchtern gegeben, am besten zerstoßen, mit Schleimsuppe oder Kartoffelbrei verrührt. Ihre Zuführung muß über den *ganzen* Tag (24 Stunden) gleichmäßig verteilt erfolgen, damit kein Absinken des „Sulfonamidspiegels" im Blute statthat.

Von intravenös angewandten Mitteln bevorzugen wir Badional Bayer (3,0 g täglich 1—2mal).

Als neuestes Mittel ist *Penicillin* (Pe) auch in die Hauttherapie eingeführt und hat sich bei einer Reihe bakteriell bedingter Erkrankungen ausgezeichnet bewährt.

Anwendung. a) *Parenteral*, am besten intramuskulär. Am wenigsten reizend ist das Na-Pe, während K-Pe vorübergehend etwas Schmerz auslöst, Zuführung desselben in größerer Einzelinjektion ist jedenfalls zu widerraten (Ödembildung, eventuell Entzündung und Abscedierung im Muskel). Vor der Pe-Anwendung ist der in Frage kommende Erreger auf Penicillinempfindlichkeit zu prüfen und danach die Höhe der Einzel- und Gesamtdosis zu bemessen. Im allgemeinen werden 20 000—40 000 IE gelöst in 1 ccm Aqua bidestillata et sterilisata als Einzelgabe verabreicht. Die Injektionen werden in die Nates (eventuell in den M. deltoideus) gemacht und alle 3 Stunden wiederholt, da sonst der Pe-Spiegel im Blute zu stark sinkt. Auch diese Therapie geschieht stoßweise und wird bei Hautaffektionen kaum länger als 3—4 Tage durchgeführt.

b) *Örtlich.* Lösungen von 200—500 IE/ccm werden zu Umschlägen benutzt. In gleicher Konzentration auch in Salben- oder Puderform.

Die *örtliche Behandlung* ist vor allem symptomatisch, daneben aber gegebenenfalls auch expeditiv. Die Zahl der hierfür zur Verfügung stehenden Mittel ist außerordentlich groß. Sie werden im folgenden in einzelnen Gruppen abgehandelt werden.

Zuvor einige *allgemeine Bemerkungen* (Regeln): Die örtliche Dermatotherapie ist keine kritiklose Salbenschmiererei. Salben sind gewiß oft gut und nützlich, stellen aber durchaus nicht das einzige Mittel für äußere Anwendung dar. Es gibt mindestens soviel Gegenanzeigen für ihre Anwendung wie Indikationen dafür. Die Stellung der Indikation ist aber nur möglich, wenn der Arzt sich darüber klar ist, welche pathophysiologischen Vorgänge im Einzelfalle vorliegen und das Prinzip kennt, wie er ihre Beseitigung durch die Körperkraft, das „sanare", durch entsprechend wirksame Mittel, das „curare", unterstützen kann. Dazu gehört, daß er über die Wirkungsweise seiner Mittel im klaren ist. Diese Kenntnis beruht heute schon vielfach auf wissenschaftlicher Basis, oft leider noch auf Empirie. Wenn der Arzt immer bestrebt sein soll, sich eigene Erfahrungen zu schaffen, so kann er doch an dem, was andere durch Erfahrung gewonnen haben, nicht achtlos vorübergehen, sondern muß sich diese zunutze machen. Der Volksmedizin verdanken wir manches Mittel, geboren aus jahrhundertelanger Erfahrung. Es ist oft wertvoller als ein durch laute Reklame angepriesenes chemisches Präparat. Grundsatz muß daher sein, daß „Spezialitäten" nur verschrieben werden sollten, wenn deren Zusammensetzung und Wirkungsweise genau bekannt ist.

Aber auch bei der Verordnung zusammengestellter Arzneien ist der Hauptwert auf möglichst einfache Zusammensetzung, nicht auf die Kombination von vielen Arzneien zu legen. Nur so ist man in der Lage, sich über die Wirksamkeit eines Mittels ein Urteil zu bilden.

Zu warnen ist auch vor dem zu raschen und häufigen Wechsel der Mittel. Manche von diesen wirken erst nach längerer Anwendung. Vielfach geschieht diese letztere auch fehlerhaft oder nachlässig. Genaue Anwendungsvorschriften sind unerläßlich, wenn immer möglich auch Kontrolle der Anwendung.

Daß die Patienten nicht selten noch selbst herumkurieren oder anderen Rat befolgen, ist leider eine Tatsache, die in der ambulanten Praxis die Gewinnung einwandfreier Beobachtungen über Behandlungsergebnisse erschwert. Der Krankenhausarzt ist hierin besser gestellt, wenn er und sein Pflegestab auf der Hut sind. Die Menge der verschriebenen Mittel ist im Interesse wirtschaftlicher Verordnungsweise am Anfange der Behandlung nicht zu groß zu wählen, da sich Unverträglichkeit (meist infolge Allergie) oder Unwirksamkeit meist bald herausstellen. Zweckmäßig wird der Anfang mit niedrigen Konzentrationen des Wirkungsmittels gemacht, Steigerung derselben je nach Verträglichkeit und Behandlungszweck.

Nützlich kann gelegentlich die Prüfung der von der Apotheke angefertigten Medikamente sein. Verwechslungen, Überdosierungen, Verwendung unerwünschter

Salbengrundlagen sind zwar selten, kommen aber doch vor. Sie stellen den Arzt oft vor ein Rätsel, bis er auf die richtige Lösung kommt.

Für die ausschließlich *örtliche* Behandlung der Haut stehen Puder, Lösungen, Salben und Pasten, Firnisse und Lacke sowie Pflaster zur Verfügung.

Puder, Pulveres adspersorii, werden dermatotherapeutisch am besten unterschieden in mineralische und vegetabilische. Die letzteren eignen sich nicht zur Anwendung an intertriginösen Stellen (Haut auf Haut), da durch Umsetzung mit den Hautabscheidungen Milchsäurebildung erfolgt, welche hautreizend wirkt. Die Wirkung der Puder ist austrocknend und kühlend.

a) Mineralische Puder: Talcum venetum (Magnesiumpolysilicat, Rezept 1) ist am gebräuchlichsten. Es wird rein oder in Mischung mit Zincum oxydatum gebraucht (Rezept 2).

b) Vegetabilische Puder: Amylum oryzae (Reisstärke, Rezept 4) ist der feinste und geeignetste, zur Zeit allerdings nicht erhältlich. Amylum solani (Kartoffelstärke, Rezept 5) und Amylum tritici (Weizenstärke, Rezept 3) vermögen sie ziemlich weitgehend zu ersetzen. Gegen *alle* Puder kann, allerdings selten, *Überempfindlichkeit* der Haut bestehen, auch gegen Talkum!

Die Anwendung der reinen Puder beschränkt sich nicht nur auf lokalisierte Erkrankungen; in Form des Puderbettes sind sie auch bei universell ausgebreiteten Affektionen (Erythrodermien, Pemphigus) nicht zu entbehren.

Puder mit Medikamentenzusätzen sind gleichfalls viel im Gebrauch, namentlich mit bactericiden Substanzen (Dermatol, Rivanol, MP-Puder usw.).

Als flüssige Puder oder *Schüttelmixturen* werden Aufschwemmungen (Verreibungen) von Pudersubstanzen (feste Phase) in H_2O, Glycerin und eventuell C_2H_5OH (flüssige Phase) bezeichnet (Rezept 8, 9). Ihre Konsistenz ist sahneartig. Beim Stehen setzen sie ab, müssen daher vor Verwendung geschüttelt, besser gut umgerührt werden. Sie werden „ad ollam" oder „ad vitrum amplum" verschrieben, also in weithalsigen Gefäßen. Man trägt sie mit einem Holzspatel oder stärkeren Wattepinsel auf und läßt sie antrocknen. Um dies zu beschleunigen, kann nun auf die bestrichene Stelle dünn Talkum aufstreuen. Das ist meist zweckmäßiger als Zusatz von Alkohol. Die Grundformel für eine Schüttelmixtur ist: Zinci oxydati, Amyli tritici, Glycerini, Aquae dest. āā. Ich ziehe Amylum *tritici* dem gebräuchlichen Talkumzusatz vor, da die Mischung wesentlich geschmeidiger ist.

Man kann flüssige Puder auch mit Medikamenten versetzen derart, daß die feste Phase entsprechend reduziert wird (siehe z. B. Rezept 11).

Schüttelmixturen eignen sich nicht für trockene Haut, wohl aber für fettige (Status seborrhoicus).

Wäßrige Lösungen haben in neuerer Zeit infolge des Mangels an guten Salbengrundlagen bzw. Ölen wieder mehr an Bedeutung gewonnen. Es hat sich gezeigt, daß sie bei richtiger Konzentration und richtiger Anwendung sehr Gutes leisten. Die Hauptindikation ist nässende oder flächenhaft verkrustete, kurz „entzündete" Haut. Hier wirken sie „antiphlogistisch". Zusatzmittel für diesen Zweck sind Acidum boricum (1—3%), Acidum tannicum (1:1000), Resorcin (1:2000), Liquor Alum. acecitic. (10—20%), Aqua plumbi (Bleiwasser; 5%), NaCl (0,9%). Seltener Borax (2—5%), meist zur Gesichtspflege.

Alkoholische Lösungen dringen infolge der fettlösenden Wirkung tiefer in die Epidermis ein und eignen sich als Träger für bacteri- und fungicide Agenzien (Rivanol, Trypaflavin, Sublimat) sowie für Juckreiz stillende Mittel (Menthol, Thymol) und für „Haarwässer".

Alkohol-Äther-Lösungen sind unter anderem Tinctura lithanthracis, A r n i n g s c h e Tinktur. Sie leiten zur nächsten Gruppe über.

Firnisse werden zur Behandlung umschriebener Hautaffektionen verwandt. Das früher viel gebrauchte Kollodium (Auflösung von Schießbaumwolle in Alkohol-Äther) wird heute weniger verwandt. Es bildet beim Eintrocknen ein Häutchen. Traumaticin (Lösung von Guttapercha in Chloroform) eignet sich besser als Kollodium zur Kombination mit stärker wirkenden Agenzien (z. B. Chrysarobin).

Öle. Das feinste Öl ist Oleum amygdalarum dulcium (Süßmandelöl), besonders geeignet für den behaarten Kopf und das Gesicht. Danach folgt Oleum olivarum (Olivenöl), es wird teils rein, teils in einer Verreibung mit Zincum oxydat. (meist āā) verwandt und erzeugt nur selten allergische Reaktionen. Billiger und nahezu gleich gut ist Oleum arachidis (Erdnußöl), ebenso das in Rußland viel gebrauchte Sonnenblumenöl (von Helianthus). Abzulehnen sind Oleum lini (Leinsamenöl), Oleum rapae (Rapsöl) und Oleum sojae (Sojaöl) wegen verschiedener unzuträglicher Eigenschaften.

Salben sind fettende Substanzen verschiedener Herkunft, teils Naturprodukte. teils synthetisch hergestellt. Zu den ersteren zählen vor allem die tierischen Fette: Schweineschmalz (Axiungia porci bzw. Adeps suilli), Medulla bovinum (Rinderknochenmark), Hammeltalg (Sebum ovile), Lanolin, Butter (NaCl-frei). Sie haben vor den synthetischen Fetten manche Vorzüge (bessere Tiefenwirkung, bessere Verträglichkeit, d. h. sie wirken sehr viel seltener als Allergene). Leider ist ihre Verwendung infolge der Ernährungslage auf Jahre hinaus höchstens in Einzelfällen möglich. Vorrathaltung in größeren Mengen ist bei den meisten wegen der Neigung zum Ranzigwerden nicht zweckmäßig.

Synthetische Fette sind Paraffinkohlenwasserstoffe, mehrwertige Alkohole. Wachse oder Emulsionen vom „Öl in Wasser"- oder „Wasser in Öl"-Typ.

Am meisten in Gebrauch ist die gelbe Vaseline (Vaselinum flavum DAB.). Sie vermag an sich kein Wasser aufzunehmen und wirkt außerordentlich häufig als Allergen, namentlich bei schon sensibilisierter Haut. Ihr Ersatz durch Öle wurde bisher schon möglichst getätigt. Für die Zukunft scheinen namentlich die Emulsionen wie Lanettewachs N (z. B. Ungt. Lanetti, Stada) usw. große Aussichten zu haben, an ihre Stelle zu treten. Ungt. paraffini wird heute kaum noch verwandt. — Eine sehr brauchbare Emulsion ist Eucerinum anhydricum (Beiersdorf), das bis zu 600% H_2O aufnehmen kann. Bezüglich der in der Dermatotherapie verwandten Kombinationen von Salbe mit Agenzien ist bei den einzelnen Affektionen bzw. im Rezeptanhang das Nötige gesagt.

Pasten sind Salben, in die in größerer Menge feste Bestandteile eingearbeitet werden. Hierdurch werden sie schwer streichbar, zerfließen aber auch unter der Körperwärme nicht so rasch wie Salben. Sie nehmen abgesonderte oder abgedunstete Flüssigkeit auf (Aufsaugfähigkeit), geben dagegen von dem inkorporierten Agens ab.

Die richtige Auswahl im Einzelfalle zwischen allen den besprochenen Heilmitteln, sowohl den Grundlagen wie den Agenzien, kann nur durch Erfahrung und Schulung gelernt werden. Die vorstehenden kurzen Ausführungen sollen lediglich eine erste Grundlage geben. Im übrigen wird auf den Rezeptanhang (S. 156) verwiesen.

Spezielle Dermatologie.

Hauterkrankungen durch tierische Parasiten (Zoonosen).

Die **Kopflaus** *(Pediculus capitis)* wird vorwiegend im Haupthaar gefunden, und zwar fast nur bei Frauen und Kindern. An anderen behaarten Körperstellen werden diese Läuse nur sehr selten angetroffen. Es sind bis 2,7 mm (♀) große, sehr rasch bewegliche Insekten von graubrauner Farbe. Das befruchtete Weibchen legt etwa 60 Eier auf einmal ab. Diese bestehen aus einer Chitinhülle und werden am Haarschaft mit der Spitze nach unten festgeklebt. Sie sind oval, etwa 0,5 mm groß, von grauer Farbe und werden „Nisse" genannt. Besonders leicht werden sie gefunden an den Haaren in der Nackengrube, sowie oberhalb der Ohren.

Die Übertragung von Läusen erfolgt durch persönlichen Kontakt, in Schulen, öffentlichen Verkehrsmitteln, gelegentlich auch in Friseurläden. Ihre Anwesenheit macht sich durch Juckreiz bemerkbar, verursacht durch den Biß. Örtliche Erscheinungen, Papeln oder Quaddeln, werden hierdurch nur selten ausgelöst, jedoch wird sekundär durch das Kratzen mit den Fingernägeln eine Superinfektion mit Eiterkokken hervorgerufen (sog. sekundäre Pyodermien, S. 33), welche zu Erosionen und Krustenbildungen führen (sog. Läuseekzem). Auch die Nackengegend bis zum oberen Teil des Rückens ist oft befallen.

Übermäßiger Befall von Läusen führt zu einer Verfilzung der Kopfhaare, den sog. *Weichselzopf* (Plica polonica bzw. Trichoma).

Behandlung. Tränken des Kopfhaares mit Sabadillessig, Petroleum oder einer Lösung von Naphthol (10%) in Paraffinum liquidum. Abscheren des Haupthaares nur bei Weichselzopf erforderlich. Nach der Behandlung Auswaschen mit heißem Wasser und Seife, durchkämmen mit Staubkamm. Bekannte Markenmittel sind: Lausofan, Nissex, Lauto usw., ferner DDT.

Die **Kleiderlaus** *(Pediculus corporis)* ist der Kopflaus außerordentlich ähnlich auch bezüglich der schnellen Beweglichkeit. Im Gegensatz zu jener hält sie sich nicht dauernd auf der Haut auf, sondern in der Unterwäsche und sonstigen Kleidungsstücken, die der Haut unmittelbar anliegen. Die Haut wird nur zur Nahrungsaufnahme aufgesucht.

Das bis 4 mm lange ♀ legt die Eier perlschnurartig in den Nähten und Falten der Kleidung ab. Seltener werden die Nisse auch an den Achsel- usw. Haaren gefunden. Daß die Laus Hochfiebernde meidet, beruht wahrscheinlich darauf, daß sie ihre optimalen Lebensbedingungen bei 28—30⁰ findet. Der Biß der Laus in die Haut erzeugt das Gefühl von Stechen oder Jucken und kann zur Entstehung von quaddelartigen Erhebungen führen. Werden diese durch den kratzenden Fingernagel verletzt, so kommt es zu kleinen Blutaustritten und damit zur Entstehung von Blutkrüstchen, welche sehr charakteristisch für das Krankheitsbild sind. Daneben werden häufig sog. Kratzstriemen, gefunden, welche dadurch zustande kommen, daß die über die Haut hinlaufende Laus das Gefühl von Kribbeln hervorruft und die kratzende Hand bestrebt ist, sie zu verfolgen. Bei unterernährten Individuen pflegen sich diese Kratzstriemen oft sehr stark zu pigmentieren, so daß zusammen mit den Blutkrüstchen ein sehr buntes Bild entsteht. Daher früher die Bezeichnung „Vagabundenkrankheit". Die Erfahrung nach dem zweiten Weltkrieg hat jedoch gelehrt, daß diese Pigmentierung auch bei zahlreichen anderen Hautläsionen vorkommt und anscheinend mit Vitaminmangel zusammenhängt. — Durch das Kratzen der Nägel werden ferner Eitererreger in die Haut eingebracht, und es entstehen Pyodermien, ähnlich wie bei der Kopflaus beschrieben.

Während früher die Kleiderlaus nur bei den sozial tiefstehendsten Schichten der Bevölkerung gefunden wurde, wird sie heute ebenso wie die Kopflaus in allen Schichten der Bevölkerung angetroffen. Die Übertragung erfolgt meist durch Aufenthalt in dicht gefüllten Menschenansammlungen, Lagern, Eisenbahnabteilen usw. (Gefahr der Fleckfieberübertragung).

Behandlung der Hauterscheinungen, abgesehen von den Pyodermien, ist nicht erforderlich. Hauptsache ist die Beseitigung der Parasiten. Das Mittel der Wahl hierfür ist die Einstäubung mit DDT in Puderform (Dichlor-diphenyl-trichloräthan). Es tötet innerhalb 24 Stunden, wenn es mit den Füßchen der Insekten in Berührung kommt. Die früher geübte Entwesung in trockener, heißer Luft von 80—100⁰ (sog. Entlausungsanstalten) ist hierdurch fast überflüssig geworden. Im Einzel falle kann dieses durch längeres Bügeln mit dem Plätteisen ersetzt werden. Sollten Nissen an den erwähnten behaarten Stellen gefunden werden, ist Baden und Abrasieren der Haare erforderlich.

Die **Filzlaus** *(Phthirius inguinalis sive pubis)* ist im Gegensatz zu den Kopf- und Kleiderläusen wesentlich anders gestaltet. Es sind etwa $1^1/_2$—2 mm große, ovale, schildartige Insekten von graugelber Farbe. Die seitwärts stehenden Beine sind mit hakenförmigen Krallen versehen. Mit diesen klammert sich das Insekt an den Haaren, meist dicht über den Follikelmündungen, so fest, daß man sie nur durch kräftigen Zug mit einer Pinzette abheben kann. Ihre Eier klebt die Filzlaus in derselben Weise wie die Kopflaus an den Haarschaft. Der Hauptsitz der Filzlaus sind die Schamhaare, aber auch in den Haaren der Achselhöhle wird sie nicht allzu selten gefunden. Trotz ihrer geringen Beweglichkeit vermag sie offenbar weite Strecken des Körpers zu überqueren. Daß dies tatsächlich der Fall ist, kann aus dem Auftreten der sog. *Blauflecke* (Maculae caeruleae) geschlossen werden. Diese sieht man besonders gut an der Vorderseite des Stammes als schwachblaue, unscharf begrenzte Flecke, welche jedoch keinerlei Beschwerden erzeugen (Cave: Verwechslung mit syphilitischem Exanthem). In der Schamgegend werden die Blauflecke merkwürdigerweise nicht beobachtet. Daß gelegentlich Filzläuse an den Augenbrauen und Augenwimpern gefunden werden, ist durch Übertragung mittels der Finger (Nägel) erklärbar. Auf dem behaarten Kopf findet sich die Filzlaus nicht. Bemerkbar macht sich die Filzlaus durch heftiges Jucken, hervorgerufen durch den Biß, bei welchem gleichzeitig Speichel in die Haut entleert wird. Dieses Sekret verhindert wahrscheinlich die Gerinnung des aus einer angebissenen Capillare austretenden Bluttröpfchens, so daß es sich subepidermal ausbreiten kann und so bläulich durch die Epidermis schimmert. Trotz des bestehenden Juckreizes steht das Auftreten von Kratzstriemen oder Pyodermien nicht im Vordergrunde. — Die Übertragung der Laus geschieht wohl ausschließlich durch engen körperlichen Kontakt von Mensch zu Mensch (Anziehung durch den Geruch). Übertragung auf andere Weise (Bettwäsche, Klosettsitze) ist sehr unwahrscheinlich. Entsprechende Angaben von Patienten sind mit größter Skepsis aufzunehmen.

Behandlung. Einreiben mit „grauer Salbe" (Unguentum cinereum oder Unguentum praecipitatum album (haselnußgroßes Stück) an mehreren aufeinanderfolgenden Tagen mit nachheriger energischer Seifenwaschung (Cave: Hg-Überempfindlichkeit). Ferner Einreiben mit 1%igem Sublimatessig (Rezept 21): die Essigsäure löst die Nisse vom Haarschaft; 1%igem Sublimatspiritus (Rezept 22); DDT-Puder. Rasieren der Stellen kann meistens umgangen werden.

Von sonstigen Insekten, welche die Haut zur Nahrungsaufnahme aufsuchen, kommen in Frage: Flöhe, insbesondere der *Menschenfloh* (Pulex irritans). Ferner die *Wanze* (Cimex lectularius). Der Biß beider Parasiten erzeugt eine mehr oder minder große Quaddel mit entsprechendem Juckreiz. Diese Reaktion der Haut ist individuell sehr verschieden. Gelegentlich kommt es zu Überempfindlichkeitsreaktionen, welche glücklicherweise nur in seltenen Fällen das Bild einer schweren Erkrankung hervorrufen.

Die örtliche *Behandlung* kann nur durch juckreizmildernde Mittel erfolgen (Mentholspiritus usw., Rezept 25). Das Wesentliche ist in all diesen Fällen die Entfernung des Parasiten, welche durch Sauberkeit bzw. Desinfektion der Wäsche, der Wohnung (Ausgasen) erzielt werden kann.

Ähnliche Erscheinungen wie bei den vorgenannten Parasiten entstehen auch nach dem Biß von *geflügelten Insekten*, wie Mücken, Bremsen, Dasselfliegen. Nicht zu den Hautparasiten gehören Ameisen, Bienen, Hummeln, Wespen, Hornissen. Von ihnen wird die Haut nicht zur Nahrungsaufnahme aufgesucht, sondern meist im Sinne einer Abwehraktion durch den Stich verletzt, während die von ihnen erzeugten Hautreaktionen die gleichen sind wie bei der vorhergehenden Gruppe. Die Behandlung bzw. Vorbeugung ist die gleiche wie oben. Bienen lassen im Gegensatz zu den Wespen den Stachel zurück, dieser ist zu entfernen.

Von seltenen Hauterscheinungen durch Parasiten seien noch erwähnt die *Zecken*, von denen für Deutschland der Holzbock (Ixodes ricinus) in Frage kommt. Diese Parasiten leben vor allem auf Sträuchern und Gräsern. Beim Berühren derselben können sie auf die unbedeckte Haut des Menschen übergehen und sich mittels ihres Rüssels (Rostrum) in die Haut einbohren, um Blut zu saugen. Der Hinterleib schwillt dadurch bis zur Erbsendicke an und sieht bläulich-rot, fettglänzend aus. Reaktionserscheinungen der Haut treten im allgemeinen nicht auf. Nur nach gewaltsamem Abreißen, wobei das Rostrum steckenbleiben kann, kommt es zu entzündlichen Erscheinungen. Betupfen mit Öl oder Benzin bringt die Zecke durch Verschluß der Atemröhren am Abdomen zum Abfallen.

Als Überträger des Schweinerotlaufbacillus (s. Erythema migrans, S. 32) hat der Parasit auch pathologische Bedeutung. In warmen Ländern kommen Zecken von der Gattung Ornithodorus und Argas, die auf Geflügel leben, als Überträger des Rückfallfiebers in Frage.

Nicht zu den eigentlichen Hautparasiten gehört der *Madenwurm* (Enterobius sive Oxyuris vermicularis). Dieser etwa 2—5$^1/_2$ mm lange Wurm, ein Bewohner des Dickdarms, pflegt nachts aus dem After herauszukommen und auf der Haut herumzukriechen. Hierdurch wird ein lebhaftes Kitzeln und Juckgefühl hervorgerufen, welches den Patienten zum Kratzen verleitet. Als Folge davon werden vielfach Reizerscheinungen der Haut, insbesondere das lästige Afterjucken, Ekzeme und Pyodermien erzeugt. Diese Hauterscheinungen pflegen nach Entfernung des Parasiten meist von selbst abzuheilen.

Während die bisher besprochenen Parasiten von außen her in die Haut gelangen, leben die hautpathogenen *Milben in* der Haut, und zwar in den oberen bis mittleren Schichten der Epidermis. Praktisch wichtig sind nur die Krätzemilbe und die Räudemilbe.

Scabies, Krätze.

Die *Krätzemilbe* (Acarus siro, früher Sarcoptes hominis) erzeugt die als *Krätze* bekannte Hauterkrankung. Die Milbe hat eine platt-ovale Form, das Weibchen ist 0,3 mm groß und 0,25 mm breit, so daß es gerade noch mit dem bloßen Auge erkennbar ist. Das Männchen ist $^1/_3$ kleiner und nicht mehr mit dem unbewaffneten Auge zu erkennen. Beide leben in trichterförmigen Höhlen der Epidermis. Das Weibchen gräbt sich gelegentlich einen Gang in dieselbe, welcher als unregelmäßig gestaltetes, etwa 1 cm langes, feines „Schmutzstreifchen" erkennbar ist, mit einem feinen Bläschen an dem einen Ende. Mit einer angerauhten Nadel gelingt es dem Geübten meist leicht, die hier sitzende Milbe herauszuheben (vgl. die Suronenweiber des Mittelalters). Milbengänge werden fast nur an den Innenseiten der Finger, einschließlich der Schwimmhäute, und am Handgelenk (volar), bei kleinen Kindern auch in der Hohlhand gefunden. An einigen Stellen des Körpers reagiert die befallene Haut mit der Bildung von kleinen Papeln in der Größe einer halben Erbse, so besonders in den Achselfalten, der Brustwarzengegend, dem Nabel, der Vorhaut, am Scrotum. An den Gliedmaßen und dem Stamm ist der Befall meist nur durch kleinere rote Papelchen oder Pünktchen zu erkennen, die auch mit Blutkrüstchen bedeckt zu sein pflegen. Das Vorhandensein von „Gängen" ist durchaus nicht so häufig und charakteristisch, wie früher angenommen wurde. Die Diagnose muß vielmehr aus dem Gesamtbild geschlossen werden:

Wichtig ist zunächst die Form des „Befalls". Die Hauptausbreitung findet sich an der Vorderseite des Rumpfes, insbesondere der Bauchgegend und den Glutaealfalten, in der Gegend der Sitzhöcker, ferner an den Innenseiten der Finger, der

Handgelenke und Unterarme. Praktisch *frei* pflegt die Gegend zwischen den Schulterblättern zu sein, ebenso der Hals und der Kopf. Befallensein des Kopfes kommt zwar vor, wird jedoch ausschließlich bei kleinen Kindern etwa bis zu 2 Jahren beobachtet. Das zweitwichtigste Symptom ist der Juckreiz, der besonders nachts bemerkbar wird, hervorgerufen durch das Graben und Bohren der Milbe in der mit sensiblen Nervenenden reichlich versehenen Epidermis. Am Tage ist vielfach überhaupt kein Juckreiz vorhanden.

Die Übertragung erfolgt in den meisten Fällen durch engen körperlichen Kontakt von Haut zu Haut. Es ist jedoch nicht ausgeschlossen, daß auch durch Benutzung von Bettwäsche und Kleidungsstücken Krätzekranker ein Befall eintritt. Auf der Haut selbst wird die Hauptverbreitung durch den kratzenden Fingernagel erfolgen. Das läßt sich ohne weiteres schließen aus den Gegenden, welche bevorzugt von den Fingern erreichbar sind. Hierauf ist die relative Freiheit der oberen Rückenpartie sowie der Füße begründet, während das Nichtbefallensein des Halses und Kopfes offenbar auf biologische Gründe, die bis heute nicht aufgeklärt sind, zurückzuführen ist.

Daß durch das Kratzen nicht nur die Milben, sondern auch pyogene Keime in die Haut eingebracht werden, ist ohne weiteres verständlich. Und so sehen wir als häufigste Komplikation der Krätze das Auftreten von Pyodermien, die dem Unkundigen oft das eigentliche Krankheitsbild verschleiern.

Da sich die Krätze bei Menschen, welche ausgedehnte Hautpflege betreiben, nur sehr beschränkt und wenig charakteristisch zu entwickeln pflegt, ist die *Diagnose* manchmal sehr schwer und kann nur durch den Erfolg der Behandlung endgültig gesichert werden. In unklaren Fällen empfiehlt sich unbedingt eine versuchsweise Behandlung, ehe man an eine andere Juckreiz erzeugende Erkrankung denkt.

Behandlung. Milbentötende Mittel sind Perubalsam, Schwefel, Naphthol sowie neuerdings DDT. Diese werden in öliger Suspension oder in Salbenform fabrikmäßig hergestellt und kommen unter Markennamen in den Handel. Perubalsam (synthetisch) enthalten unter anderem: Perugen, Peruol. Schwefel: Mitigal, Catamin. Naphthol, Kresol usw.: Pervalen. DDT: Perscatol. Die Anwendung sämtlicher Mittel vollzieht sich so, daß man an 2—3 Abenden nacheinander das Mittel *vom Halse abwärts* in die gesamte Haut einstreichen läßt, einschließlich der Fingernägel. Am 3. oder 4. Tag Bad, frische Leib- und Bettwäsche. Nicht auswaschbare Kleidungsstücke, welche der Haut anliegen, müssen heiß gebügelt oder 14 Tage an die Luft gehängt werden, falls sie nicht in strömendem Dampf sterilisiert werden können.

Bleibt nach der Behandlung noch Juckreiz bestehen, so kann das folgenden Grund haben: 1. Die Behandlung hat nicht zur restlosen Beseitigung aller Milben geführt. Dies erfordert Wiederholung der Kur. Wir führen sie neuerdings so durch, daß nur die noch juckenden Hautstellen behandelt werden und nicht mehr die gesamte Körperdecke. 2. Das angewandte Mittel erzeugt eine entzündliche Reaktion der Haut. Wiederholung der Kur wäre ein grober Fehler. Behandlung nach den Grundsätzen bei Dermatitis (S. 75). 3. Der Juckreiz kann „psychisch fixiert" sein. Dann fehlen Hauterscheinungen. Hier helfen am besten innerlich Sedativa (insbesondere Barbitursäurepräparate); äußerlich Puder oder indifferente Hautcreme.

Die die *Pferderäude* erzeugende Milbe (Acarus equi) ist der Menschenmilbe sehr ähnlich. Sie erzeugt weder Gänge noch größere Papeln. Besonders charakteristisch ist das Auftreten roter Pünktchen oder stecknadelkopfgroßer Papelchen. Diese finden sich an Stellen, wo milbenhaltiger Schuppenstaub, z. B. beim Putzen der Tiere, Zutritt zur menschlichen Haut gefunden hat (Halsausschnitt und

Brustgegend, Unterarme). Der Juckreiz ist fast ebenso stark wie der bei der menschlichen Krätze. Die Krankheit kommt ausschließlich bei Pferdepflegern vor, die mit räudekranken Tieren zu tun haben. Die Behandlung ist die gleiche wie bei der Krätze. Weitere Acarusräuden (bei Hunden, Schafen, Katzen und Kamelen) sind praktisch ohne Bedeutung.

Andere Krätzearten: *Heu- oder Erntekrätze* (Erreger: Trombicula-Arten); *Krämerkrätze* (Tyroglyphus-Arten, auf Käse, getrockneten Feigen, im Mehl lebend); *Getreidekrätze* (Pediculoides ventricosus); *Geflügelkrätze* (Dermanyssus-Arten).

Erwähnt sei ferner noch die *Hautmaulwurferkrankung* (Creeping disease), welche durch die Larve der Pferdebremse (Gastrophilus equi, Larva migrans) erzeugt wird. Ähnlich wie bei der Krätzemilbe, nur wesentlich vergrößert, wohnt diese Larve in ausgedehnten, unregelmäßig gestalteten Gängen, welche sie in die Epidermis gräbt. Behandlung: Durchfrieren des Gangendes mit Chloräthyl.

Die Pilzerkrankungen der Haut (Dermatomykosen).

Allgemeines. Zu den durch pflanzliche Mikroorganismen bedingten Hauterkrankungen gehören die durch Fadenpilze (Fungi imperfecti, Hypho- oder Eumyceten) hervorgerufenen. Die Einteilung dieser Pilze im botanischen Sinne ist sehr schwierig und noch nicht völlig abgeschlossen. Charakterisiert sind diese Erreger durch ihr parasitäres Wachstum auf lebender oder toter Materie, durch ihre Variabilität und Anpassungsfähigkeit an das Substrat sowie das mannigfache Auftreten von Übergangsformen. Die Hautpilze bilden Fäden (Hyphen). Die Hyphen sind 3—10 μ dick und zeigen spitzenartiges Wachstum und Verästelungen. Die Hyphengeflechte heißen Mycelium. Daher der Name Mykosen (Virchow). Die meisten Pilze bilden als Fortpflanzungsformen Sporen. Dies geschieht durch Zerfall der Hyphen in Stücke (Oidien) oder durch Abschnüren besonderer Fruchtträger (Conidien).

Mikroskopischer Nachweis. Haarstümpfe oder Schüppchen, welche man von der erkrankten Haut mit einem stumpfen Skalpell abschabt, werden auf einen Objektträger aufgefangen, zu einem Häufchen zusammengekehrt, mit 1—2 Tropfen von 10—20%iger KOH belegt, aufgekocht und mit einem Deckglas bedeckt. Untersuchung mit starkem Objektiv (Nr. 6) bei enger Blende, herausgeklapptem Kondensor und Planspiegel. Die Fäden erscheinen als doppelkonturierte glänzende Streifen, die Sporen als rundliche Körperchen. Die Darstellung im gefärbten Präparat sowie der Nachweis durch Kulturen sind schwieriger und bleiben dem Laboratorium vorbehalten.

Entstehung und Verlauf von Pilzinfektionen der Haut hängt von einer Reihe von Bedingungen ab: 1. von der Art des Pilzes. Es gibt Pilze, welche primär nur beim Tier vorkommen, aber sekundär auf den Menschen übertragen werden können und in dessen Organismus (also nicht nur an der Haut) Krankheitserscheinungen auslösen können. Es gibt weiterhin Pilze, welche ausschließlich beim Menschen gefunden werden und beim Tier nicht vorkommen. Gewisse Pilze haben ferner die Neigung, sich nur in den Haaren anzusiedeln, während andere die haarlose Haut bevorzugen. 2. Von der Disposition des befallenen Organismus: Dringen Pilze in die tieferen Epidermisschichten und die Cutis ein, so führt dies zu Reaktionsvorgängen der Haut sowohl wie des gesamten Organismus. Zu denken ist dabei an eine direkte Reizwirkung durch die Pilztoxine, ferner aber auch an eine allergischhyperergische Reaktion des Gewebes. Es ist anzunehmen, daß die Leibessubstanzen der Pilze auch als Allergene wirken, welche das Hautorgan (und den übrigen Körper) sensibilisieren. Daß diese Annahme zutreffend ist, wird durch den positiven Ausfall von intracutanen Vaccineinjektionen (Trichophytin) bestätigt, ebenso durch die auf Vaccinezuführung erfolgende Reaktion am Erkrankungsherd. Bemerkenswert ist hierbei, daß die Vaccineeinwirkung nicht artspezifisch, sondern nur gruppenspezifisch wirkt. Es kann also aus dem positiven Ausfall einer solchen Reaktion nicht auf die Art des Erregers zurückgeschlossen werden.

Da die botanische Einteilung der Pilze noch stark umstritten ist, wird im folgenden eine Einteilung zugrunde gelegt werden, wie sie sich für praktische Zwecke als geeignet erwiesen hat.

Die Saprophytien.

Unter Saprophyten werden Hautpilze verstanden, welche nur in den oberflächlichen Schichten der Epidermis leben, selten tiefere Schichten der Epidermis besiedeln und noch seltener Reaktionserscheinungen seitens der Cutis hervorrufen.

Pityriasis versicolor.

Erreger ist das Mikrosporon furfur: Kurze, dicke, gekrümmte Hyphen mit großen Sporenhaufen. Durch die Wucherungen des Pilzes wird die Hornschicht so gelockert, daß sich beim Kratzen mit dem Fingernagel spanartige Hornlamellen abheben („Hobelspanphänomen"). Der Pilz gedeiht besonders gern auf durchfeuchteter Haut (Nachtschweiß der Phthisiker). Im Gegensatz zum Erythrasma bevorzugt er Hautstellen mit besonders saurer Reaktion. Er wird daher nie in den Achselhöhlen und Schenkelbeugen gefunden, sowie an Stellen, die viel gewaschen werden (Gesicht, Hände). *Klinisch:* Hellgelbe bis dunkelsepiafarbige, meist flächenhaft ausgedehnte Herde mit unregelmäßigen Zackenrändern. In der weiteren Umgebung der großen Herde kommen punkt- bis kleinfleckige Einzelherde vor. Selten leichter Juckreiz. *Behandlung:* Häufiges Abseifen, Einpinseln mit 5—10%igem Resorcin bzw. Salicylspiritus oder verdünnter Jodtinktur (1:3). Kräftige Höhensonnenbestrahlung bis zur Abschälung der Epidermis, einige Male zu wiederholen. Die Behandlung ist längere Zeit fortzusetzen, da nach Verschwinden der Erkrankung Rückfälle nicht selten sind.

Erythrasma.

Im Gegensatz zur vorgenannten Erkrankung liebt der Erreger, Mikrosporon minutissimum, Hautstellen mit schwachsaurer bis neutraler Reaktion. Daher das bevorzugte Befallensein der Schenkelbeuge, d. h. der Haut an den Innenseiten der Oberschenkel oben (aber nicht des Scrotums), sowie nicht selten auch die der Achselhöhlen. Der Pilz lebt ebenfalls in der Hornschicht der Epidermis: Sehr feine septierte Fäden, welche im ungefärbten Präparat nur schwer sichtbar zu machen sind. Auch das Kulturverfahren läßt meist im Stich. Die Affektion ist in Berlin sehr häufig, aber nur bei Männern, selten bei Frauen und nie bei Kindern. Klinisch findet sich eine bräunlich-rote, meist scharf abgesetzte Verfärbung der Haut, die gelegentlich leichten Juckreiz hervorruft. Spannt man die befallene Haut mit den Händen kräftig an, so sieht man beim Nachlassen des Zuges eine silbrigweiße Verfärbung der Oberfläche der gespannten Stelle. Dies ist bedingt durch das Eindringen von Luft zwischen die aus ihrem Gefüge gerissenen Hornlamellen, deren Zusammenhalt durch den wuchernden Pilz vermindert ist.

Behandlung. Pinseln mit Jodtinktur oder Arningscher Tinktur (Rezept 29, 30).

Anhangsweise zu erwähnen ist hier eine Affektion, welche im Gegensatz zu dem vorhergehenden nur die Haare und nicht die Haut befällt: *Trichomycosis palmellina.* Es handelt sich um eine ausschließlich an den Achselhaaren und zwar bei blonden Menschen gefundene eigenartige Umscheidung des Haarschaftes von einer gelbrötlichen, schleimigen Masse, die sich mit dem Finger abstreifen läßt. Nach R. Müller handelt es sich um eine Symbiose von Actinomyces tenuis mit Mikrococcus Castellanii. Die Affektion verfärbt meistens die Wäsche rötlich, daher „Roter Schweiß". Nicht als eigentliche Erkrankung zu betrachten. *Behandlung:* Häufiges Abseifen der Achselhaare, eventuell Einpinseln mit 2—3%igem Salicylspiritus und Pudern.

Die Mikrosporien.

Allgemeines. Als Erzeuger der gemeinhin als Pilzflechten der Haut bezeichneten Krankheitserscheinungen kommen in erster Linie — besonders in unseren Breiten —

die zur Gattung Mikrosporon, Trichophyton und — seltener — Epidermophyton gehörenden Pilze in Frage. Manche von diesen befallen vorwiegend das Langhaar, sie neigen weniger zur Ansiedlung in der Epidermis oder den tieferen Hautschichten. Andere bevorzugen die letztgenannten, können aber auch das Haar selbst befallen. Eine weitere, die Dinge komplizierende Eigenschaft der Pilze ist die, daß durch Pilze verschiedener Art oder Gattung dieselben oder sehr ähnliche Hauterscheinungen hervorgerufen werden können. Vielfach ist es nur durch mikroskopische und kulturelle Untersuchungen möglich, zu entscheiden, welcher Erreger im vorliegenden Falle als determinierender Faktor anzusprechen ist. Für die Praxis ist allerdings festzustellen, daß es im allgemeinen genügt, das Vorliegen einer Pilzerkrankung gemeinhin sicherzustellen, da die Behandlungsmethoden, von gewissen Ausnahmefällen abgesehen, sich in jedem Falle auf die Abtötung und Entfernung der Pilzelemente konzentriert und somit wenig variiert.

Mikrosporie des Kinderkopfes.

Erreger ist das *Mikrosporon Audouini*. Es erzeugt durch Befall des Haupthaares von Kindern die kurz als Mikrosporie bekannte Erkrankung. Biologisch interessant ist, daß dieser Erreger beim Tier nicht vorkommt und auch beim Erwachsenen nur äußerst selten gefunden wird. Beim Kinde heilt die Erkrankung mit Beginn der Pubertät von selbst ab. Die Ursache für dieses Verhalten ist bisher nicht bekannt. Das Mycel dieses Pilzes durchwuchert das Innere des Haares mit feinen, weinrebenartigen Fäden. Einzelne Ranken dringen nach außen und daran bilden sich die Sporen, welche das Haar manschettenförmig umgeben. Mikroskopisch sieht ein solches Haar im ungefärbten Präparat aus wie ein mit Leim bestrichener Glasstab, der in feinem Sand gerollt ist. Die erkrankten Haare, deren Gefüge durch den wuchernden Pilz zerstört ist, brechen kurz oberhalb der Follikelmündung ab, sie bleiben als grauweiße Stümpfe stehen. Da von der Infektionsstelle aus sämtliche Haare der Umgebung angesteckt werden, resultieren Flecke von Talergröße und mehr, welche von den erwähnten Stümpfen bedeckt sind. Es entsteht so das Bild einer „abgemähten Wiese". Häufig treten zu gleicher Zeit mehrere solcher Herde auf, die durch exzentrische Ausbreitung schließlich ineinander übergehen, so daß am Ende eine großer Teil oder der ganze behaarte Kopf befallen ist.

Die Epidermis wird häufig in den oberflächlichsten Schichten auch erkrankt gefunden, jedoch kommt es nie zu stärkeren Reaktionserscheinungen (Rötung), sondern lediglich zu feiner Schuppenbildung.

In seltenen Fällen dringt der Pilz anschließend in die Blutbahnen ein und führt von dort zur Ausbildung eines diffusen, lichenartigen Ausschlages, besonders am Rumpf (Mikrosporide).

Die Erkrankung ist außerordentlich leicht übertragbar und kann in Kinderheimen, Schulen und Internaten zu ausgedehnten Endemien führen. Hierzu kommt es um so leichter, da die Affektion keinerlei Beschwerden macht und vielfach nur zufällig entdeckt wird. *Behandlung:* Ziel ist die Entfernung der erkrankten Haare und Abtötung der zurückbleibenden Pilze. Infolge der Eigenart des Pilzes ist diese Aufgabe nur sehr schwer zu lösen. Der ganze Kopf muß nach Kurzscheren der restlichen Haare wochenlang etwas alle 4—5 Tage mit Jodtinktur eingepinselt werden. Gleichzeitig ist eine fest anliegende Kappe zu tragen (Stärkebinde), um eine Weiterverbreitung zu verhindern. Auch $\frac{1}{2}$—1%ige Chrysarobinsalbe (Rezept 38) bzw. Cignolinsalbe (Rezept 37) kommt in Frage. Bei kleinen Einzelherden Versuch mit dem Verfahren von Silberstein: Anfeuchten mit Wasserstoffsuperoxyd, energische Bearbeitung mit dem Höllensteinstift und Verband mit 10%iger Schwefelzinkpaste für mehrere Tage. Vor der früher viel geübten Röntgenepilation ist wegen der Spätfolgen (Beeinträchtigung des Gehirn- und Schädelwachstums, Intelligenzdefekte, Krämpfe) dringend zu warnen. Auch die Thalliumepilation sollte nur mit äußerster Vorsicht und vom Facharzt angewandt werden. Die befallenen Kinder sind von gesunden fernzuhalten (Schulbesuch ist zu verbieten). Wichtig ist die wiederholte eingehende Durchmusterung der Umgebung Erkrankter, um frisch Angesteckte möglichst früh aufzufinden.

Ähnliche Krankheitsbilder wie das vorbeschriebene können auch durch andere Pilze (Mikrosporon lanosum oder felineum, Trichophyton violaceum, asteroides u. a.) hervorgerufen werden. Alle diese Pilze sind eigentlich tierpathogen, werden also zunächst durch Kontakt mit erkrankten Tieren erworben. Vom erstinfizierten Menschen aus werden sie dann auf andere übertragen und so kommt es zu kleinen Endemien. Katzen und Hunde kommen anscheinend hauptsächlich als Infektionsquellen in Betracht. Als ein gewisses charakteristisches Zeichen ist hierbei zu bemerken, daß in den erkrankten Herden vielfach gesunde Haare stehenbleiben, so daß das Bild einer „abgemähten Wiese" nicht mehr zutrifft. Diese Infektionen sind der oben beschriebenen Behandlung bedeutend leichter zugänglich und oft schon in wenigen Wochen zur Abheilung zu bringen. Eine gesonderte Beschreibung des klinischen Bildes erübrigt sich. Für die *Behandlung* werden ausgiebige Seifenwaschungen des kurzgeschorenen Kopfes mit nachfolgendem Auftragen einer Salbe empfohlen, die Acid. salicyl. (4%) und Sulfur praecipitat. (6%) enthält.

Trichophytien und Epidermophytien.

Vorbemerkung. Pilzerkrankungen der Epidermis *und* Cutis werden zumeist durch eine der zahlreichen Trichophytonarten, seltener durch Epidermophyten und Hefen hervorgerufen. Welche klinische Form sich nach der Infektion ausbildet, hängt in erster Linie von der individuellen Reaktion des Befallenen und dem Ort des Befalls ab, erst in zweiter Linie von der Art des Erregers und auch in dieser Hinsicht eigentlich nur von *einer* Eigenschaft, welche wir mit „Angepaßtheit" bezeichnen. Es gibt Pilze, welche durch vielfache Übertragung von Mensch zu Mensch sich so an das Substrat „Mensch" angepaßt haben, daß die Haut nur in sehr mäßigem Umfang auf ihre Toxine reagiert, während andere Pilze, welche direkt vom Tier auf den Menschen übertragen werden, zu heftigsten Reaktionserscheinungen führen. Man spricht im ersteren Falle von „human" angepaßten Erregern. Allgemein kann gesagt werden, je stärker ein Pilz diese letztere Eigenschaft hat, desto schwerer ist die Behandlung der von ihm erzeugten Affektion, da offenbar der Organismus in diesen Fällen eine gewisse Unfähigkeit besitzt, die Heilmaßnahmen zu unterstützen.

Für praktisch klinische Zwecke lassen sich die Trichophytien einteilen in folgende 3 Formen: 1. epidermidale Form, 2. epidermido-cutane Form, 3. cutan-subcutane Form. Wichtig zu wissen ist, daß diese Formen nicht immer isoliert voneinander auftreten, sondern oft kombiniert in einer oder mehreren Formen vorkommen.

Epidermidale Trichophytien.

Sie können in zwei Abarten auftreten: einmal dergestalt, daß, ähnlich wie bei den Saprophytien, die Pilzelemente hauptsächlich in den oberen Schichten der Epidermis wuchern, ohne sichtbare Beteiligung der Cutis. Hierdurch entsteht eine flächenhafte Abstoßung von grauweißen bis silberigen Schüppchen, in denen sich die Pilze meist leicht mikroskopisch nachweisen lassen. Diese Form tritt in kreisrunden oder ovalen Herden auf. Wir bezeichnen sie als *squamöse* Form.

Eine weitere Form ist die *vesiculöse*. Sie manifestiert sich vor allem durch Bläschenbildung. Das ist namentlich an den Händen und auch an den Füßen der Fall, ohne daß es, außer einer mäßigen Rötung, zu stärkeren Reaktionserscheinungen der Cutis kommt. Diese Affektion kann gewissen Ekzemen äußerst ähnlich sehen.

Die Differentialdiagnose ist nur durch sorgfältige Beachtung der Vorgeschichte, durch mikroskopische Untersuchung und dem Behandlungserfolg sicherzustellen.

Tritt die Affektion zwischen den *Zehen* auf, so ist das typische Bild eine Quellung und eigentümlich weißlich-graue Verfärbung der Hornschicht (wie gekocht), die sich mit der Pinzette stellenweise leicht abheben läßt. Darunter liegen die tieferen Epidermisschichten zutage. Diese Erkrankung (Erreger fast immer Trichophyton pedis) wird unter anderem vielfach in Badeanstalten durch das Gehen auf den feuchten Matten erworben (daher in USA.: athletic foot). Durch das starke Juckgefühl kann die Affektion äußerst lästig werden. Sie ist zwar durch Behandlung gut zu beeinflussen, neigt aber hartnäckig zu Rückfällen, besonders im Sommer (Schweißwirkung). Es gibt auch eine klinisch sehr ähnliche Erkrankung, welche durch Hefepilze erzeugt wird (S. 21). *Behandlung:* Pinselung mit Tr. Jodi, Tr. Arning, Chrysarobin- oder Cignolinsalben oder -pasten (Rezept 37, 38). Für die interdigitalen Fußmykosen: Fußbäder mit Natriumthiosulfat (20%); mineralische Puder (Talkum).

Epidermido-cutane Trichophytien.

Diese unterscheidet sich von den vorhergehenden Formen durch eine stärkere Mitbeteiligung der Cutis in ihrem papillären Anteil. Ob die Pilze in diese letztere eindringen oder ob es sich um eine stärkere Toxinwirkung handelt, muß dahingestellt bleiben. *Klinisch* sind die Krankheitsherde charakterisiert durch starke Rötung, so daß sie sich leicht aus der gesunden Umgebung hervorheben. Es sind runde oder ovale Scheiben, die am Rand mit einem Bläschensaum besetzt sind, während die Mitte eine feine Schuppung zeigt, deren Herkunft aus geplatzten Bläschen leicht erkennbar ist. Vielfach trocknet das aus den geöffneten Bläschen ausgetretene Sekret ein und es entstehen Krusten oder Schuppenkrusten neben oder an Stelle des Schuppenbelages. Das Zentrum zeigt vielfach Neigung zu spontaner Abheilung, während der Rand fortschreitet (früher Herpes iris oder circinatus). Auf dem behaarten Kopf entsteht infolge Miterkrankung der Haare ein Bild, welches sich von dem im vorigen Kapitel beschriebenen nur durch die Entzündungserscheinungen der Cutis unterscheidet. Diese hebt sich medaillonartig aus der Umgebung heraus und ist meist ganz haarlos (früher Herpes tonsurans = scherende Flechte).

Klinisch gehört hierher eine nicht durch eine Trichophytonart, sondern einen verwandten Pilz (Epidermophyton floccosum) erzeugte Erkrankung die *Epidermophytia inguinalis* (früher Eczema marginatum). Der Pilz wächst mit Vorliebe in durchfeuchteter Haut, er hat eine ausgesprochene Abneigung, auf das Haar überzugehen. Prädilektionsstellen: Leistenbeuge, Genitocruralfalten, Achselhöhlen, Gelenkbeugen, sowie interdigital an Händen und Füßen. Auch auf der Fußsohle, mit Neigung am medialen Rand hochzuklettern, ist die Affektion nicht selten. Charakteristisch ist der periphere Bläschensaum, häufiger sogar Pusteln, während das Zentrum infolge Abstoßung der Hornschicht eine nässende Fläche darbietet. Auffallend ist der starke Juckreiz.

Cutan-subcutane Trichophytien.

Gewisse Trichophytonarten haben die Neigung, besonders an behaarten Stellen (Kopf und Bart), in die Haarbälge und deren Umgebung einzudringen. Hierdurch entstehen oft sehr starke Reaktionserscheinungen seitens des perifollikulären Gewebes, die sich vielfach nicht nur auf die Cutis beschränken, sondern auch das subcutane Gewebe mitgreifen. Während anfangs Rötung und Schwellung im Vordergrund steht, kommt es im weiteren Verlauf zur Eiterbildung. Auf seitlichen Druck treten aus den Haarbälgen feine Eitertröpfchen aus. Diese Form kann sich

klinisch so äußern, daß die Haarbälge einer etwa talergroßen Stelle fast sämtlich
befallen sind. Es hebt sich dann die gesamte erkrankte Fläche in Form einer Platte
oder eines Knotens aus der gesunden Umgebung heraus (früher Kerion Celsi).

Eine andere Form weist zerstreute Herde auf einer etwa handtellergroßen Hautfläche auf. Es sind dann jeweils nur ein oder einige Follikel befallen, welche sich als
rötlich-blaue Knoten von Erbsengröße und darüber aus der gesunden Haut herausheben. Hauptsitz die Seitenpartien der Wangen, eventuell auf den Hals über-
greifend, so daß acneartige Bilder entstehen (früher Folliculitis agminata). Die
Epidermis ist bei beiden Formen wenig charakteristisch verändert. Tritt die cutan-
subcutane Form in der Bartgegend auf, so wird sie vielfach als „Bartflechte"
(früher Sycosis parasitaria) bezeichnet. Differentialdiagnose: die „kokkogene
Bartflechte" (S. 37).

Nageltrichophytie. In seltenen Fällen kommt es zum Eindringen von Pilzen in die Nagelplatte. Die Hyphen durchwuchern das Horn und ermöglichen der Luft den Zutritt zwischen
die Hornlamellen. Solche Nägel sind an der Oberfläche uneben und rissig, etwas verdickt, von
weißlichgrauer oder schmutziggrauer Farbe, glanzlos. Auf Druck mit einer spitzen Pinzette
bricht das Gewebe ein. Nagelbett und -wall sind nur selten mitbeteiligt.

Die Diagnose der Nageltrichophytie ist meist nicht leicht, da Ekzem, Psoriasis und Favus
ausgeschlossen werden müssen. Der Pilznachweis im Schabsel läßt meist im Stich; Kultur
erforderlich. Die Erforschung der Ansteckungsmöglichkeit (Pilzherde an anderen Körperstellen, Beschäftigung in Laboratorien) ist oft sehr nützlich.

Die durch Einbruch von Pilzelementen in die *Blutbahn* entstehenden, meist lichenartigen
Ausschläge *(Lichen trichophyticus)* sind äußerst selten, für die Praxis ohne Bedeutung.

Behandlung. Haare aus den erkrankten Follikeln so restlos als möglich ent-
fernen. Das geschieht durch Epilation von Hand oder mittels Röntgenstrahlen.
Röntgenbestrahlung ist auch in Form der Entzündungsbestrahlung bei Knoten-
bildung sehr wirksam. Diese Behandlung muß Fachinstituten vorbehalten bleiben.
Des weiteren ist erforderlich die Abwehrkräfte des Organismus, also nicht nur der
Haut, anzuregen. Mittel der Wahl ist die Trichophytonvaccine (Trichophytin).
Anwendung: Setzen von je 3 Quaddeln mit 0,1—0,2 ccm, beginnen mit Verdünnung
1:50, steigend 1:30, 1:10, 1:5, schließlich reines Trichophytin. Ort der Anwendung:
Unterarm. Die Resorption der Infiltrate und Knoten wird ferner befördert durch
feuchtwarme Umschläge mit Essigs.-Tonerde-Alkohollösung (Rezept 20) sowie durch
Rot- oder Infrarotbestrahlung (2mal täglich $^1/_2$—1 Stunde). Die oft gleichzeitig
vorhandene Infektion der Epidermis ist nach den oben angegebenen Grundsätzen
zu behandeln.

Die Behandlung der Nageltrichophytie ist sehr schwierig, da chirurgische Entfernung des
Nagels und nachfolgende Behandlung mit dem pilztötenden Mittel (s. oben) vor Rückfällen
nicht sicher schützt. Ohne Entfernung des Nagels ist eine Heilung überhaupt nicht zu
erwarten.

Vorbeugung. Neben der von Tieren (Kühen, Pferden usw.) ausgehenden Infektion
ist die durch den Rasierbetrieb verursachte die häufigste. Seit Aufkommen des
Selbstrasierens ist daher ein außerordentlicher Rückgang dieser Erkrankungs-
formen wahrzunehmen. Feststellung der Infektionsquelle ist wichtig. Weiterverbreitung durch Kontakt (Finger, Gebrauchsgegenstände) ist zu verhüten.

Anhangsweise müssen hier noch die durch *Hefepilze* (Saccharomytaceae) erzeugten Hautaffektionen erwähnt werden. Schon normalerweise finden sich auf
der Haut sog. „wilde" Hefen, an sich ohne pathogene Bedeutung. Gelegentlich
können sie jedoch zu Erkrankungen der Haut und der Schleimhäute führen. Auf
den letzteren werden sie auch als *Soor*erkrankung bezeichnet. Endogene Faktoren
scheinen bei der Entstehung mitzuwirken. Zu diesen gehört z. B. Diabetes, ferner
die dauernde Durchfeuchtung gewisser Hautstellen: unter Hängebrüsten, in den
Genitocruralfalten, der Rima ani, zwischen den Zehen. Die durch sie erzeugten

Hautveränderungen sind klinisch von den durch Trichophyton oder Epidermophyton erzeugten kaum zu unterscheiden, das gelingt am besten durch die Kultur.
So sieht man zwischen den Fingern und Zehen, auch an den Mundwinkeln Affektionen
auftreten, die den oben beschriebenen (S. 19) völlig gleichen. Die Behandlung ist
dieselbe, wie sie für die anderen oberflächlichen Pilzerkrankungen angegeben wurde.

Sporotrichosen.

Selten vorkommende Hauptpilzerkrankungen. Als Erreger kommen Sporo-
trichon Beurmanni und Rhinocladium Schenki am häufigsten in Betracht. Sie sind
charakterisiert durch ein aus septierten Fäden bestehendes Mycel mit gestielten
Sporen. Sie kommen hauptsächlich als Saprophyten auf Pflanzen vor. Als Krank-
heitserreger wurden sie außer beim Menschen bei Ratte, Hund und Equiden
gefunden. Die Infektion der Haut erfolgt von kleinsten Verletzungen aus, meistens
an den Gliedmaßen oder dem Gesicht. *Klinik:* Im Anschluß an die Läsion der
Haut bilden sich ein oder mehrere Knoten von Kirsch- bis Walnußgröße (Primäraffekt) und bläulich-roter Farbe, ohne stärkere Entzündungserscheinungen. Sie
sehen sphylitischen Gummen oder den Knoten bei Tuberculosis colliquativa
sehr ähnlich. Lymphangitis und regionäre Lymphadenitis sind weitere Merkmale.
Im Verfolge des sehr chronischen Verlaufes gelangen die Knoten zur Einschmelzung
und brechen unter Bildung fistelartiger oder geschwüriger Hautaffekte nach
außen durch. Auch andernorts als der Haut kommen gleichzeitig Knotenbildungen
am Periost (Calcaneus, Tibia, Os nasale) vor mit anschließender Fistelbildung.
Der entleerte Eiter ist eigentümlich zäh und von weißlicher Farbe; Erreger sind
im Ausstrich nur selten nachweisbar, leichter durch die Kultur. Die Differentialdiagnose ist gegenüber der Tuberculosis colliquativa nicht leicht, auch bezüglich
tertiärer luischer Erscheinungen. Der negative Ausfall der Seroreaktionen kann nicht
gewertet werden, da diese bei Spätlues in mindestens 50% negativ ausfallen. Kultur-
ergebnis, Probeausschnitt, eventuell Intracutanreaktion auf Vaccine (Sporotrichin).
Agglutinations- und Komplementablenkungsprobe müssen herangezogen werden.
Die *Prognose* der Erkrankung ist im allgemeinen nicht schlecht. Es muß aber
daran erinnert werden, daß sich nicht allzu selten eine Allgemeininfektion entwickeln kann, die zum letalen Ausgang führt. *Behandlung:* In erster Linie hohe
Gaben von Jodkali (3—4 g täglich) innerlich oder Jodipin intramuskulär. Örtlich
gründliche Ausschabung und Einbringen von 10% Jodoformglycerin sowie Röntgenbestrahlungen.

Favus.

Als letzte echte, aber in Deutschland seltene Mykose ist noch der *Favus* (früher
Erbgrind) anzuführen. Der Erreger (Achorion Schönleini) hat in gewissem Sinne
ähnliche Eigenschaften wie das oben (S. 17) besprochene Mikrosporon Audouini:
Die Übertragung erfolgt nur von Mensch zu Mensch; trotz Anwesenheit zahlreicher
Pilzelemente auf der Haut kommt es zu keinerlei irgendwie erheblichen Reaktionserscheinungen derselben. Es liegt also hohe „Humananpassung" vor. Auch das
fast ausschließliche Vorkommen bei jugendlichen und die Neigung zur Abheilung
in der Pubertät sowie schließlich das bevorzugte Befallen der Haare vervollständigen
die Parallelität. Im Gegensatz zu Mikrosporon Audouini beschränkt sich das Haupt-
wachstum des Pilzes jedoch nicht nur auf das Haar. Er dringt auch in die Epidermis der Follikelöffnung ein und vermehrt sich peripilär so stark, daß linsengroße,
flache Pilzrasen von schwefelgelber Farbe entstehen, die sog. Scutula (Schildchen).
Hebt man diese ab, so liegt eine feine, näpfchenförmige Narbe darunter. Neubildung von Haaren findet nicht statt, da die Pilztoxine die Haarpapille zerstören. Wenn in ausgedehnten Fällen große Bezirke der Kopfhaut von der Infektion

ergriffen waren, kann es zu einer flächenhaften narbigen Verdünnung derselben kommen. Gelegentlich wird auch Infektion der freien Haut oder der Nägel beobachtet. *Behandlung:* Epilation, danach die gleiche wie bei Mikrosporie.

Aktinomykose.

Der Erreger (Actinomyces bovis) gehört nach neueren Autoren nicht zu den Pilzen, sondern zu den Bakterien. Er lebt als Saprophyt auf Pflanzen, namentlich Getreideähren oder Stroh. Beim Kauen von Grannen oder Manipulationen mit Strohhalmen an Körperöffnungen (Mund, Urethra) gelangt er in das Gewebe. Hier erzeugt er subcutan oder am Periost Knoten, welche nach einiger Zeit einschmelzen und dann infolge Durchbruches des aufgestauten Eiters zu Fistelbildungen führen. In dem Fisteleiter finden sich $^1/_4$—$^1/_2$ mm große gelbliche Körperchen, die sog. Drusen. Das sind strahlig angeordnete Pilzfäden, sie ähneln in ihrer Anordnung den Wandkrystallen in den Drusen gewisser Gesteine. Die Behandlung ist die gleiche wie bei Sporotrichose. In den meisten Fällen scheint Penicillin intramuskulär sehr wirkungsvoll zu sein. — Die Affektion ist nicht allzu selten, gehört aber in das Grenzgebiet der Chirurgie.

Die Bacillenerkrankungen der Haut.

Die Tuberkulose der Haut.

Allgemeines. Das Eindringen des Koch-Bacillus in die Haut löst eine Anzahl klinisch erheblich voneinander verschiedener Krankheitsbilder aus. Das Verständnis hierfür wird bei Anwendung kausalgenetischer Gedankengänge erleichtert: Als „determinierender" exogener Faktor steht der Koch-Bacillus im Vordergrunde. Für die Mehrzahl der Formen kommt der Typus humanus in Betracht, seltener Typus bovinus. Virulenz, Erregermenge und Eindringungsweise (Trauma, Inhalation) sind weitere wichtige Faktoren. Von der letzteren hängt die primäre Lokalisation (Haut, Lunge) und damit auch die Ausbreitung im Organismus im allgemeinen. wie in der Haut im besonderen ab (topogene und hämatogene Ausbreitung). Die Besprechung der einzelnen Tuberkuloseformen wird Gelegenheit geben, das zu erläutern. Sehr zum Schaden der Forschung und Klinik ist lange Zeit die Rolle der endogenen Faktoren ganz oder teilweise übersehen worden. Neben der Allgemeinkonstitution des Erkrankten ist es die Disposition, welche von entscheidendem Einfluß auf Krankheitsgeschehen und Krankheitsverlauf ist. Unter Disposition ist hier ein komplexer Zustand zu verstehen: Zunächst eine individuelle, erbgebundene oder erworbene (z. B. durch Unterernährung) Anfälligkeit gegenüber der Infektion.

Dieser Zustand der verminderten Abwehrfähigkeit (Immunitätsschwäche) ist starken individuellen Schwankungen unterworfen. Die Höhe der Immunitätslage ist daher bei jedem Einzelfalle als wichtiger dispositioneller Faktor in Rechnung zu stellen. Aber, während man früher die Mannigfaltigkeit der klinischen Bilder und die Verschiedenartigkeit des Ablaufes derselben ausschließlich auf diesen Faktor zurückführte, hat die Forschung inzwischen weitere Erkenntnisse gebracht. Es wurde mehr und mehr klar, daß als weiterer Faktor die Allergielage des Einzelfalles eine gleichberechtigte und gleichwichtige Rolle spielt. Daß die Koch-Bacillus-Infektion allergische Vorgänge im Organismus auslöst, war mindestens seit v. Pirquets Untersuchungen bekannt. Das Entstehen dieser Allergie wurde zunächst ausschließlich auf die Koch-Bacillus-Infektion zurückgeführt und meist zugleich angenommen, daß eine hohe Allergielage auch einen hohen Immunitätszustand bedeute und umgekehrt. Dies trifft jedoch keineswegs zu. Nur beim Darniederliegen aller Körperkräfte ist gleichzeitig Mangel an Abwehrkräften *und* an allergischem Reaktionsvermögen vorhanden (Anergie).

Noch weitere komplizierende Momente sind inzwischen aufgetaucht: Es ist sehr wahrscheinlich, daß frühere, d. h. vor der Koch-Bacillus-Infektion stattgehabte *heterologe* Infektionen im Einzelfalle für die Allergielage von erheblicher Bedeutung sind. Eng damit verknüpft ist die Frage, inwieweit allergisch-hyperergische Reaktionen im Sinne Rössles sich auf das Krankheitsgeschehen auswirken (s. S. 54). Es liegen ferner heute schon Beobachtungen vor, welche den Einfluß idiosynkrasischer Reaktionen bei der Tuberkulose der Haut wie anderer Organe sehr wahrscheinlich machen. So erhält z. B. die Bedeutung der kochsalzfreien Kost (Gerson-Sauerbruch) damit eine wissenschaftliche Begründung (S. 71). Die Pathogenese der Hauttuberkulose stellt sich sonach heute wesentlich komplizierter dar, als man früher auch nur ahnen konnte. Mit dieser erweiterten Erkenntnis sind aber auch Fortschritte in der Therapie verbunden, das läßt sich jetzt schon mit Sicherheit sagen.

Die Formen der Hauttuberkulose.

Je nach dem Orte der erstmaligen Ansiedlung des Koch-Bacillus sind pathogenetisch zwei Hauptgruppen zu unterscheiden: Erstens Formen, bei denen die Koch-Bacillus-Infektion primär *außerhalb* der Haut, d. h. in irgendeinem anderen Organ als der Haut erfolgt. Zweitens Formen, bei denen die Erstinfektion mit Koch-Bacillus *in* der Haut statthat. Untergruppen der ersten Form umfassen solche mit primär pulmonaler und primär extrapulmonaler[1] Haftung des Erregers. Zur ersteren Untergruppe sind zu rechnen: Tuberculosis ulcerosa, lichenoides, papulonecrotica, indurativa. Zur letzteren nur Tuberculosis colliquativa. Primäre cutane Infektion liegt vor bei Tuberculosis verrucosa und necrogenica. Eine Doppelstellung nimmt Tuberculosis luposa ein, bei welcher sowohl primär-cutane (topogene) wie primär-pulmonale Infektion mit sekundärem, hämatogenem Befall der Haut vorkommt.

Tuberculosis ulcerosa.

Diese Form tritt fast ausschließlich an den Öffnungen der Körperhöhlen, an den Haut-Schleimhautübergängen von Nase, Mund, Anus und Genitale auf bei Individuen, welche an schwerer, innerer Organtuberkulose leiden und reichlich hochvirulente Koch-Bacillen ausscheiden. Diese dringen durch kleine Verletzungen (Rhagaden, Kratzwunden) in die Cutis ein. Hier bringen sie das Gewebe rasch zum Einschmelzen, weil die vorhandene Immunitätsschwäche eine nennenswerte Reaktion der Umgebung der Infektionsstelle nicht mehr ermöglicht. Da in diesen Fällen auch stets die allergische Reaktionslage aus dem Stadium der hyperergischen in das der anergischen Reaktion übergegangen ist, kann auch keine erkennbare örtliche allergische Reaktion auftreten. Das gibt sich histologisch aus dem Mangel an „spezifischem" Gewebe kund. — Örtlich tritt unter dem Einfluß der Erregertoxine ein rascher Zerfall des Gewebes ein. Innerhalb weniger Tage entwickeln sich so Geschwüre bis Markstück- oder Talergröße und darüber, mit gezackten, unregelmäßig gestalteten Rändern, die mehr oder weniger unterminiert sind. Der Grund ist höckerig, schmierig belegt und sondert dünnes serös-eitriges Sekret ab. Die Haut der Umgebung zeigt einen schmalen, rötlichen Saum, keine „entzündlichen" Veränderungen. Hervorstechend ist der überaus heftige Schmerz, welcher die Kranken Tag und Nacht peinigt und gesteigert wird durch die normalen Körperfunktionen (Nahrungsaufnahme, Defäkation, Urinieren).

Es ist zu vermuten, daß — ähnlich wie beim Röntgenulcus — die sensiblen Nervenfasern bei dem allgemeinen Gewebszerfall nicht in gleicher Weise einbezogen werden und weiter

---

[1] Unter „extrapulmonal" wird hier Koch-Bacillus-Infektion außerhalb der Lunge *und* der Haut verstanden, wie es in der Fachliteratur meist üblich ist.

funktionsfähig bleiben. Es gibt keine anderen Geschwüre der Haut (und angrenzenden Schleimhäute), welche derartig qualvolle Schmerzen auslösen.

Behandlung. Möglich ist nur symptomatische Therapie: Anwendung schmerzstillender Salben (2%ige Percainal- oder 2%ige Novocainsalbe) oder wiederholtes Pinseln mit 5—20%iger Percain- oder Tutocainlösung. Energische Ausbrennung mit dem Glühstift oder Abtragung, weit im Gesunden, mit der Elektroschlinge sind, frühzeitig angewandt, nicht ganz aussichtslos.

Tuberculosis lichenoides (früher Lichen scrophulosorum) und Tuberculosis papulonecrotica (früher Folliclis oder Acnitis).

Diese beiden Formen können hier zusammen besprochen werden, da sie pathogenetisch eng verwandt sind. Sie wurden, ebenso wie die folgende Form, auch als „Tuberkulide" bezeichnet, um hierdurch ihre Gutartigkeit gegenüber den übrigen Formen der Hauttuberkulose zum Ausdruck zu bringen. Auch bei ihnen ist die Primärinfektion extracutan. Im Gegensatz zur Tuberculosis ulcerosa ist jedoch die Disposition eine völlig andere, sozusagen das Gegenteil: ein hoher Immunitätszustand zum mindesten der Haut muß vorliegen. So kommt es, daß die auf dem Blutwege in die Haut verschleppten Koch-Bacillen in dieser nur örtlich begrenzte, jeder Ausbreitung abholde und zu spontaner Heilung neigende Efflorescenzen erzeugen. Die Tuberculosis lichenoides wird zudem fast nur bei extrapulmonaler Tuberkulose gefunden, so daß man auch an eine abgeschwächte Virulenz der Erreger denken kann. Bevorzugt befallen werden bei beiden Affektionen jugendliche Individuen. Jenseits der Mitte der zwanziger Lebensjahre kommen sie praktisch nicht vor.

Klinik. Tuberculosis lichenoides ist charakterisiert durch das Auftreten von kleinsten, hell- bis braunrötlichen Papelchen von etwa Hirsekorngröße, meist in Gruppen zusammenstehend. Gelegentlich zeigen die Papelchen zentral eine kleine Eiterpustel. Ihre Lokalisation jeweils an einem Haarbalg ist klinisch und histologisch unverkennbar. Tuberkuloides Gewebe, ohne Verkäsung und mit wenig ausgesprochenen Lymphocytenwall sind ebenso charakteristisch wie die äußerst spärliche Anwesenheit des Koch-Bacillus. *Differentialdiagnose:* Lichen ruber planus und syphilitisches licheniformes Exanthem kommen in Betracht, sind aber bei sorgfältiger Auswertung der Vorgeschichte und des übrigen Körperbefundes meist leicht auszuschließen. *Behandlung:* Örtlich, falls überhaupt erwünscht: 2%ige Salicylsalbe; eventuell Ultraviolettbestrahlung, wobei zu beachten, daß Provokation auf den Lichtreiz der Haut verstärktes Auftreten hervorrufen kann.

Tuberculosis papulonecrotica, der vorigen klinisch und histologisch sehr ähnlich. An Stelle der lichenartigen Efflorescenzen treten größere, papelartige Bildungen auf, die ausgesprochen zerstreut, selten gruppiert sind. Prädilektionsstellen: die Gliedmaßen, besonders Hand- und Fingerrücken, Knie- und Ellenbogengegend, die Streckseiten überhaupt. Die Einzelerscheinung präsentiert sich als hanfkorngroßes, braun- bis blaurotes Knötchen von ziemlich fester Konsistenz. Pustelbildung kommt zuweilen vor und täuscht Ähnlichkeit mit Acne (S. 114) vor. Bei mehr solitärem Auftreten und etwas vermehrter Größe der Einzelefflorescenz ist manchmal eine gewisse Ähnlichkeit mit einem kleinen Furunkel vorhanden, der aber durch fehlende Entzündung der Umgebung und den wochenlangen Bestand auffällt. Die Abheilung erfolgt spontan, im Gegensatz zur Tuberculosis lichenoides jedoch *mit* Narbenbildung. Es resultieren linsengroße, näpfchenförmige Närbchen, welche in dieser Form sonst selten gefunden werden und sehr charakteristisch sind.

Nachzutragen ist noch, daß — im Gegensatz zur vorhergehenden Form — bei dieser gewöhnlich eine, allerdings gutartige, primäre Erkrankung der Lunge oder der Bronchialdrüsen vorliegt. So kann manchmal von der festgestellten Tuberkulose der Haut auf eine bisher unerkannte pulmonale Tuberkulose rückgeschlossen werden. Eine besondere Behandlung ist nicht erforderlich, diejenige des Primärleidens steht im Vordergrund. Daß beide Formen bei schwerer, progredienter Tuberkulose nicht gefunden werden, ist nach dem eingangs Gesagten wohl ohne weiteres verständlich.

Tuberculosis indurativa (früher Erythema induratum Bazin).

Diese Erkrankung schließt sich den vorbesprochenen Formen, pathogenetisch betrachtet, weitgehend an. Das, was eingangs sowie im Schlußabsatz von diesen gesagt wurde, trifft auch für diese Form fast völlig zu. Klinisch-morphologisch sowie histologisch bestehen dagegen erhebliche Unterschiede. *Klinisch* handelt es sich um das Auftreten von blauroten Knoten von Haselnuß- bis Tomatengröße in der Cutis und Subcutis, und zwar ausschließlich an den Unterschenkeln. Diese Knoten liegen einzeln oder gruppiert fast nur an der Außenseite, zeigen keinerlei Entzündungserscheinungen, machen keinerlei Beschwerden und sind nicht druckempfindlich. Sie belästigen die Trägerinnen, es kommen nur jugendliche weibliche Personen in Frage, im allgemeinen nur ästhetisch (infolge der Mode der kurzen Röcke und den hauchdünnen oder fehlenden Strümpfen). Gelegentlich kommt es allerdings zu zentraler Einschmelzung und Ausbildung einer fistelartigen Öffnung, aus der sich wenig serös-eitriges Sekret entleert. Die Affektion ist aber im ganzen gutartig, neigt zu spontaner Rückbildung im Sommer und zu Rezidiven im Winter. Ohne Behandlung kann sie sehr hartnäckig sein und unter Umständen mehrere Jahre dauern. Histologisch finden sich in Cutis und Subcutis Anhäufungen von typischen tuberkuloiden Infiltraten, und zwar stets auch an mittleren oder größeren Gefäßen. An einer Entstehung, ausgehend von diesen, zunächst örtlich erkrankten, kann somit nicht gezweifelt werden. Koch-Bacillen sind nachweisbar, aber nur spärlich. — Die charakteristische Lokalisation wirft einiges Licht auf die besondere Pathogenese dieser Form. Es scheint, daß die stets in der Unterschenkelhaut vorhandene Stauung des Blutes auch bei dieser wie bei mancher anderen Hautaffektion dieser Gegend als essentieller Faktor zu werten ist. Warum das weibliche Geschlecht in einem bestimmten Alter ausschließlich befallen ist, bleibt vorläufig dunkel.

Die *Differentialdiagnose* ist oft nicht leicht, da mehrere, nicht seltene Affektionen klinisch sehr ähnlich sind. Erythema nodosum (S. 56) kommt vor allem in Betracht. Seltener Syphilis gummosa (S. 131). Da diese recht häufig eine negative Wa.R. aufweist, ist besondere Vorsicht am Platze; sie wird aber fast nur im Alter gefunden. Nodöse Syphilis im Frühstadium ist sehr selten und durch den übrigen Befund leichter auszuschließen. Ebenfalls selten sind die Sarkoide (S. 113), die Tumoren bei endophlebitischen Prozessen, bei Mycosis fungoides (S. 106), Leukämie (S. 107), Morbus Hodgkin (S. 107).

Behandlung. Örtlich kommt praktisch nur Röntgentherapie in Frage, die unter Umständen mehrfach wiederholt werden muß. Daneben ist die Behandlung des Grundleidens wichtig.

Tuberculosis colliquativa (früher Scrofuloderma).

Während die bisher beschriebenen Formen durch Einschwemmung von Koch-Bacillen von einem hautfernen Primärherd entstehen, sehen wir hier *sekundäres* Ergriffensein der Haut von einem Primärherd aus, welcher dicht unter der Haut liegt. Es ist also ein Eindringen des Erregers in diese auf dem Lymphwege und nicht durch die Blutbahn anzunehmen. Primär erkrankt sind weitaus am häufigsten Lymphdrüsen, besonders die Submaxillar-, Submental- und Cervicaldrüsen, gelegentlich auch die Cubitaldrüsen, sehr selten dagegen die Inguinal- und Femoraldrüsen. Diese Feststellung im Verein mit der Besonderheit des klinischen Bildes und des Verlaufes gibt einen Hinweis auf die Besonderheit der Pathogenese.

Auch der frühere Name Scrofuloderma deutet das an: Wir müssen annehmen, daß bei dieser Form in den Wechselbeziehungen zwischen Koch-Bacillus und Organismus noch komplizierende Faktoren mitwirken. Ich habe schon vor über 20 Jahren darauf hingewiesen, daß man leichter zum Verständnis kommt, wenn man folgendes annimmt: Vor der Infektion mit dem Koch-Bacillus ist bereits eine andere örtliche Infektion mit einem anderen Erreger, meist wohl dem Streptococcus haemolyticus, vorausgegangen. Dieser Erreger ist — eingedrungen z. B. durch die Mandeln oder durch Rhagaden am Mundwinkel — von den regionären Lymphdrüsen abgefangen und unschädlich gemacht worden. Dank der besonderen Anlage der befallenen Individuen (Status exsudativus, S. 79) ist das Drüsengewebe — wahrscheinlich aber auch der übrige Organismus — in eigenartiger Weise umgestimmt worden. Das so veränderte Gewebe reagiert nunmehr in einer veränderten, für Tuberkulose sonst nicht bekannten, unspezifischen Weise. Nun werden, allerdings weit seltener, außer Lymphdrüsen oder neben ihnen, auch Sehnenscheiden, Knochen und Gelenke in gleicher Weise „primär" erkrankt gefunden. Aber auch für sie trifft die deutliche Abweichung von dem typischen Bilde der Tuberkulose zu. Man geht also wohl nicht fehl in der Annahme, daß die erwähnte „Umstimmung" auch bei ihnen vorhanden ist.

Wie der Koch-Bacillus — beim Fehlen einer pulmonalen Erstinfektion — in diese Organe gelangt, ist auf verschiedene Weise denkbar, kann hier aber übergangen werden.

Klinik. Zunächst entsteht eine kleinknotige Anschwellung des betreffenden unter der Haut liegenden Organs, die auf Druck leicht schmerzt. Die Anschwellung nimmt im Verlauf von Wochen oder Monaten mehr und mehr zu. Stärkere entzündliche Erscheinungen in der Umgebung werden vermißt, wohl aber kommt es zu einer Verlötung mit der darüberliegenden Haut, kenntlich an der mangelnden Verschieblichkeit dieser über der Unterlage. Im weiteren Verlauf zeigt diese Hautstelle eine bläulichrote Verfärbung und schließlich deutliche Fluktuation. Diese ist ein Zeichen dafür, daß im primär erkrankten Organ eine zentrale Einschmelzung und Eiterbildung stattgefunden hat. Letztere nimmt allmählich so zu, daß die nunmehr bereits verdünnte Haut nach außen vorgewölbt wird, bis schließlich ein oder mehrere fistelartige Öffnungen entstehen, aus denen sich ein dünnes, serös-eitriges Sekret entleert. Sind mehrere solche Stellen benachbart, so kann sich unter der Haut eine Kommunikation zwischen ihnen entwickeln. Die Haut selbst präsentiert sich klinisch als blauroter, schwammiger Herd, rund oder bandartig von unterschiedlicher Größe. Neigung zur Ausbreitung in die weitere Umgebung ist nicht vorhanden. Knötchen sind auf Glasdruck nicht erkennbar. Charakteristisch sind die erwähnten fistelartigen Öffnungen und das dünne Sekret. Beschwerden sind fast nie vorhanden. Der Verlauf ist außerordentlich chronisch. Stellenweise kann es zur Selbstheilung unter Bildung strahliger, in der Mitte eingezogener und adhärenter Narben kommen, während anderwärts neue Stellen auftreten. *Behandlung:* Radikale Entfernung des Primärherdes und der darüberliegenden erkrankten Haut. Das geschieht am besten elektrochirurgisch, also im Krankenhaus.

Die von mir früher empfohlene Röntgenbehandlung habe ich zugunsten der genannten, inzwischen entwickelten Therapie fast ganz verlassen und wende sie nur prophylaktisch bei tuberkulösen Lymphomen an, solange die Haut noch nicht ergriffen ist.

Tuberculosis verrucosa cutis.

Dies ist die einzige Form der Hauttuberkulose, bei der *ausschließlich* eine primäre Infektion der Haut durch den Koch-Bacillus stattfindet. Ort der Infektion ist stets Hand oder Fuß, auffallenderweise nie die Nase oder die Ohrläppchen, wie es bei Tuberculosis luposa so häufig der Fall ist. Das läßt vermuten, daß besondere

Umstände, Faktoren, im Spiel sind. Da die Mehrzahl der Erkrankten, Tierärzte, Landwirte oder Melker sind, liegt die Annahme nahe, daß die Infektion durch den Typus bovinus erfolgt.

Wir kannten früher eine ähnliche Affektion, die bei obduzierenden Ärzten und Sektionsdienern häufiger vorkam, den *Leichentuberkel* (Verruca necrogenica). Hier lag wohl fast stets Infektion mit Typus humanus vor. Das klinische Bild war der Tuberculosis verrucosa ähnlich, aber doch nicht gleich. Seit Einführung des Gummihandschuhs in die Sektionstechnik ist diese Form praktisch ohne Interesse.

Die Erwähnung erfolgte nur deshalb, weil einmal der Infektionsmodus der gleiche ist und weil die Disposition, also die Reaktion des befallenen Organismus, die gleiche zu sein scheint. Diese Formen bilden sich nur aus, wenn ein gewisser höherer Immunitätszustand vorhanden ist.

Klinik. Beginn mit einer unscheinbaren, papelartigen Verdickung der Cutis von dunkel- bis braunroter Farbe. Diese vergrößert sich langsam durch peripheres Wachstum. Gleichzeitig verändert sich die vorher glatte und glänzende Oberfläche. Es bilden sich durch Wucherung des Papillarkörpers und Verdickung der Epidermis, insbesondere der Hornschicht, warzige Efflorescenzen. Im vollausgebildeten Zustande findet sich dann ein Herd von Pfennig- bis Talergröße, dessen Oberfläche warzig-höckerig gestaltet ist, über einem bald mehr derben, bald mehr weichen Infiltrat der Cutis. Umgeben ist der Herd von einem schmalen roten Saum, in dem auf Glasdruck die für Lupus charakteristischen Infiltrate nicht nachweisbar sind. Schmerzen bestehen kaum. Im weiteren Verlauf entstehen proximal vom Erstherd weitere neue Herde vom gleichen Aussehen. Die Ausbreitung geschieht deutlich auf dem Wege der Lymphbahnen, und es entsteht so häufig eine Herdkette, die z. B. den ganzen Unterarm entlang zieht. Im ganzen ist die proximale Ausbreitung deutlich begrenzt, sie beschränkt sich auf Teile einer Extremität, selten auf deren Gänze. Am Rumpf wird sie nie angetroffen, ebenso sind die regionären Lymphdrüsen nie beteiligt. Geschwüriger Zerfall wird ebenfalls nicht beobachtet, dagegen zuweilen Neigung zu spontaner Rückbildung einzelner Herde, ohne daß es jedoch zu vollständiger Heilung kommt. — Die Differentialdiagnose ist nicht schwer, soweit nicht die Unterscheidung von Tuberculosis luposa verrucosa in Betracht kommt. Das Fehlen typischer Knötcheninfiltrate ist zuweilen ausschlaggebend, daneben sind Art der Ausbreitung und des Verlaufs zu beachten.

Behandlung. Methode der Wahl ist die radikale Entfernung des erkrankten Gewebes durch Elektrokoagulation. Die Behandlung mit Röntgenstrahlen tritt demgegenüber heute zurück. Falls klinische Behandlung nicht möglich, kann die Anwendung von Pyrogallolsalbe wie beim Lupus versucht werden. Einzelne, stark befallene Finger werden am besten entfernt.

Tuberculosis luposa (früher Lupus vulgaris oder fressende Flechte).

Diese Form ist weitaus die häufigste. Sie wird nie beim Säugling oder Kleinkind angetroffen, bevorzugt dagegen im mittleren Lebensalter. Das weibliche Geschlecht wiegt deutlich vor. Hauptsitz der Erkrankung ist das Gesicht, besonders die Nase und deren Umgebung. Andere Körperteile sind weit seltener ergriffen, z. B. Genitale ($\mathcal{3}$ und $\mathcal{9}$) und Anus (wohl aber die Nates!). Fast stets deutlich erkennbar ist die Art der Infektion, die — wie schon erwähnt — sowohl direkt in der Haut oder durch Einschwemmung der Koch-Bacillen auf dem Blutwege von einem Primärherd (Lunge, Hilusdrüsen) aus statt hat. Diese letztere kommt besonders leicht zustande durch Überstehen einer der fieberhaften Erkrankungen des Kindesalters (Scharlach, Masern), daher die Bezeichnung *Lupus postexanthematicus*. Die Verteilung der sekundären Infektherde in der Haut läßt meist keinen Zweifel an der hämatogenen Entstehung gegenüber der topogenen aufkommen. Pathogenetisch interessant ist hierbei folgendes: Obwohl wir aus dem Hautbefund auf einen mehr oder minder massiven Einbruch von Koch-Bacillen in die Blutbahn rückschließen müssen, ist doch deren Ansiedlung immer nur relativ auf Einzelherde beschränkt unter völliger Freilassung bestimmter Gegenden (s. oben) *und* der inneren Organe (vom primärerkrankten, z. B. der Lunge, natürlich abgesehen): Das weist sowohl auf spezifische Organimmunität wie auf regionäre Immunität der Haut hin. Eine Erklärung läßt sich dafür zur Zeit mit Sicherheit nicht geben.

Bei der topogenen Form dringt der Koch-Bacillus durch Rhagaden oder kleinste Verletzungen der Cutis (nicht der Epidermis allein) in diese ein, z. B. beim Ohrlöcherstechen, wenn die verwandte Nadel mit bacillenhaltigem Speichel benetzt war. Die weitaus häufigste Art der Infektion erfolgt zweifellos durch den kratzenden Fingernagel beim Bohren in der Nase. Die Koch-Bacillen werden in kleinste Verletzungen der Schleimhaut des Septums (Locus Kieselbachi) oder des vorderen Endes der unteren Muschel eingebracht. Von hier dringen sie in den Lymphspalten in die Cutis und breiten sich dann dort exzentrisch aus. Ein anderer Weg führt durch den Canalis incisivus zum harten Gaumen oder seltener durch den Canalis naso-lacrymalis zur Infektion des Tränensackes. Dieser erkrankt dann meist unter einem der Tuberculosis colliquativa ähnlichen Bilde. Dasselbe Bild entsteht, wenn die regionären Lymphrüsen miterkranken. Dies ist jedoch relativ selten.

Klinik. Beginn auf der Haut als dunkelroter Fleck. Wird dieser durch Glasdruck blutleer gemacht, so erscheint ein deutlich abgegrenztes Infiltrat von Apfelgeleefarbe. Nach Aufheben des Druckes schießt das Blut wieder ein und ruft eine düsterrote Verfärbung des Fleckes hervor (Glasdruck- und Einschießphänomen). Wird der Fleck mit einer feinen Sonde (Tränenkanalsonde) senkrecht zur Fläche mäßig stark gedrückt, so bricht das Gewebe ein. Man gelangt leicht bis an die untere Grenze der Cutis, ohne daß eine stärkere Blutung oder wesentlicher Schmerz ausgelöst wird (Sondenphänomen). — Der weitere Verlauf der Erkrankung hängt — abgesehen von der Virulenz des jeweiligen Koch-Bacillen-Stammes — von dem Grad der vorhandenen Abwehrkräfte (Immunitätsgrad) sowie von der allergischen Reaktionslage ab. Es ist daher verständlich, daß das Tempo der Ausbreitung des Einzelherdes sowie die Morphe desselben durch diese Faktoren wesentlich bestimmt werden. Nur so ist es erklärlich, daß bei jedem Lupuskranken die Form der Hauterscheinungen sowohl wie die Art des Krankheitsablaufes in weitem Umfange variieren kann. Der Ablauf ist in den meisten Fällen chronisch, sich über Jahre und Jahrzehnte hinziehend mit mehr oder minder langsamer Ausbreitung der Erkrankungsherde. Diese kann sowohl horizontal, also *in* der Haut erfolgen; kann aber auch in die Tiefe gehen und Knochen, Knorpel, Gelenke miteinbeziehen. In gleicher Weise variiert das entstehende klinische Bild. Häufigste Form ist der *Lupus planus*, die flache Form: flächenhafte Rötung und leichte Infiltration der oberflächlich glatten Haut bei scharfer Begrenzung der Ränder. Hier hat man den Eindruck, daß der Kampf zwischen Erreger und Organ mit beiderseits gleichen Kräften geführt wird. Sind die Abwehrkräfte ungenügend, so kommt es zum geschwürigen Zerfall *(Lupus ulcerosus)*; sind sie relativ stark, so kommt es zur Wucherung von Bindegewebe im Papillarkörper, es entstehen ziemlich derbe plattenartige, manchmal auch warzige Herde *(Lupus hypertrophicus* oder *verrucosus)*. Besonders starke allergische Reaktionslage führt anscheinend zu der als *Lupus tumidus* bezeichneten Form. Bei dieser sind die Herde auch erhaben, aber eigenartig weich, fast schwammig, zum geschwürigen Zerfall neigend.

Eine weitere — seltene — Form führt an den Gliedmaßen anscheinend durch Verlegung der Lymphabfuhrwege zu elephantiasisartiger Verdickung der Haut *(Lupus elephantiasticus)*.

An den *Schleimhäuten* beginnt der Lupus als warzige, leicht blutende Vorwölbung, die allmählich durch Weiterwuchern zu hypertrophischen Bildungen führt und somit z. B. einen Nasengang völlig verlegen kann. Meist kommt es aber auch gleichzeitig zu geschwürigem Zerfall. So kann der harte und weiche Gaumen einschließlich der Uvula, auch die mesiale Fläche des Processus alveolaris des Oberkiefers mit einer Reihe seichter Geschwüre besetzt sein.

Je nach der örtlichen Immunitätslage neigt der Lupus öfters zu teilweiser Spontanheilung unter Bildung feiner Narben. Diese Heilung ist aber meist nur scheinbar, denn Neuauftreten von Knötchen in der Narbe sind nicht selten und besonders charakteristisch für Lupus.

Die *Behandlung* des Lupus aller Formen gehört in die Hand des Facharztes bzw. der Klinik oder einer Lupusheilstätte, von denen es mehrere in Deutschland gibt. Lupus ist auch bei *Verdacht anzeigepflichtig*. Kranke sind der nächstgelegenen Tuberkulosefürsorgestelle zuzuführen, welche dann die weitere Betreuung übernimmt. Wenn somit an sich kein Anlaß besteht, die Behandlung hier im einzelnen zu besprechen, so ist es doch notwendig, den Arzt über die zur Anwendung kommenden wichtigsten Behandlungsgrundsätze zu orientieren. — Diese sind im Grunde dieselben, wie sie heute bei der chirurgisch orientierten Behandlung der Lungentuberkulose zur Anwendung kommen: Kombination von Allgemeinbehandlung mit örtlichen Eingriffen. Hier soll ausführlicher nur über die letzteren gesprochen werden.

Eine der ältesten Methoden war die Anwendung hochprozentiger Pyrogallolsalben. Sie hatten die Eigenschaft, nur das kranke Gewebe zu zerstören, dagegen das gesunde zu schonen, hatten also eine „elektive" Wirkung. Als Nachteil war in der Hauptsache die zu geringe Tiefenwirkung sowie die starke Schmerzhaftigkeit zu buchen. In Rücksicht darauf wurde von mir die Röntgenbehandlung ausgebaut, da den Röntgenstrahlen in den von uns angewandten Dosen sowohl eine elektive Wirkung auf das kranke Gewebe wie auch bei entsprechender Härte (Filterung) eine befriedigende Tiefenwirkung zukam. — Einen wesentlichen Fortschritt brachte die Entwicklung der Elektrochirurgie, insbesondere der sog. Kaltkaustikmethode. Die ursprünglich angewandte Entfernung des lupösen Gewebes mittels der „Schlinge" habe ich bald verlassen, da außer dem kranken Gewebe zuviel gesundes mitentfernt wird. Schwere Verstümmelungen waren so unvermeidbar. Sie werden weitgehend vermieden durch die von mir entwickelte Methode. Diese besteht darin, daß das lupöse Gewebe, und zwar dieses allein, nicht das gesunde der Umgebung, koaguliert — verkocht — wird. Hierzu benutze ich eine schmale, platt-olivenförmige, schuhartig abgebogene Elektrode. Wird dann bei möglichst niedriger Spannung der Krankheitsherd angegangen, so wird nur das Kranke zerstört, das Gesunde aber geschont. Aus Rücksicht auf diese Schonung ziehe ich es auch vor, nie zu radikal vorzugehen, sondern lieber in Etappen. Die Behandlungserfolge lassen sich wesentlich verbessern und festigen, wenn neben der örtlichen die Allgemeinbehandlung, d. h. die Hebung der Körperkräfte nicht vernachlässigt wird. Außer körperlicher Ruhe, kräftigender fettreicher, vitamin-C-haltiger Kost rechne ich hierzu die planmäßige Anwendung von Ganzbestrahlungen des Körpers mit Ultraviolettstrahlen (Methodik, S. 6). Ferner also neu: die Vigantol-(Vitamin D_2)-Therapie und die Eliminierung von Nahrungsallergenen. Die Erfolge der salzarmen Kost bei gewissen Fällen sind höchstwahrscheinlich nur so zu erklären. Wir kommen später bei Besprechung der Infektionsallergie hierauf näher zurück (S. 54). — Bemerkt sei schließlich noch, daß die früher viel geübte Finsenbehandlung, d. h. die örtliche Anwendung von Ultraviolettstrahlen heute als überholt gelten kann.

Lepra (früher Aussatz).

Im Altertum und Mittelalter eine auch in Europa weitverbreitete Seuche. In neuerer Zeit werden in Deutschland nur gelegentlich aus dem Ausland eingeschleppte Fälle angetroffen (1937: 5 Fälle).

Die Übertragung erfolgt von Mensch zu Mensch, ihre Art ist bisher noch nicht völlig sichergestellt: Am wahrscheinlichsten ist Eindringen des Erregers in die Nasenschleimhaut. Die Entwicklungszeit von der Infektion bis zum Auftreten der ersten Erscheinung ist allerdings lang, etwa 4—8 Jahre.

Der Erreger ist meist leicht im Nasenschleim nachweisbar, am einfachsten nach den für den Koch-Bacillus angegebenen Methoden. Morphologisch vom Koch-Bacillus nicht zu unterscheiden. Wachstum auf Koch-Bacillus-Nährboden nicht möglich, ebenso Tierversuche.

Klinik. Drei Hauptformen sind zu unterscheiden: 1. *Tuberöse* Form, 2. *macula-anästhetische* Form, 3. *Mischform.*

Lepra tuberosa.

Beginn mit auffallender Verdickung der Nase durch kleine Knötchen, besonders in der Scheidewand. Auch die Ohrläppchen sind öfters ähnlich verändert; gleichzeitig fallen die Augenbrauen aus. Nach einiger Zeit treten, vorzugsweise im Gesicht, aber auch am Rumpf und Gliedern Flecken von Linsen- bis Talergröße, zuweilen noch größer auf. Anfangs etwas lebhafter gefärbt, nehmen sie sehr bald einen nahezu sepiabraunen Farbton an oder sind von vornherein völlig pigmentarm. Am Rande ohne scharfe Begrenzung gegen die umgebende Haut sind sie doch durch leichte Verdickung (Infiltrat) ausgezeichnet. Die Hautsensibilität kann leicht gestört sein, aber nie so ausgesprochen wie bei der zweiten Form. Histologisch finden sich in den Saftspalten der Cutis bis in die Subcutis hinein in Reihen oder Zügen angeordnet Leprabacillen. Die Flecke heilen unter Hinterlassung einer Pigmentierung ab oder bilden sich zu Knoten (Leprome) um. Diese Knoten finden sich dann über den ganzen Körper verstreut, mehr oder weniger dicht stehend. Die Haut darüber ist wenig verändert. Treten die Knoten im Gesicht (Stirn, Nase, Wangen, Ohren) auf, so entsteht durch Aufhebung des Mienenspiels ein abschreckendes Bild (Facies leonina). Die Knoten pflegen nur selten geschwürig zu zerfallen.

Zugleich mit der Ausbildung der Flecke tritt eine eigenartige Verdickung des N. ulnaris ein- oder beiderseitig, später auch des N. auricularis magnus auf. Fühlbar als harte, runde Stränge, etwas stärker als eine Federspule, auf der Unterlage verschieblich, auf Druck nicht schmerzend.

Lepra maculo-anaesthetica.

Diese ist charakterisiert durch landkartenartige Flecke von Handteller- bis Taschentuchgröße oder mehr. Sie sind hyper- oder depigmentiert und ausgezeichnet durch völlige Gefühllosigkeit. Im weiteren Verlauf können pemphigusartige Blasenbildungen oder Geschwüre auftreten. Daneben kommt es zu Kontrakturen, namentlich an Hand- und Fußgelenken, Atrophien und Lähmungen von Muskeln sowie zu Knochenschwund. Hierdurch können schwere Verstümmelungen erzeugt werden *(Lepra mutilans).* Die Ausbildung bei beiden Formen kann sich über Jahre, ja Jahrzehnte hinziehen, bis durch Miterkrankung innerer Organe der Tod eintritt.

Lepra mixta.

Diese Form tritt als verschiedenartige Kombination der vorgenannten auf. Ihr gehört die Mehrzahl (etwa 80%) aller Fälle an.

Behandlung. Früher völlig aussichtslos. In neuerer Zeit ist durch Anwendung eines verbesserten Chaulmoograöls (Injektionen) vielfach Heilung oder an Heilung grenzende Besserung erzielt worden.

Nach dem Reichsseuchengesetz, welches bis jetzt nicht aufgehoben ist, ist Erkrankung und Tod, sowie Verdacht *anzeigepflichtig.* Nach Verlust des bei *Memel* gelegenen deutschen Lepraheimes ist Isolierung nur in anderen Krankenhäusern möglich, unter Umständen auch in der Familie zulässig (wie bei offener Tuberkulose).

Skleroma (früher Rhinoskleroma).

Die Erkrankung ist in Osteuropa, besonders Wolhynien, endemisch. In Deutschland bisher nur sporadisch durch Einschleppung vorkommend. Infolge der Umsiedlung ist in Zukunft mit vermehrtem Vorkommen zu rechnen. Der Erreger (Bacillus rhinoskleromatis) ist ein gramnegativer Kapselbacillus. Er gelangt durch Schleimhautverletzung in das submuköse Gewebe der Nase, insbesondere in die Lymphspalten und dringt sehr bald auch in Zellen ein (Mikulicz-Zellen). Von der Nase aus breitet sich der Prozeß auf den Schlund, Kehlkopf und die Luftröhre aus, sowie auf den harten und weichen Gaumen, gelegentlich auch auf die Zunge. Charakteristisch ist eine knorpelharte Anschwellung der Nasenflügel, auch der Oberlippe. Die Haut über dieser Anschwellung zeigt eine dunkel- bis blaurote Farbe, ist aber sonst nicht verändert. Im Gegensatz zum Nasenlupus sind Knötchen auf Glasdruck nicht nachweisbar. Gelegentlich ist die Haut überhaupt nicht verändert, da nur das Innere der Nase erkrankt ist. Aus diesem Grunde ist die frühere Bezeichnung (*Rhino*skleroma) abgeändert worden. Die Schleimhäute zeigen zunächst eine Art warzige Veränderung, manchmal auch mehr wabiges Aussehen mit sehr kleinen oberflächlichen Geschwüren. Im weiteren Verlauf kommt es zu ausgedehnten narbigen Veränderungen, welche zu schweren Atembehinderungen und Stimmstörungen führen können.

Behandlung. Am erfolgreichsten scheint rechtzeitig angewandte Röntgenbestrahlung zu sein. Andere Methoden sind bisher nicht bekannt. Bei starker narbiger Verengerung der Nasengänge ist Dehnung derselben durch Einführung von Sonden steigenden Kalibers zu versuchen.

Erysipeloid.

Der Erreger, Erysipelothrix muriseptica, ist gleichzeitig der der Mäusesepticämie und des Schweinerotlaufs. Er findet sich im Fleisch dieser Tiere, aber auch sonst anscheinend häufiger in Wild, Geflügel, Fischen, auch Hummern und Krebsen. Infektionen ausschließlich bei Berufen, welche mit diesen umgehen: Tierärzte, Schlächter, Wildbrethändler, Seefischverkäufer, Köche. Der Bacillus hat eine ausgesprochene Neigung, sich in den Lymphspalten anzusiedeln, ohne daß es zu Gewebseinschmelzung (Absceßbildung) kommt. Die Ausbreitung pflegt meist schnell vor sich zu gehen, aber nur beschränkte Hautbezirke zu ergreifen. Häufigster Sitz: Finger und Hände. Gehäuftes Auftreten der Erkrankung wurde in den letzten Kriegsjahren beobachtet, als das Fleisch rotlaufkranker Schweine für den menschlichen Genuß freigegeben wurde. *Klinik:* Eigentümlich blaurote Verfärbung und mäßige Schwellung der Haut mit deutlicher Abgrenzung gegen das Gesunde. Im Gegensatz zum Erysipel ist die Hautwärme nicht erhöht, die Schwellung mehr teigig, kein Druckschmerz, kein Fieber. Beteiligung der regionären Lymphdrüsen sowie Störungen des Allgemeinbefindens selten; gelegentlich Gelenkschmerzen oder sehr hartnäckige Neuralgien. Nach Abheilung, welche zuweilen von selbst erfolgt, kann eine chronische ödematöse Schwellung der Haut zurückbleiben, welche die Beweglichkeit, z. B. der Finger, erheblich beeinträchtigt.

Die Unterscheidung gegenüber dem echten Erysipel (S. 35) ist bei sorgfältiger Beachtung der Vorgeschichte und des klinischen Verlaufs beider Erkrankungen unschwer. Ein Panaritium subcutaneum oder tendinosum ist durch Sonderuntersuchungen (lokalisierter Druckschmerz) relativ leicht auszuschließen. *Behandlung:* Mittel der Wahl: Einspritzungen von Rotlaufserum (pro usu humano) 15—20 ccm subcutan oder intramuskulär; eventuell nach 10—14 Tagen Wiederholung. Örtlich: Ruhigstellung; feuchte Umschläge mit essigsaurer Tonerde (Rezept 19) oder Salicyl-Resorcin-Lösung (Rezept 18); Salbenverbände (Zinköl, Borsalbe). Sulfonamidpräparate sind anscheinend wirkungslos!

Erythema migrans.

Durch das Eindringen der Erysipelothrix muriseptica kann in seltenen Fällen auch noch eine wesentlich andersgeartete Affektion der Haut hervorgerufen werden, die nicht unzutreffend als Erythema migrans bezeichnet wird. Der Erreger gelangt in diesem Falle durch den Biß von Zecken, Bremsen oder Dasselfliegen an irgendeiner unbekleideten Stelle des Körpers in die Haut. Er vermehrt sich in den Lymphspalten der Cutis und breitet sich von der Infektionsstelle peripherwärts aus. Klinisch beginnt die Affektion als blauroter Fleck, der kaum irgendwelche Sensationen auslöst. Während sich im Zentrum des Fleckes bald wieder normale Hautfarbe einstellt, schiebt sich die Peripherie als roter, mehrere Millimeter breiter Saum weiter ins Gesunde vor. Allmählich werden so große Hautflächen „abgegrast", bis der Prozeß spontan zum Stillstand kommt. Das Allgemeinbefinden ist kaum gestört. Behandlung, falls erforderlich, wie beim Erysipeloid. — Folgender Fall als Beispiel:

Fräulein M. S., 19 Jahre. Über die Mitte des Abdomen zieht eine Hautrötung in Gestalt eines schmalen Bandes. Dieses reicht beiderseits über die Hüften nach unten und umgreift auch noch das obere Drittel der Oberschenkel. Innerhalb und außerhalb des roten Bandes ist die Hautfarbe normal. Angaben über die Entstehung und Dauer der Affektion sehr vage. Die Frage, ob sie vor etwa 6 Wochen in unbekleidetem Zustande im Freien unter Büschen gelagert habe, wurde nach einigem Zögern bejaht. Die vermutliche Bißstelle am Unterleib konnte nicht mehr mit Sicherheit festgestellt werden.

Hautdiphtherie.

Abgesehen von der in das Gebiet der Chirurgie fallenden Wunddiphtherie, kommt diese Infektion in der Hauptsache zwar nur bei Kindern vor, welche an Diphtherie im Rachen, häufiger der Nase leiden. Daß aber auch Erwachsene unter den Nachkriegsverhältnissen nicht allzu selten ergriffen sein können, haben uns die Erfahrungen der letzten beiden Jahre gelehrt. Bacillenhaltiger Schleim wird auf die Haut übertragen und die Erreger siedeln sich auf bzw. in der Epidermis an. Hauptsitz Umgebung von Nase und Mund, Vulva bei kleinen Mädchen; Rima an; Genitocruralfalten; Gegend hinter den Ohren. *Klinik:* Drei Formen lassen sich unterscheiden: erythematöse, ekzematoide und ulceröse Form. Sie kommen selten für sich, sondern meistens kombiniert vor. Die erstere zeigt mäßig starke, ziemlich scharf abgegrenzte Rötung, verbunden mit oberflächlichen Abhebungen der Epidermis (Erosionen) mit Bildung schwacher, leicht abhebbarer Krusten und gelbweißen Pseudomembranen. Die zweite, oft flächenhaft ausgedehnt, bietet ganz das Bild eines nässenden Ekzems, während die dritte ovale bis runde seichte Geschwüre aufweist, die durch einen schmalen frisch-roten Saum und den schmierig belegten Grund auffallen. Örtliche Beschwerden gering. Das Allgemeinbefinden ist nicht gestört. Nachweis von Diphtheriebacillen in der Kultur macht kaum Schwierigkeit. Die Diagnose ist meist nicht leicht, da Verwechslungen mit exsudativem Ekzematoid (S. 80) und Pyodermien (S. 33) möglich sind. Vorgeschichte und mangelnder Behandlungserfolg sollten stets Anlaß geben auf Diphtherie (auch bei Erwachsenen) zu fahnden. Verdächtig ist gleichzeitige wäßrige Sekretion aus der Nase. *Behandlung:* Mittel der Wahl feuchte Umschläge bzw. Pinselung mit Trypaflavinlösung (1%) oder -salbe. Trypaflavin wirkt besonders gut, besser als Rivanol usw. Ferner: Einspritzungen von Diphtherieserum.

Milzbrand (Anthrax, früher Pustula maligna).

Diese Erkrankung ist in erster Linie eine Viehseuche. Übertragung auf den Menschen nur in Ausnahmefällen, vor allem durch den Beruf. Daneben sind Infektionen durch den Gebrauch von Rasierpinseln verschiedentlich berichtet worden. Besprechung hier nur soweit die Haut beteiligt ist. In diese dringt der

Erreger durch kleinste Verletzungen ein. Es entsteht zunächst ein roter, flohstichartiger Fleck, der rasch an Umfang gewinnt. Zentral bildet sich eine Blase mit trübem, nichteitrigem Inhalt. Zur Rötung tritt eine ödematöse Anschwellung, meist innerhalb weniger Stunden. Die Ähnlichkeit mit einem Karbunkel ist in diesem Stadium nicht zu verkennen. Bald bildet sich in der Mitte eine Nekrose, während das Ödem weit in die Umgebung und bis in die Subcutis reicht. Neben erheblichen örtlichen Entzündungsbeschwerden ist auch das Allgemeinbefinden schlecht, da sich bald eine Bacillämie einstellt. *Behandlung:* Milzbrandserum (ad usum humanum) 40—50 ccm intramuskulär eventuell 2mal am Tage. Ferner: Neosalvarsam (0,3 oder 0,45) intravenös sowie vor allem Penicillin intramuskulär, welches geradezu spezifisch wirkt. Örtlich: Umschläge mit Rivanollösung (1:3000); Hitze, Ruhigstellung.

Durch Kokken hervorgerufene Hauterkrankungen (Pyodermien).

Allgemeines. Wenn wir von dem sog. septischen Exanthem absehen, handelt es sich ausschließlich um Infektionen der Haut durch die sog. Eitererreger (Pyokokken). Diese können von außen her an die Haut herangebracht oder schon auf ihr vorhanden sein, ohne bisher krankmachend zu wirken. Sammelname für diese Erkrankungen ist Pyodermie. Erreger sind fast ausschließlich Streptococcus haemolyticus und Staphylococcus aureus, seltener citreus, noch seltener albus. Streptokokken und Staphylokokken unterscheiden sich durch bestimmte biologische Eigenarten. Als Faustregel kann gelten: 1. Streptokokken sind serotaktisch, Staphylokokken leukocytotaktisch, d. h. der Streptococcus provoziert ein seröses, höchstens serös-eitriges, dünnes Sekret, während der Staphylococcus den typisch rahmigen Eiter hervorruft. Mit anderen Worten: im letzteren Falle sind im austretenden Serum sehr reichlich Eiterkörperchen (Leukocyten) enthalten, während es im ersteren Falle nur wenig Leukocyten enthält. 2. Der Staphylococcus hat die Neigung, in die Talg- und Schweißdrüsen einzudringen und sich dort anzusiedeln. Der Streptococcus bevorzugt dagegen die Lymphspalten der Haut. — Mischinfektionen von beiden dürften öfters vorkommen, sollen aber hier außer Betracht bleiben. Die großen Lymphabfuhrwege werden auffallenderweise vom Streptococcus eher gemieden, während der Staphylococcus Lymphangitis und -adenitis erzeugt. Beide Erregerarten können ihre krankmachende Wirkung nur entfalten, wenn sie durch Verletzung der Hornschicht der Epidermis in das saftreiche Gewebe derselben, d. h. in die tieferen Lagen und eventuell von da in die Cutis eindringen. Sitz und Ausdehnung der entstehenden Krankheitsherde sind in erster Linie durch Umwelteinflüsse (Verletzungen, Druck, Reibung) bedingt, in zweiter Linie durch die Reaktion des Organismus.

Daß auch die besonderen Eigenschaften einzelner Erregerstämme auf die Ausbildung des klinischen Bildes und des Verlaufes Einfluß haben, ist anzunehmen, jedoch im Einzelfalle schwer nachzuweisen. Der auf der Haut häufig gefundene Streptococcus albus scheint nur ausnahmsweise pathogen zu wirken.

Die Streptokokkenerkrankungen.

Streptodermia superficialis crustosa (früher Impetigo contagiosa oder vulgaris).

Pathogenese und Klinik. Der Erreger dringt durch kleinste Verletzungen der Hornschicht in die Epidermis ein. Vielfach scheint er sich selbst den Zugang durch die Hornschicht dadurch zu schaffen, daß seine Enzyme diese auflösen. Das angelockte Serum hebt die Hornschicht an der Infektionsstelle ab. Es entsteht eine kleine Blase. An den Stellen, wo die Hornschicht nur dünn ist, platzt

die Blase sehr schnell. Vielfach kommt sie gar nicht zur Beobachtung oder nur
Reste als feine Schuppenkrause. Die tieferen Epidermisschichten liegen dann frei.
Sie werden bedeckt von dem austretenden Serum, welches schnell gerinnt und
dann honiggelbe Krusten bildet. Sind diesem Serum Eiterkörperchen oder Teile
von Epidermisschuppen beigemischt, so entstehen sog. Schuppenkrusten. Sie
sehen graugelb bis grauweiß aus. Enthalten sie noch rote Blutkörperchen, so resultiert ein braungelber bis dunkelbrauner Farbton.

Da, wo die Hornschicht relativ dick ist, wie z. B. an den Handflächen, kommt
es nur zur Bläschen- oder Blasenbildung *(Streptodermia superficialis vesiculosa* oder
bullosa). Die Reaktion der Cutis bei beiden Formen ist meist sehr gering. Eine erhebliche Rötung wird also meistens vermißt. Hauptsitz der krustösen Form ist das
Gesicht, namentlich in der Umgebung von Nase und Mund sowie der Ohren. Die
Infektion breitet sich als sog. Schmierinfektion von einer Stelle durch Kratzen
mit den Fingernägeln, den Gebrauch von Rasiermessern, Waschlappen oder Hand-
tüchern aus, so daß schließlich oft große Flächen mit zusammenfließenden Herden
bedeckt sind. An anderen Stellen der Körperdecke (Rumpf, Gliedmaßen, behaarter
Kopf) findet sich diese Erkrankung meist in verstreuten Einzelherden verbreitet,
insbesondere durch den kratzenden Fingernagel. Bei Beschreibung der Läuse-
erkrankungen und der Krätze ist auf diese Komplikation bereits hingewiesen worden.

In bezug auf den gesamten Organismus ist die Erkrankung als relativ harmlos
zu bezeichnen, obwohl, bei Kindern besonders, Entzündungen der Nieren beschrieben
sind. Die regionären Lymphdrüsen können anschwellen und etwas schmerzhaft
werden. Es ist das aber nicht die Regel. Zur Abszeßbildung in den Drüsen kommt
es nicht.

Durch viele äußere Umstände bedingt hat die Erkrankung im Kriege und nach
demselben einen gewaltig großen Umfang angenommen und gehört zur Zeit zu den
am häufigsten angetroffenen Hauterkrankungen. Verwechslungen mit anderen
Affektionen kommen kaum in Betracht: angesichts der Lokalisation, der raschen
Entwicklung, der Abwesenheit von Allgemeinerscheinungen und subjektiven
Beschwerden sowie der prompten Abheilung bei einschlägiger Behandlung.

Behandlung. Örtlich: 2—3mal täglich Auftragen von Rivanolsalbe ($^1/_2$%),
Xeroformsalbe (Rezept 39) oder Präcipitatsalbe (Rezept 41). Ferner Zinnober-
Schwefelsalbe oder -Zinkschüttel (Rezept 11). Cave: Hg-Dermatitis bei den
letzteren beiden. In Zukunft wahrscheinlich Mittel der Wahl Penicillinsalbe.
Die Salbenanwendung kann nur dann Erfolg haben, d. h. die Erreger abtöten,
wenn vorher die Krusten, unter denen sich der Erreger befindet, entfernt werden.
Dies geschieht mit der Pinzette oder durch Abweichen mit Salicylvaseline, auch
feuchte Verbände mit Rivanollösung (1 : 3000) sind sehr zu empfehlen. —
Innerlich: In ausgedehnten oder hartnäckigen Fällen Kombination der örtlichen
Behandlung mit einem Sulfonamidstoß, d. h. 5mal täglich 1 g (= 2 Tabletten)
Prontosil, Globucid, Pyrimal oder dgl. Bei Anwendung dieser Behandlung kann
in 4—5 Tagen eine völlige Abheilung erreicht werden. In besonders ausgedehnten
und hartnäckigen Fällen kommt Penicillin intramuskulär in Betracht.

Wichtig ist, daß Gebrauchsgegenstände, wie Handtücher, Waschlappen usw.,
welche mit eiterhaltigem Sekret beschmutzt sind, durch Kochen desinfiziert werden
und daß die Patienten mindestens vor dem Schlafengehen die Finger, insbesondere
die kurz zu haltenden Nägel, gründlich mit heißem Wasser und Seife bürsten.

Streptodermia epidermido-cutanea ecthymatosa (früher Ecthyma).

Diese Affektion trifft man in ihrer ausgesprochensten Form bei solchen Patienten,
deren Ernährungszustand und daher auch ihre Widerstandskraft gegen Infektionen
stark herabgesetzt ist. Daher: Ecthyma cachecticorum. Aber auch bei relativ

Gesunden kommt diese Form vor und zwar an den Unterschenkeln, uns besonders gut bekannt vom Schützengrabenkrieg her (englisch: „trench foot"). Am übrigen Körper kommt sie bei sonst gutem Allgemeinzustand nie so ausgesprochen vor. Diese Feststellungen weisen auf die Bedeutung endogener Faktoren für die Entstehung hin. Die mangelnde allgemeine Widerstandsfähigkeit wurde schon erwähnt. Auf die besonderen pathophysiologischen Verhältnisse der Unterschenkelhaut wird bei Besprechung des Ulcus cruris (S. 95) näher eingegangen werden. Pathogenetisch handelt es sich demnach um ein Eindringen von Streptococcus haemolyticus von einer Läsion der Epidermis aus in das Stratum papillare der Cutis, gelegentlich noch tiefer (Stratum reticulare und Subcutis). Das Gewebe zerfällt (Nekrose), *ohne daß es zu stärkeren Reaktionserscheinungen in der Umgebung* der betreffenden Stelle kommt. Auch subjektive Beschwerden sind kaum vorhanden, solange sich die Zahl der Infektstellen in gewissen Grenzen hält. Ein tieferes Eindringen der Kokken in das Gewebe findet nicht statt. Lymphangitis und -adenitis sind Ausnahmen, wohl sieht man aber gelegentlich eine mäßige „indolente" Schwellung einer regionären Lymphdrüse.

Klinik. Auf einer etwa doppellinsengroßen, rötlichblau verfärbten Hautstelle bildet sich eine kleine, schlaffe Blase mit trübserösem Inhalt. Diese verschwindet jedoch bald, wird oft überhaupt nicht wahrgenommen. Das darunterliegende Gewebe wird nekrotisch, stößt sich ab und es entsteht ein seichtes, mehr oder minder rundes Geschwür. Dieses überschreitet Pfenniggröße selten, meistens bleibt es darunter. Umgeben ist diese Stelle von einem schmalen roten Saum. Infolge des aussickernden Gewebssaftes, der gerinnt und dabei gleichzeitig rote und weiße Blutzellen, sowie feinste Gewebsreste in sich birgt, kommt es zur Bildung von krustösen Auflagerungen, welche besonders charakteristisch für das klinische Bild sind. Entzündliches Ödem ist kaum oder nur angedeutet vorhanden. Eine gewisse Neigung zur Spontanheilung ist — außer bei Kachektischen und am Unterschenkel — vorhanden. Da das Eindringen der Kokken fast ausschließlich durch den kratzenden Fingernagel erfolgt, ist die Ausdehnung über die Haut und die Zahl der Läsionen davon abhängig, wie weit und wie intensiv die Haut verletzt wurde.

Differentialdiagnistisch kommt kaum eine andere Affektion in Betracht. Der Furunkel, richtiger die Furunkulose (S. 39), ist klinisch und pathogenetisch so wesentlich anders geartet, daß sie nicht damit verwechselt werden können. Schwierig kann beim Auftreten eines oder mehrerer großer Geschwüre am Unterschenkel die Unterscheidung vom typischen Ulcus cruris sein (S. 95). *Behandlung: Örtlich:* feuchte Verbände mit bacterieiden Lösungen (Rivanol, Zephirol, Surfen). Nach Abstoßung der Krusten und Reinigung des Geschwürgrundes ebenso wirkende Salben (Rivanolsalbe usw., Rezept 40, Penicillinsalbe). Kleinere, verstreute, namentlich erst entstehende Herde werden 1—2mal täglich mit 1—3% Trypaflavin- oder 1% Rivanolspiritus (Rezept 23, 24) gepinselt. Verband erübrigt sich dann. *Allgemein:* Hebung des Allgemeinzustandes durch entsprechende Ernährung und Zuführung von Vitamin C. Bei Sitz am Unterschenkel: Hochlagerung. In schweren Fällen sind Sulfonamidpräparate oder Penicillin nicht zu umgehen.

Streptodermia cutanea lymphatica, Erysipelas oder Wundrose.

Diese Affektion, im folgenden kurz „Erysipel" bezeichnet, entsteht durch das Eindringen von Streptokokken in die Lymphspalten der Cutis von kleinsten Hautverletzungen oder von Wunden aus. Zu allermeist (90%) tritt die Infektion am Kopf auf, ausgehend von Rhagaden im Gesicht (Umgebung von Nase, Mund, Augen, Ohren) oder der Nasenschleimhaut. An den Gliedmaßen sind es nicht so

sehr akut entstandene Verletzungen, sondern kleine, länger bestehende Geschwürs-
bildungen, z. B. zwischen den Zehen. Auffallend ist das sehr seltene Vorkommen
bei Jugendlichen, bevorzugt ist mittleres und höheres Alter, ferner das anfänglich
rasche, fast schlagartige Auftreten. Diese beiden Punkte geben Hinweise für die
Pathogenese. Schon seit Entdeckung der streptogenen Natur der Erkrankung
durch Fehleisen (1882) fiel die Eigenart des Krankheitsbildes auf und führte
zur Annahme einer besonderen Streptokokkenart (Streptococcus erysipelatos).
Allgemeine Anerkennung hat diese Ansicht nicht gefunden. Nach meiner Ansicht
handelt es sich um allergisch-hyperergische Vorgänge in der Cutis bei Menschen,
die durch frühere Infektionen (chronische Streptomykose W. H. Veils) all-
ergisiert sind (S. 54). So erklärt sich das Zurückstehen der Jugendlichen und das
schlagartige Auftreten des „Primärherdes". Daher auch das auffallende Freibleiben
der regionären Drüsen und — beim chronisch-rezidivierenden Erysipel (s. unten) —
die Beschränkung auf den ursprünglichen Befallsherd ohne Neigung zum Fortschreiten.

Klinik. Ohne irgendwelche Vorboten entwickelt sich innerhalb weniger Stunden
eine pralle Schwellung und Rötung der Haut in der näheren oder weiteren Umgebung
der — vermutlichen — Infektionsstelle. Zugleich tritt, oft nach Schüttelfrost,
hohes Fieber (39—40°) und starke Abgeschlagenheit auf. Besonders charakteristisch
ist neben der plötzlichen Art des Auftretens die Anspannung der Epidermis durch
das unterliegende entzündliche Ödem: eigentümlich glänzendes, wie „poliertes"
Aussehen. Von diesem „Primärherd" aus schiebt sich der Krankheitsprozeß —
nunmehr in langsamerem Tempo — proximalwärts. Dieses Fortschreiten, kenntlich
am Verschieben der Herdränder, ist jedoch beschränkt und pflegt die Grenzen
einer Körperregion nicht zu überschreiten. Gelegentlich kann sich dem Ödem
der Cutis auch ein solches der Epidermis zugesellen: Auftreten von Blasen verschiedener Größe und mäßig praller Füllung *(Erysipelas bullosum)*; seltener kommt
es zur Abszeßbildung. Der Verlauf ist subakut und wird in der Hauptsache durch
die vorhandene allgemeine Widerstandskraft beeinflußt. Während früher die Letali-
tät etwa 15% betrug, ist diese durch die neueren Heilmittel verringert.

Eine Sonderform ist das chronisch-rezidivierende Erysipel. Es wird namentlich
im Gesicht gefunden. Der Infektionsort ist dann durchweg im Bereich der Nasenschleimhaut zu suchen, manchmal auch an der Ohrläppchenfalte.

Dieser Form eigentümlich ist: 1. der beschränkte Befall: es wird stets nur das
schon frühere erkrankt gewesene Hautgebiet befallen; 2. der Mangel an subjektiven
Beschwerden und Allgemeinerscheinungen; 3. nach wiederholtem Auftreten das
Zurückbleiben einer chronisch-ödematösen Schwellung im Bereich des Erkrankungs-
herdes. *Differentialdiagnostisch* kommt für Gesichtserysipele die als Erythema
perstans faciei bekannte Sonderform des Erythematodes in Betracht (S. 59).
Bei anderweiter Lokalisation sind Irrtümer kaum möglich.

Behandlung. Örtlich: Ruhigstellung; feuchte Verbände mit bactericiden
Lösungen (s. oben). *Innerlich:* Sofort Sulfonamidstoß (Prontosil) oder Penicillin-
injektionen, insgesamt 500000 IE genügen wohl stets, um innerhalb von 1—2 Tagen
alle Erscheinungen zum Schwinden zu bringen. — Zur Verhütung von Rückfällen
ist der Sanierung der Infektionspforte besondere Aufmerksamkeit zu schenken.
Sitzt diese in der Nase, sind Pinselungen mit 1% Argentum nitricum-Lösung sowie
Einstreichen von Präcipitat- oder Rivanolsalbe (1%) zu empfehlen.

Die Staphylokokkenerkrankungen.

Staphylodermia follicularis superficialis (früher Impetigo Bockhart).

Diese Erkrankung findet sich vorwiegend an langhaarfreier Haut. Erreger:
Staphylococcus aureus. *Klinik:* An den Follikelmündungen von Lanugohärchen

treten stecknadelkopf- bis kleinerbsengroße Pusteln auf, die mit rahmigem Eiter ziemlich prall gefüllt sind. Nach Abheben der Decke der Pustel und Abtupfen des Eiters liegt ein seichter, erodierter Trichter zutage. Aus der Tiefe quillt aber kein Eiter nach. Ist ein Langhaarfollikel befallen, so sitzt das Haar auf Zug fest. Die Umgebung der Pustel zeigt einen schmalen roten Hof, sonst keinerlei stärkere Entzündungserscheinungen. Eine Um- oder Weiterbildung findet bei der Einzelefflorescenz nicht statt, wohl aber kann durch Verschmieren des kokkenhaltigen Eiters eine weitere Ausbreitung erfolgen. *Pathogenese:* Wie der Erreger durch die Hornschicht in die tieferen Epidermislagen kommt, ist immerhin auffallend und nicht ohne weiteres zu erklären. Ebenso ist die Tatsache bemerkenswert, daß die Affektion in ihrer typischen Ausbildung ganz vorwiegend bei Kindern gefunden wird.

Ob die beim Erwachsenen durch Scheuern, Reiben oder Massage vielfach an den Follikelmündungen gefundenen, sehr kleinen Pusteln hierher gehören, erscheint zweifelhaft, zumal bei ihnen von einer Neigung zur Schmierinfektion nicht zu bemerken ist. Sie werden als *Folliculitis*, besser als *Ostiofolliculitis* bezeichnet.

Behandlung. Nach Abtragen der Blasen, sorgfältiges Abtupfen, nicht Abwischen des Eiters, danach Pinsen lmit 1% Rivanolspiritus oder 2—5% Arg. nitric.-Lösung anschließend MP-Puder.

Staphylodermia follicularis profunda (früher Sycosis nonparasitaria oder Bartflechte).

Pathogenetisch wichtig sind folgende Punkte: 1. Die Affektion tritt nur in der Bartgegend, in sehr seltenen Fällen auch am Mons veneris, auf. Prädilektionsstellen sind: Oberlippe, Kinn, die sog. „Kandarengegend", d. h. die seitlichen Wangenpartien vor dem Ohre, nicht der vordere Wangenteil und die Halspartien; 2. der Erreger dringt — im Gegensatz zur vorbesprochenen Form — zwar tief in den Haarbalg ein, erzeugt aber hier nur mäßige Reaktionserscheinungen (Weiteres s. Klinik); 3. die Affektion unterliegt keiner Um- oder Weiterbildung; macht kaum subjektive Beschwerden und ist außerordentlich hartnäckig. — Bei Befall der Oberlippe scheint ein Erweichen der Hornschicht durch die bei chronischer Rhinitis im Nasensekret enthaltenen Enzyme prädisponierend zu sein. Auch eine Verschmierung des Eiters durch Rasieren ist möglich. Warum aber dann, von Ausnahmen abgesehen, nicht die ganze Bartgegend ergriffen wird, bleibt dunkel. Einigermaßen erklären läßt sich die Entstehung dieser sonderbaren Affektion durch folgende Annahme: Der Erreger (Staphylococcus aureus) gehört einem hoch human angepaßten Stamm an. Daher die geringe Reaktion des befallenen Gewebes. Dieses wiederum ist lokal irgendwie besonders disponiert (Status seborrhoicus, S. 82) und allgemein besteht keine Allergisierung des Hautorgans gegen diesen besonderen Erreger. *Klinik:* Dicht stehende, deutlich an Follikelmündungen gelegene Pusteln auf mäßig geröteter, etwas erhabener papelartiger Unterlage (perifollikuläres Infiltrat). Durch Platzen der Eiterbläschen freigewordener Inhalt und nachsickerndes Serum trocknen zu Schuppenkrusten ein und haften zwischen den Pusteln. Stehen die perifollikulären Infiltrate sehr dicht, so kann es zu plattenartigen Bildungen kommen, die sich etwas aus der Umgebung herausheben, aber nie entzündliches Ödem bzw. Schwellung der Umgebung im Gefolge haben. Die aus den erkrankten Follikeln ausgezupften Haare zeigen am unteren Ende eine deutlich wahrnehmbare glasige Umhüllung. Sie entspricht der geschwollenen inneren Wurzelscheide. *Differentialdiagnostisch* kommt außer Furunkulose nur die *auch* als „Bartflechte" bezeichnete Pilzaffektion (Trichophytia epidermido-cutanea) in Betracht. Diese pflegt jedoch gerade an den Stellen nicht aufzutreten, die hier bevorzugt befallen sind. Erregernachweis (Kultur) und Verlauf helfen die Diagnose sichern. Unterscheidung von der Furunkulose ist schon durch genaue Auswertung der klinischen Merkmale gegeben. *Behandlung:* Hauptziel ist die Entfernung der

Haare aus den erkrankten Follikeln, um diese so gleichzeitig von den eingedrungenen Kokken zu befreien. Dies geschieht durch Epilation von Hand (mit einer Epilationspinzette) oder mittels Röntgenstrahlen. Diese letztere kann nur vom Facharzt durchgeführt werden; ist aber selbst dann noch mit Risiko hinsichtlich etwaiger „Spätfolgen" verbunden. Zur örtlichen Niederhaltung der Keime sind feuchte Verbände mit Rivanol- usw. Lösung, Pinseln mit 1% Rivanolspiritus sowie Zinnoberschwefel- oder Präcipitatsalbe (Rezept 41) zu empfehlen. Wieweit Penicillin örtlich und intramuskulär nützlich ist, hängt von der Penicillinempfindlichkeit des Erregers im Einzelfalle ab.

Staphylodermia perifollicularis necroticans, Furunkel — Karbunkel.

Diese Bezeichnung umfaßt *Furunkel* und *Karbunkel*, die klinisch zwar als — graduell — verschiedene Affektionen betrachtet werden müssen, pathogenetisch dagegen keinerlei Unterschiede zeigen. Auch beim Furunkel dringen Staphylokokken in einen Follikel ein und vermehren sich dort, wie dies bei der vorbeschriebenen Affektion angenommen wurde. Sie dringen sowohl hier wie da in das perifollikuläre Gewebe ein, aber die weitere Entwicklung ist nun eine völlig andere. Beim Furunkel kommt es in kürzester Frist, meist in wenigen Stunden zu starken Reaktionserscheinungen, die sich bis weit in die Follikelumgebung erstrecken. Sehr bald wird das den Follikel umgebende Gewebe nekrotisch, Eiter sammelt sich um und unter dem entstandenen nekrotischen Gewebspfropf und führt zu beträchtlicher Spannung (Innendruck). Der Erreger vermehrt sich anscheinend, dringt in die Lymphabfuhrwege ein, kann aber auch schon früh in die Blutbahn einbrechen. Dies führt dann zu Metastasenbildung in anderen Organen (Knochen, Nieren, Meningen usw.). Neben der Plötzlichkeit der Entwicklung und der Nekrosenbildung ist für die Pathogenese der Umstand wichtig, daß Furunkel erst von einem gewissen Lebensalter an auftreten. Im Säuglings- und Spielalter können sie nicht auftreten, da dann die Follikel sich erst bilden und die Talgdrüsen noch nicht funktionieren. Das ist erst gegen die Pubertät hin der Fall. Aber trotz reichlicher Infektionsgelegenheit ist doch bis zum Jünglingsalter der Furunkel selten. Diese Feststellung führt zu der Annahme, daß, selbst wenn die Infektion zum Haften kommt (wenn die Talgdrüsen also schon in Funktion sind), noch weitere endogene Faktoren hinzukommen müssen. Das kann einmal der Immunitätszustand des betreffenden Patienten sein, dieser spielt neben der Virulenz des jeweiligen Kokkenstammes sicher eine Rolle, namentlich hinsichtlich Ausbreitung und Heilungsneigung. Aber daneben scheint mir als ebenso wichtig eine allergisch-hyperergische Reaktionsbereitschaft des befallenen Gewebes zu stehen. Ihre Annahme erklärt am zwanglosesten die Plötzlichkeit der Entwicklung und die Nekrosenbildung. Wir setzen also das Vorliegen einer „Infektionsallergie" voraus. Wie deren Entstehung zu deuten ist, wird an anderer Stelle (S. 54) näher ausgeführt werden.

Klinik. Beginn als linsengroßer roter Fleck, durch Juckreiz und bald einsetzende leichte Vorwölbung ausgezeichnet. Innerhalb 24 Stunden hat die Rötung und Schwellung erheblich zugenommen. Zentral ist eine etwa erbsengroße Pustel aufgetreten, die zunächst ziemlich resistent ist. Bei Berührung, meist auch spontan lebhafte Schmerzempfindung (Klopfen). Fast stets Lymphangitis und -adenitis regionärer Drüsen. Je nachdem, wie tief der Krankheitsherd sitzt, kommt es entweder zum Durchbruch des aufgestauten Eiters durch die verdünnte Haut der „Decke" oder zu phlegmonöser Ausbreitung in die Tiefe. Wenn nicht vorher — oder zugleich — der Erreger in die Blutbahnen einbrach und zur Bakteriämie (sog. Sepsis) führte. Das hier skizzierte Bild ist das des „Solitärfurunkels", wie man ihn nennen kann, obwohl er manchmal in mehrfacher Zahl vorhanden ist.

Von ihm sind die bei der chronischen Furunkelerkrankung, *Furunkulose*, auftretenden Einzelfurunkel graduell durchaus verschieden. Jeder einzelne dieser zeigt weder an Umfang noch an Intensität der Reaktionserscheinungen den oben beschriebenen Höhegrad. Alles verläuft sehr viel milder und weniger bedrohlich. Dafür ist die Erkrankung aber sehr viel hartnäckiger, insofern andauernd neue Herde entstehen. Dies teils in der näheren Umgebung von Erstherden, teils weit entfernt an anderen Körperstellen. Auch hier spielt die Weiterverbreitung des Erregers durch den kratzenden Nagel zweifellos die Hauptrolle.

Der *Karbunkel* ist, kurz ausgedrückt, Summation zahlreicher Solitärfurunkel, d. h. statt *eines* Haarbalges sind zwei oder ein Vielfaches infiziert. So entsteht einfach durch Addition eine oft über handgroße Rötung und Schwellung, die mit zahlreichen Pusteln bzw. nach deren Platzen mit Eiterporen besetzt ist, aus denen auf seitlichen Druck reichlich Eiter quillt. Regelmäßiger als beim Solitärfurunkel ist gleichzeitig das Allgemeinbefinden erheblich gestört: Fieber, Abgeschlagenheit, Schmerz.

Sehr häufig wird beim Karbunkel eine Erhöhung des Blutzuckers (Hyperglykämie) gefunden. Sie ist nur vorübergehend vorhanden und verschwindet mit Abklingen der Hauterscheinungen. Im Hinblick auf die neueren Ansichten über die Regulation des Zuckerstoffwechsels ist wohl eher an eine zentrale Bedingtheit (Diencephalon) dieses Phänomens als an eine direkte Wirkung der Bakterientoxine auf das Inselorgan zu denken. Nachzutragen ist in diesem Zusammenhange die Feststellung, daß Furunkel und Karbunkel häufig bei Diabetes auftreten. Ob pathogenetische Verknüpfungen zwischen dieser Affektion und der vorerwähnten transitorischen Hyperglykämie bestehen, muß vorläufig dahingestellt bleiben. Für die Behandlung ist es jedenfalls wichtig, auf eine bestehende Glykosurie zu fahnden. Die Unterlassung dieser Urinuntersuchung müßte als Kunstfehler bezeichnet werden. In der Klinik wird man bestrebt sein, durch Glucosebelastung (oral oder intravenös) eine latente Störung des Zuckerstoffwechsels aufzudecken.

Behandlung des Solitärfurunkels. Innerhalb der ersten 12 bis höchstens 24 Stunden ist das Mittel der Wahl die Zerstörung der Infektstelle durch den Glühkauter nach vorheriger Anästhesierung. Neuerdings bevorzugen wir auch in diesem Stadium bereits die Um- und Unterspritzung mit Eigenblut (Methode S. 7). Diese ist für alle fortgeschritteneren Fälle unbedingt zu empfehlen. Falls ihre Anwendung mit zu starken Schmerzen verknüpft ist, wie etwa am behaarten Kopf, ist Chloräthylrausch angebracht. Anschließend Sulfonamidstoß (Prontosil, Globucid u. a.). Besonders bewährt hat sich Badional, ein Sulfonamid-Harnstoffpräparat. Es wird 1—2mal täglich intravenös gegeben, 2—3 Tage lang. Versager werden kaum beobachtet. Örtlich können feuchte Verbände, mit Rivanollösung (1:3000) z. B., angenehm empfunden werden. Die vielgeübte Anwendung von Ichthyol wird von uns u. a. als unwirksam und überflüssig verworfen. Wichtig ist die unbedingte Ruhigstellung nicht nur einer Körperregion (Gliedmaßen, Mund: Sprech- und Eßverbot), sondern des ganzen Menschen. Wir pflegen diese Maßnahme ganz rigoros und mit besten Erfolg durchzuführen. Kommt der Furunkel zu zentraler Eiterbildung, so kann ein Sticheinschnitt erforderlich werden. Dieser ist so groß anzulegen, daß der stets vorhandene nekrotische Gewebspfropf durch die Hautöffnung durch Druck oder Zug mit der Pinzette entfernt werden kann. Die verbleibende Wundhöhle füllt man mit Provocin, einem Harnstoffpräparat, nach Art einer Plombe aus. Der Heilungsvorgang wird hierdurch ganz wesentlich beschleunigt. Steht Penicillin zur Verfügung, so wird dessen Anwendung in allen ernster gelagerten Fällen in Form der intramuskulären Einspritzungen unbedingt anzuraten sein. Insbesondere gilt dies für Fälle mit Neigung zu Phlegmonenbildung, und ganz besonders bei Verdacht auf Bakteriämie.

Die *Behandlung der Furunkulose* vollzieht sich mit einigen sinngemäßen Abwandlungen nach den gleichen Prinzipien. Es kann daher auf das Obengesagte verwiesen werden. An Stelle der feuchten Umschläge wird man besser Hansa- oder Traumaplastverbände mit einer bactericiden Salbe verwenden. Sehr wichtig ist die „Sanierung" der Fingernägel. Diese sind mindestens abends mit heißem Wasser, Seife und Bürste gründlich zu bearbeiten. Eiterbeschmutzte Kleidungsstücke sind zu wechseln und auszukochen, ebenso Bettwäsche. Die viel geübte vorbeugende Behandlung mit Staphylokokkenvaccine ist als wirkungslos abzulehnen. Empfehlenswert sind regelmäßige Abreibungen der gefährdeten Stellen mit Sublimatspiritus (Rezept 22).

Die *Behandlung des Karbunkels* richtet sich im wesentlichen nach der des Solitärfurunkels. Entsprechend der Schwere des Krankheitsbildes ist besonders sorgfältige Überwachung des Patienten unerläßlich; insbesondere muß Bettruhe unter allen Umständen eingehalten werden. Die Notwendigkeit der Überweisung an ein Krankenhaus ist rechtzeitig ins Auge zu fassen. — Auf jeden Fall sind sofort örtliche Eigenblutumspritzungen in der ganzen Peripherie vorzunehmen sowie ausreichend Sulfonamidpräparate Tag und Nacht durchlaufend — oral oder intravenös — zu geben. Steht Penicillin zur Verfügung, werden 1 Mill. IE in Einzeldosen von 40 000 IE alle drei Stunden intramuskulär gegeben. Vorläufig ist diese Behandlung jedoch meist nur im Krankenhaus möglich. Die örtlichen Maßnahmen beschränken sich auf feuchte Verbände mit Rivanollösung (1:3000) sowie, falls erforderlich, auf die Anlegung von Einschnitten, um dem Eiter Abfluß zu verschaffen. Größere chirurgische Eingriffe sind nach unserer reichlichen Erfahrung durch die neueren Methoden überflüssig geworden. In Zweifelsfällen wird die Beratung mit einem Fachchirurgen zu empfehlen sein.

Staphylodermia sudoripara suppurativa, der Schweißdrüsenabsceß.

Diese Erkrankung wird sowohl beim Erwachsenen wie beim Kleinkind beobachtet. Pathogenetisch und klinisch handelt es sich aber um zwei sehr voneinander unterschiedene Affektionen.

Die fast ausschließlich im *ersten Lebensjahre* auftretenden Schweißdrüsenabscesse entstehen durch das Eindringen von Staphylokokken in die Ausführungsgänge der *ekkrinen* Schweißdrüsen. Diese sind in diesem Alter bei ihrem Durchtritt durch die Epidermis noch nicht korkzieherartig gewunden, wie das später der Fall ist. Auf die Haut geschmierte Erreger können daher leicht in die Öffnungen eindringen und in das im Stratum reticulare der Cutis gelegene periacinöse Gewebe gelangen. Da beim Säugling zweifellos noch keine allergische Umstimmung des Organismus durch vorausgegangene Infektionen (Infektionsallergie) vorhanden ist, kann es auch nicht zu allergisch-hyperergischen Reaktionserscheinungen kommen, wie wir sie beim Furunkel beobachten. Das drückt sich auch im *klinischen* Bilde aus: es entstehen blaurötliche Knoten von Erbs- bis Kirschgröße, die auf Druck deutlich Fluktuation erkennen lassen. Die Umgebung dieser Knoten zeigt höchstens einen schmalen roten Saum, keine stärkere Entzündungszone, keine Schwellung, kaum Druckschmerz. Auf Einstich quillt reichlich dünner Eiter aus der Tiefe und der Knoten fällt zusammen. Solange diese Knoten nur in geringer Anzahl auftreten, ist das Allgemeinbefinden wenig oder gar nicht beeinträchtigt. In der Hauptsache finden sie sich am Stamm mit Übergang auf die Oberschenkel und Nates, an den Armen und im Gesicht dagegen selten. Fälschlicherweise werden diese Abscesse meist als Furunkel bezeichnet. Daß sie das weder anatomisch noch pathogenetisch sein können, geht aus dem hier und oben Gesagten wohl eindeutig hervor. — Die *Behandlung* besteht in Eröffnen der einzelnen Abscesse durch Sticheinschnitt, besser noch durch den Glühkauter. Anschließend Verbände mit (10%) Xeroformsalbe (Rezept 39). Daneben tägliche Bäder mit Zusatz von Kalipermanganat. Innerlich wird Sulfonamid, gegebenenfalls auch Penicillin intramuskulär bei schwereren Fällen nicht zu umgehen sein.

Die *Schweißdrüsenabscesse. beim Erwachsenen* zeigen schon klinisch ein wesentlich anderes Bild: Sie werden ausschließlich in der Achselhöhle, gelegentlich auch perianal, gefunden. *Klinisches Bild:* Ein oder mehrere, oft dicht beieinander stehende Knoten in der Cutis, die bis in die Subcutis reichen, mit meist ziemlich starker Schwellung der Umgebung, auf Druck sehr schmerzhaft. Sehr bald Übergang in Abscedierung; nach Sticheinschnitt wird reichlich Eiter entleert. Im Anschluß an den Erstherd bilden sich dauernd neue Knoten. Dieser Vorgang kann sich über viele Wochen hinziehen und zu sehr quälenden Zuständen führen. Auch die regionären Lymphdrüsen können ergriffen sein, ebenso die Lymphgefäße am Oberarm; als Beispiel der sehr seltenen retrograden, d. h. distalen Ausbreitung einer Infektion in den Lymphabfuhrwegen. *Pathogenetisch* handelt es sich bei dieser Affektion um das Eindringen von Staphylokokken in die Ausführungsgänge der *apokrinen* Schweißdrüsen und deren Ausbreitung in dem tiefliegenden periacinösen Gewebe. Da beim Erwachsenen die Bedingungen für das Vorliegen einer Infektionsallergie (S. 54) gegeben sind, ist das Auftreten allergisch-hyperergischer Reaktionen leicht verständlich. So erklärt sich zwanglos aus dem anatomischen Sitz und der veränderten Disposition der fundamentale Unterschied im klinischen Bild zwischen den Schweißdrüsenabscessen beim Erwachsenen und beim Kind. *Behandlung:* Eigenblutum- und -unterspritzung sowie Sulfonamidgaben wie beim Furunkel. In schweren Fällen Penicillin intramuskulär. Zur Verhütung von Rückfällen sind Röntgenbestrahlungen sehr zu empfehlen. Ziel ihrer Anwendung ist die Lähmung der Schweißsekretion, hierdurch wird allem Anschein nach der Infektion weiterer Drüsen ein Ende bereitet. Zur Vorbeugung ist ferner regelmäßiges Waschen der Achselhöhlen mit nachfolgendem Aufbringen eines mineralischen Puders zu empfehlen. Das Tragen von Kleidungsstücken mit zu engen Armlöchern ist zu vermeiden.

Viruserkrankungen der Haut (Dermatovirosen).
Die Variola-Herpes-Gruppe.

Vorbemerkung. Zu dieser Gruppe gehören die Untergruppen V, umfassend: Variola, Variolois, Varicellen, Kuhpocken, und H, umfassend: Herpes zoster und Herpes simplex. Darüber, daß bei diesen Erkrankungen Viren als Erreger in Frage kommen, besteht heute kein Zweifel. Über ihren Nachweis geben die Lehrbücher der Mikrobiologie Auskunft. Hier können nur die pathophysiologischen Probleme erörtert werden, die zur Entstehung der klinischen Bilder führen. Wie aus der untenstehenden Tabelle (Tabelle 1) ersichtlich, unterscheiden sich die

Tabelle 1. *Die Variola-Herpes-Gruppe in Beziehung zu der Haut, den Nerven, Lymphdrüsen und Schleimhäuten.*

	Gruppe	Dermotrop	Neurotrop	Adenotrop	Mucosotrop
V	Variola	+ + + +	0	0	+ + + +
	Variolois.	+ + bis + + +	0	0	+
	Kuhpocken	+	0	0	0
	Varicellen	+ bis + +	0	0	+
H	Herpes zoster	+ + +	+ + +	+	+
	Herpes simplex . . .	+	+	+	+

Untergruppen dadurch voneinander, daß die zu H gehörenden eine mehr oder weniger ausgesprochene Neuro- und Adenotropie besitzen, welche V völlig abgeht. Eine Rechtfertigung, beide zu einer Hauptgruppe zusammenzustellen, ergibt sich außer der Gemeinsamkeit des virushaltigen Bläschenausschlages (Dermotropie) aus gewissen klinischen Beobachtungen: die wichtigste ist die, daß Varicellen in der näheren Umgebung eines Falles von Herpes zoster gehäuft auftreten können. Diese Tatsache wird heute wohl kaum noch bestritten. Es gibt ferner Fälle von Herpes zoster generalisatus, welche klinisch von Varicellen kaum zu unterscheiden sind.

Daß andererseits auch zwischen Varicellen und Variola bestimmte engere Beziehungen bestehen müssen, konnte von mir anläßlich einer kleinen Pockenepidemie im Schweizer Grenzgebiet festgestellt werden. Zu gleicher Zeit wurden dort zahlreiche Fälle von Varicellen bei Erwachsenen mit stärkster Ausbildung der Hauterscheinungen angetroffen, so daß die ortsansässigen Ärzte zu mindestens an Variolois dachten. Die durchgeführten Untersuchungen ergaben jedoch einwandfrei das Vorliegen von Varicellen. Immerhin läßt das gleichzeitige Vorkommen beider Affektionen in einem begrenzten Bezirk an gewisse engere Beziehungen hinsichtlich der Erreger denken.

Gemeinsam ist den Viren beider Untergruppen die Ansprechbarkeit auf Sulfonamid- und Penicillinbehandlung.

Variola vera, Pocken oder Blattern.

Dank der zwangsweisen Schutzimpfung ist dies heute in Deutschland eine seltene Erkrankung im Gegensatz zu früheren Jahrhunderten. Das Virus ist außerordentlich widerstandsfähig gegen Austrocknung und Kälte. Es hält sich an Gebrauchsgegenständen (Kleidern, Wäsche usw.) monate- und jahrelang infektionsfähig. Die Übertragung erfolgt auf Empfängliche sehr leicht. Außer durch persönlichen Kontakt ist die Übertragung durch Fliegen zu beachten. Die Erkrankung setzt nach einer Inkubationszeit von 10—13 Tagen mit Schüttelfrost und hohem Fieber ein. Gleichzeitig bestehen Kopf- und Magenschmerzen, und vor allem Kreuz- und Gliederschmerzen. Etwa am 2. Tag tritt ein masernartiges, flüchtiges Exanthem (Initialexanthem) auf, die Milz wird fühlbar, im Urin Eiweiß, meist beträchtlich. Am 3. Tag folgt unter erneutem Fieberanstieg der eigentliche Pockenausschlag. Zuerst im Gesicht, dann am übrigen Körper erscheinen masernartige rote Flecke, diese bilden sich allmählich zu Papeln um und ab 6. Tag treten auf diesen Bläschen auf, deren Mitte deutlich eingedellt ist. Ihr Inhalt ist anfänglich klar, serumfarben, trübt sich aber bald und wird eitrig. Die Milz ist jetzt deutlich vergrößert, die *Lymphdrüsen* dagegen bleiben *frei*. Bis zum 9. Tag ist die Umbildung von der Blase zur Pustel beendet. Die Umgebung jeder Pustel hat einen deutlichen roten Hof; die gesamte Haut ist geschwollen und daher angespannt. Auf den Schleimhäuten kommt es an Stelle der Blasen zu ausgedehnten Erosionen (Atmungswege, Vulva, Vagina, Mastdarm), welche, neben den durch die Hauterscheinungen bedingten, erhebliche Beschwerden auslösen und zu qualvollen Zuständen führen. Das Fieber ist, falls keine internen Komplikationen hinzutreten, inzwischen lytisch abgesunken. Nach weiteren drei Tagen trocknen die Pusteln unter stärkster Ausbildung ihres Nabels ein, zugleich tritt heftiger Juckreiz auf. Wenn sich die so entstehenden Krusten abstoßen, Rötung und Schwellung zurückgegangen sind, liegt die mit „Pockennarben" übersäte Haut zutage. Es sind das die doppellinsengroßen, flachen Eindellungen, welche im Gesicht zu starker Entstellung Anlaß geben. Komplizierende Erkrankungen innerer Organe sind nicht selten (Pneumonie, Pleuritis, Nephritis, Meningitis, Otitis media, Keratitis u. a.). Überstehen der Pocken verleiht dauernde Immunität. Die Sterblichkeit ist bei Ungeimpften hoch, wird aber durch die modernen Behandlungsmethoden wesentlich verringert. Die Differentialdiagnose ist nur in den ersten Tagen schwierig: Verwechslung mit beginnender Virusgrippe. *Behandlung:* Energische Sulfonamidgaben oder Penicillin intramuskulär in hohen Dosen (50000 IE alle 3 Stunden; Gesamtdosis mindestens 1 Mill. IE). Örtlich: Umschläge mit Glycerin oder Öl. Pinseln der Pusteln mit Kal. permang.-Lösung (10%). Kreislaufüberwachung. — *Anzeigepflicht auch bei Verdacht.* Strenge Isolierung des Patienten. Systematische Durchimpfung der Umgebung, soweit nicht innerhalb der letzten 2 Jahre geimpft.

Variolois.

Eine milde Form der Variola. Tritt nur bei früher Geimpften auf. Fieber und Allgemeinerscheinungen im Initialstadium fehlen. Das Exanthem am 3. Tage, vorzugsweise am Kopf auftretend, ist viel spärlicher. Papeln, Bläschen und Pusteln überschreiten Linsengröße kaum, vereitern gegen Ende der ersten Woche und sind dann von einem breiten roten Hof umgeben. In vielen Fällen kommt es überhaupt nicht zur Pustelbildung, die Rückbildung der Efflorescenzen setzt schon vorher ein. Narben entstehen nie, da der Prozeß keine Zerstörung der oberen Cutisschichten hervorruft. Die Diagnose ist nicht immer leicht, besonders bei sehr mild verlaufenden Fällen. Im Hinblick auf die Gefährdung Ungeimpfter ist größte Vorsicht geboten. Behandlung und sonstige Maßnahmen (Anzeige) sind die gleichen wie bei Variola.

Kuhpocken, Impfblattern oder Vaccina.

Der Erreger ist dem Variolavirus nahe verwandt, das geht aus der Schutzwirkung hervor, welche das Überstehen der Kuhpocken mit sich bringt. Hierauf beruht die gesetzliche Schutzimpfung. Die Affektion kommt vor durch direkte Übertragung von der Kuh bei Melkern, die Kühe mit Blatternausschlag am Euter melken. Es sind linsen- bis pfenniggroße, blaurote Knoten vor allem an den Innenseiten der Finger und werden *Melkerknoten* genannt. Sie machen nur wenig Beschwerden und neigen zur Spontanheilung. Häufiger ist die bei frisch geimpften Kindern auftretende Form. Hier handelt es sich um die Verschmierung von Sekret einer Impfpustel auf eine leicht verletzte Hautstelle. Dort bildet sich dann eine ähnliche Pustel. Es ist daher wichtig, frisch entstandene Impfpusteln durch Abdeckung zu schützen. Eine Behandlung mit bactericiden Salben kommt nur in Betracht, wenn in Ausnahmefällen sehr zahlreiche Impfpusteln aufgetreten und Störungen des Allgemeinbefindens vorhanden sind.

Varicellen, Wind- oder Spitzpocken.

Diese sind wegen der voneinander unabhängigen Immunität wesensverschieden von den echten Pocken, werden aber durch ein ähnliches Virus wie diese hervorgerufen. Nach einer Inkubation von 13—17 Tagen treten am Rumpf, dem behaarten Kopf und im Munde (am Gaumen) linsengroße rote Flecke auf, in deren Mitte bald wasserhelle Bläschen aufschießen. Nach 2—3 Tagen trübt sich der Inhalt der — übrigens nicht gedellten — Bläschen, trocknet ein und bildet eine weißgelbe, manchmal auch braunrote Borke. Wenn diese abfällt, bleibt eine schwach depigmentierte Stelle zurück, aber nie eine Narbe. Sehr charakteristisch und für die Differentialdiagnose zu verwenden ist die ausgesprochene Neigung zum Auftreten in Schüben. Es finden sich demgemäß zu einem gewissen Zeitpunkt stets Efflorescenzen in den verschiedensten Entwicklungsstadien (gegenüber Variola und Variolois). Das Allgemeinbefinden der Patienten ist meist nicht gestört. Für einige Tage können Temperaturen (bis 39⁰) vorhanden sein. Wenn die Erkrankung auch in der Hauptsache bei Kindern auftritt, so sind doch Erwachsene keineswegs davon verschont und können recht ausgedehnte Erscheinungen aufweisen. Außer Bettruhe zur Verhütung von komplikatorischen Erkrankungen ist eine besondere Behandlung der sehr gutartigen Affektion nicht erforderlich.

Herpes zoster, Gürtelrose.

Neben der Neigung zur Hauterkrankung (Dermotropie) steht eine ebenso deutliche zur Erkrankung von Nerven (Neurotropie). Diese letztere ist sehr wahrscheinlich sogar die primäre. Es ist anzunehmen, daß das Virus zunächst sich in einem Nerven ansiedelt. Dafür spricht das nahezu regelmäßige Auftreten von Neuralgien in einem bestimmten Nervengebiet *vor* Auftreten von Hauterscheinungen. Befallen wird jeweils nur das Gebiet eines oder zweier Nervenstämme *einer* Körperseite, und zwar vom Austritt des Nerven aus dem Gehirn oder Rückenmark an. Im letzteren Falle ist auch das entsprechende paraspinale Ganglion mit einbezogen (Ganglionitis). Es ist anzunehmen, daß das Virus vom Mund oder der Nase aus auf den Lymphwegen an den Nerven herangebracht wird. Für deren Beteiligung spricht auch die nahezu regelmäßige Anschwellung und Druckschmerzhaftigkeit regionärer Lymphdrüsen. Am weitaus häufigsten werden die Thorakalnerven ergriffen, nächstdem der Trigeminus (Ganglion Gasseri). Doppelseitiger Befall kommt vor, ist aber sehr selten.

Sehr auffallend ist es, daß Kinder und Jugendliche praktisch nie daran erkranken. Gewisse exogene Faktoren (Traumen; Arzneimittel: As, J, Bi), ferner Witterungseinflüsse (Frühjahr und Herbst) scheinen in vielen Fällen als auslösende Momente in Betracht zu kommen. Auch Carcinome, Wirbelcaries sowie Infektionen mit Malaria, Tuberkulose u. a. werden angeschuldigt. *Klinisch:* Im Anschluß an 8—10 Tage bestehende Neuralgien tritt eine umschriebene Hautrötung auf, etwa bis zu Handgröße. Sehr rasch nimmt diese Stelle kissenartigen Charakter an und es entwickeln sich auf ihr in Gruppen angeordnete Bläschen mit zunächst klarem, später trüb-serösem Inhalt. Bald treten im Verlauf des in Betracht kommenden Nerven weitere derartige Stellen auf, die jedoch wenig Neigung zum Konfluieren haben, der gruppenartige Charakter bleibt vielmehr vorherrschend. Zuweilen entwickeln sich die Bläschen zu Blasen von ansehnlicher Größe. Daß sich der Krankheitsprozeß nicht nur in der Epidermis, sondern auch in den oberen Cutisschichten vollzieht, wird nach Abheilung erkennbar durch die für dauernd zurückbleibende Bildung feiner Narben. Aus ihnen läßt sich noch nach Jahren das Überstehen der Krankheit rückschließen. In manchen Fällen, besonders bei alten Leuten, dehnt sich der Krankheitsprozeß auch auf die Cutis aus und führt dann zu ausgedehnter Nekrosenbildung *(Herpes zoster gangraenosus)*. Sehr unangenehm ist bei Erkrankung im Trigeminusgebiet die mögliche Miterkrankung des Auges, insbesondere der Cornea, wegen der oft zurückbleibenden starken Trübungen. Als Folge der Erkrankung bleiben ferner häufig Neuralgien zurück, die längere Zeit anhalten können, auch erhöhte Reizbarkeit oder Abgeschlagenheit während oder im Anschluß an die Erkrankung sind zu verzeichnen. Wenn auch im allgemeinen das Überstehen des Herpes zoster eine dauernde Immunität verleiht. gibt es doch Fälle, welche zu mehrmaligen, eventuell über Jahre sich hinziehenden Rezidiven im ursprünglichen Nervengebiet neigen. — Die Diagnose ist meist leicht, wenn man die ausgesprochene Beschränkung auf das Gebiet eines Nerven, die Halbseitigkeit, das scharfe Abschneiden in der Mittellinie des Körpers, das gruppierte Auftreten der Bläschen, die voraufgehenden Neuralgien und die regionäre Drüsenschwellung in Betracht zieht.

Behandlung. Innerlich: sofort ausgiebiger Sulfonamidstoß; ob Penicillin wirksam ist, ist noch fraglich; ich glaube Günstiges gesehen zu haben. Örtlich: sorgfältiges Abtragen der Bläschen mit nachfolgendem Pinseln des Grundes derselben mit 5%

Arg. nitric.-Lösung; Verband mit Xeroform- oder Rivanolsalbe. Gegen die restierenden Neuralgien sind Röntgenbestrahlungen angezeigt. Bei rechtzeitiger Anwendung dieser kombinierten Behandlung wird rasche *und narbenlose* Abheilung erzielt.

Herpes simplex, Bläschenausschlag.

Mit Herpes zoster gemeinsam ist das Auftreten gruppierter Bläschen auf der Haut, die allerdings nie stärkere Entzündungserscheinungen zeigt. Meist handelt es sich nur um eine einzige Bläschengruppe. Beziehungen zu bestimmten Nerven sind nicht erkennbar, wohl aber können regionäre Lymphdrüsen leicht anschwellen und schmerzen. Sitz der Affektion sind vor allem die Haut-Schleimhautübergänge am Mund und Genitale *(Herpes labialis, Herpes genitalis)*. Auch die Schleimhäute selbst können erkranken *(Stomatitis vesiculosa)*. Auftreten stets ohne Prodrome, Dauer wenige Tage. Die Bläschen trocknen, ohne zu vereitern, ein, ihre Decke fällt als Schuppenkruste bald ab. Es verbleiben keine Narben. Die Neigung zu Rückfällen ist oft sehr stark, kann jahrelang vorhanden sein. Das Virus lebt vermutlich saprophytisch auf den Schleimhäuten und wird unter dem Einfluß gewisser, namentlich endogener Faktoren pathogen: fieberhafte Krankheiten (Herpes febrilis) außer Typhus, Menstruation, Magen-Darmkatarrhe usw. Auftreten von Herpes simplex im Hochgebirge ist wohl auf Ultraviolettstrahlen zurückzuführen. *Diagnose:* macht nur Schwierigkeiten bei Herpes genitalis, wenn Infektion mit Syphilis nicht sicher auszuschließen ist. Herpetiforme Primäraffekte (S. 128) sind nicht allzu selten, zeigen aber bald stärkeres örtliches Infiltrat und indolente regionäre Drüsenschwellung. Ihre Umwandlung in einen typischen Schanker ist hingegen durchaus nicht die Regel, sie können nach kurzem Bestande abheilen. Serologische Nachkontrolle in verdächtigen Fällen ist unbedingt erforderlich. *Behandlung:* meist nicht erforderlich. Leichtes Einfetten oder Pudern genügt. Für den oft recht ausgedehnten und unangenehmen Hochgebirgsherpes: Phenol. liq. 5,0, Sulf. praec. 7,5, Pastae Zinci ad 60,0. S. Salbe (nach Knoop).

Hauterkrankungen durch onkoergische[1] Viren.

In diese Gruppe gehören drei Affektionen, bei denen schon länger Ansteckungsfähigkeit vermutet wurde. Obwohl diese inzwischen auch durch den Versuch sichergestellt worden ist, steht doch der exakte Nachweis des Erregers noch aus. Es besteht jedoch kein Zweifel mehr, daß es sich um Viren handelt.

Verruca vulgaris, Warze.

Histologisch handelt es sich um eine Wucherung der Cutispapillen auf einer etwa linsengroßen, scharf umschriebenen Stelle. Die Epidermis ist über diesen Papillen nur insoweit verändert, als die Lamellen der Hornschicht etwas vermehr sind. Das Horn als solches ist also nicht krankhaft (parakeratotisch) verändert. Da die Epidermis die einzelnen gewucherten Papillen überzieht, erhält die Oberfläche der Affektion ein rauhes, unebenes, „warziges" Aussehen. Ihre Umgebung weist keinerlei Rötung oder Schwellung auf, und so hebt sich die Warze als rundes Gebilde über das Niveau der gesunden Haut. Dies gilt allerdings nur für den Hauptsitz der Warzen an den Händen, Armen und Beinen. Die Warzen der *Fußsohle*, welche nicht allzu selten unter den Capitula ossis metatarsalis I und IV gefunden werden, sind dagegen von einer glatten, ziemlich dicken normalen Hornschicht bedeckt. Erst nach Ablösung dieser kommen die gewucherten Papillen zum Vorschein. Diese Warzen machen zufolge ihrer Lage

---

[1] ὄγκός = Schwellung, ἐργεῖν = machen.

fast stets ihrem Träger erhebliche Beschwerden. Sie dürfen nicht mit Hühneraugen verwechselt werden (S. 47). — An den Händen, namentlich den Fingern, tritt die Warze gern in der Mehrzahl auf, teils in Gruppen, teils verstreut. Wie dies, sowie die Infektion mit dem Virus überhaupt, zustande kommt, ist bisher mit Sicherheit nicht ermittelt. Die Disposition des Trägers scheint eine wesentliche Rolle zu spielen. da Autoinokulation entschieden häufiger ist, als Übertragung auf einen anderen. *Behandlung:* Abtragung im Niveau der Haut und nachfolgendes Ätzen mit Acid. nitric. fumans oder Acid. trichloracetic. Besser: Elektrokoagulation unter Lokalanästhesie. Letzteres Methode der Wahl für die Warzen der Fußsohle. — Suggestivtherapie (Besprechen) soll zuweilen helfen, ebenso das Einreiben mit dem Saft der Purpurschnecke.

Bei Kindern und Jugendlichen (bis etwa 20. Lebensjahr) wird eine Abart der Verruca simplex gefunden, die *Verruca plana*. Sie tritt stets mehr oder weniger multipel auf und befällt mit Vorliebe das Gesicht (Stirn, Wangen, Kinn). Es sind kleine, flache Gebilde mit glatter Oberfläche von $1^1/_2$—2 mm Durchmesser. Man sieht sie oft besser bei seitlicher Betrachtung als in der Aufsicht. Irgendwelche Beschwerden lösen diese Warzen nicht aus, sie wirken aber kosmetisch störend. Sie kommen auch gleichzeitig mit Verruca vulgaris vor. *Behandlung:* Örtlich: Resorcinzinkpaste (10%) (Rezept 48) nachts, morgens Betupfen mit Salicylsäure-Eisessig (Rezept 32). Innerlich Hg jodat. flav. (Rezept 54), 3mal täglich 1 Pille, im ganzen 30—90 Pillen. Achtung auf Hg-Stomatitis.

Conylomata acuminata, spitze Feigwarzen.

Vermutlich durch das gleiche oder ein nahe verwandtes Virus wie die Warzen hervorgerufen. Sie finden sich ausschließlich an Stellen des Körpers, welche feucht sind („Feuchtwarze"), also am Genitale (Präputialsack, Vulva), der Rima ani bzw. perianal. *Histologisch* handelt es sich ebenfalls um Wucherung der Papillen. Die diese überziehende Epidermis ist jedoch nicht verdickt. *Klinisch* beginnt die Affektion als kleines Wärzchen von Stecknadelkopfgröße. Dieses vergrößert sich rasch sowohl nach der Breite wie nach der Höhe. So entstehen binnen wenigen Wochen beetartige Gebilde, welche erhebliche Ausdehnung annehmen können und hahnenkamm- oder blumenkohlartiges Aussehen zeigen. Dabei entspricht ihr äußerer Umfang nicht dem der Basis, sie sind also pilzartig gestielt. Infolge der Dünne der Epidermis ist ihr Aussehen hell- bis rosarot. Berührung ist nicht schmerzhaft, löst aber leicht Blutung aus. Es besteht deutliche Neigung zu Absiedelungen in der näheren Umgebung, auch an Stellen, die weniger feucht sind. Aber auch Befall der Schleimhäute der Umgebung (Urethra, Vagina, Anus) ist nicht selten. Der Gonococcus kommt als ursächlicher Faktor heute nicht mehr in Frage, jedoch scheint der bei Gonorrhöe vorhandene Ausfluß disponierend zu wirken. Wie die Erfahrung der Jahre 1945/46 gelehrt hat, können die Conylomata acuminata geradezu seuchenhaft auftreten.

Differentialdiagnose. Wichtig wegen der Unterscheidung von syphilitischen Papeln (Conylomata lata). Zunächst auf sonstige Zeichen von Syphilis fahnden; die Seroreaktionen sind in diesem Stadium positiv. Ferner Sondenversuch: Mit einer feinen Sonde (Tränenkanalsonde) kann man bei horizontalem Andrücken leicht zwischen die einzelnen gewucherten Papillen der Conylomata acuminata gelangen, bei syphilitischen Papeln ist das unmöglich. Weiter: Letztere enthalten reichlich Spirochaete pallida (Dunkelfeld), erstere nur Spirochaete refringens (als Saprophyten).

Behandlung. Einzelne, kleinere Conylomata acuminata werden mit dem scharfen Löffel oder der Cooperschen Schere abgetragen, der Grund mit Phenol liq. oder Acid. nitric. fumans geätzt. Bei größerer Ausdehnung: elektrochirurgisches

Abtragen mit der Schlinge mit nachfolgender Koagulation des Grundes. Als Vorbehandlung sehr zweckmäßig Einpudern mit Alumen pulv. und Summitates Sabinae āā.

Molluscum contagiosum.

Für den Erreger dieser Affektion gilt das gleiche, was oben von dem der Warzen gesagt wurde. *Klinik:* Kleine, in der Epidermis sitzende Geschwulst von Stecknadelkopf- bis Kleinerbsengröße von rosa oder milchweißer Farbe, leicht erhaben über die umgebende, reaktionslose Haut. Keine Vergrößerung der Einzelefflorescenz, dagegen Neigung zur Bildung von Tochtergeschwülsten in der Umgebung. Hauptsitz ist das Gesicht, die Haut des Penis, die Glutaealfalte und der Handrücken. Verwechslung mit einer anderen Affektion ist kaum möglich. *Behandlung:* Ausschaben mit dem scharfen Löffel mit nachfolgendem Ätzen des Grundes (s. oben).

Hautkrankheiten durch äußere Einwirkung auf die normale Haut.

Mechanische Einwirkungen.

Exogene Faktoren: Reibung, Druck, Quetschung. Bei diesen sind als weitere Momente Intensität, Dauer, Einmaligkeit oder Wiederholung zu beachten. Endogene Faktoren: Art der in Betracht kommenden Hautregion, der dort vorhandenen Se- oder Exkrete, der vom Allgemeinzustand abhängigen Ernährungsverhältnisse (Durchblutung). *Pathogenese:* Einmalige intensive mechanische Einwirkung führt, wenn die Cutis nicht mitbetroffen wurde, zu einer Abschürfung der Epidermis im Umfange der Einwirkung. Es entsteht eine *Erosion:* Der Papillarkörper liegt von Resten der Epidermis bedeckt zutage. Aus den eröffneten Saftspalten sickert reichlich Serum, zuweilen vermischt mit Blutströpfchen, wenn einige Papillarcapillaren mitverletzt wurden. Da gleichzeitig zahlreiche sensible Nervenfasern ungeschützt zutage liegen, ist schon leise Berührung sehr schmerzhaft. Tritt keine Infektion hinzu, so kommt es bei Schutz der Stelle vor weiteren Insulten (Verband mit Zinkpaste, Zinköl oder Unguentolan) zur Reepithelisierung. — Ist die Cutis in gewissem, stärkerem Umfange mitverletzt, so liegt eine Wunde (Vulnus) vor, also eine Affektion, welche in das Gebiet der Chirurgie gehört.

Andauernde oder häufiger wiederholte mechanische Einwirkung geringer oder mittlerer Intensität (Scheuern oder Druck von Kleidungsstücken, Arbeitswerkzeugen usw.) führt je nach dem Orte der Einwirkung zu einem Erythem, mit und ohne nachfolgender Blasenbildung z. B. an der Hand des Neulings beim Rudern oder Graben, an den Füßen bei engen Schuhen oder schlecht gestopften Strümpfen. Nach Abhebung der Epidermis liegt dann wieder, wie oben, eine Erosion vor, diesmal aber mit mehr oder minder starker entzündlicher Reaktion der Cutis. Blieb die Epidermis in ihrer Gänze erhalten, so pflegt sich bei weiterer Einwirkung des Traumas als Folge eine *Schwiele, Tylositas,* zu bilden. Das hat hauptsächlich statt an den Händen und Füßen. Histologisch ist diese charakterisiert durch eine erhebliche Verbreiterung der Hornschicht, die aber normales Horn aufweist und somit eine erhebliche Festigkeit besitzt. Eine Abart der Schwiele ist der *Clavus, das Hühnerauge.* Hierbei entsteht unter dem Einfluß eines andauernden, auf einen Punkt konzentrierten Druckes Wucherung eines Hornkegels in die Tiefe der Epidermis, zugleich aber wohl auch Wucherung einer oder mehrerer Papillarcapillaren. Trägt man den Hornkegel ab, so liegen diese als „Auge" zutage. Erst die Vernichtung dieses „Auges" durch Ätzmittel (s. oben) führt zur Abheilung und schützt vor Rückfällen, vorausgesetzt, daß die Einwirkung weiteren Druckes verhindert wird durch Verwendung von Schuhen, welche der Fußform besser angepaßt sind.

Als Sonderform ist hier anzuschließen der *Decubitus*, das *Wundliegen*. Außer dem exogenen Faktor des dauernden Körperdruckes auf die betreffenden Stellen (Kreuzbeingegend, Fersen) kommen als endogene Faktoren Verschlechterung der Hautdurchblutung, vielleicht auch Störungen der Trophik hinzu. Ist es erst einmal zur Abhebung der Epidermis gekommen, so ist als weiterer exogener Faktor die Infektion mit Bakterien (Staphylococcus aureus, Proteus, Pyocyaneus) von ganz besonderer Bedeutung. Unter ihrem Einfluß kommt es zu einer fortschreitenden Zerstörung der Cutis bis weit in die Subcutis hinein, so daß schließlich die darunterliegenden Knochen (Kreuzbein. Talus) offen daliegen. *Behandlung:* Tamponade mit Gazestreifen, die mit Rivanollösung (1:3000) getränkt sind und mehrmals täglich erneuert werden. Bactericide Salben, vor allem Penicillinsalbe oder -puder. Aufhebung oder Verminderung des Druckes durch andere Lagerung oder Wasserkissen. Vorbeugend wirken tägliche Waschungen der Gegend mit verdünntem Alkohol, ferner Anlegen breiter Elastoplaststreifen. Selbst schwerste, früher für aussichtslos gehaltene Fälle können mit der angegebenen Methode zur völligen Ausheilung gebracht werden.

Chemische Einwirkungen.

Die umfangreiche Benutzung chemischer, namentlich synthetischer Substanzen im modernen Leben bringt ein Ansteigen der durch sie bedingten Hautaffektionen zwangsläufig mit sich. Bei der übergroßen Mehrzahl der hier in Betracht kommenden Stoffe kommt die bei ihrer Anwendung entstehende Reaktion der Haut jedoch nur zustande, wenn ein wichtiger endogener Faktor, eine besondere Disposition vorhanden ist. Diese ist die *Allergie* oder Überempfindlichkeit. Da das Vorliegen dieser Disposition nur bei einer beschränkten Anzahl von Individuen vorzuliegen pflegt, der „normale" Mensch also nicht überempfindlich ist, können wir unter normaler Haut auch nur diejenige des Nichtallergikers verstehen. Bei Anwendung dieser Unterscheidung engt sich der hier abzuhandelnde Stoff ganz wesentlich ein. Die Besprechung aller der Affektionen, bei der allergische Reaktionen in Frage kommen, wird an anderer Stelle (S. 67) erfolgen.

Die rauhe Haut.

Zu den Schädigungen der Haut durch chemische Stoffe gehört das Waschen mit *Wasser* und *Seife*. Diese Maßnahme, die häufig und regelmäßig durchgeführt zu werden pflegt, gehört zwar zu den Bestandteilen der heutigen Körperpflege. Sie ist, vom Standpunkte des Dermatologen betrachtet, in ihrer heutigen Anwendungsform durchaus nicht als ideal zu bezeichnen. Wird doch hierdurch der Hornschicht der Haut das zu ihrer Funktion als Körperschutz unbedingt nötige Fett entzogen und diese zur Quellung gebracht. Ihr Gefüge wird so gelockert, und es entstehen je nach der Körperregion feine Spalten und Einrisse, in denen sich auch durch gründliches Abspülen nicht entfernbare Seifenreste und Schmutzpartikel festsetzen. Diese bilden einen feinen Film, der die Wirkung sowohl der eigenen wie aufgetragener, körperfremder Fette verhindert. Die durch das Waschen veränderte Haut ist an der Oberfläche rauh und feinrissig. Sie bietet, da zugleich der „Säureschutzmantel" durch das Alkali der Seife zerstört wurde, auch dem Eindringen und der Vermehrung von Bakterien keinen genügenden Schutz mehr, wird also zur Infektionspforte. Daß neben der regionären Disposition der Haut auch Faktoren, die in der Konstitution des Einzelnen begründet sind, hierbei eine Rolle spielen, kann als sicher gelten. Genaueres über diese individuelle Disposition ist zur Zeit noch nicht bekannt. — Seit einer Reihe von Jahren bemüht sich die chemische Industrie, Mittel zum Waschen und zur Pflege der Haut herauszubringen, welche die angegebenen Schädigungen vermeiden sollen. Besonders bewährt haben sich als Reinigungsmittel z. B. Satina und Präkutan. In minder schweren Fällen genügt das Einreiben mit Glycerin in die vorher gewaschene Haut (der Hände). Weiter kann hier auf die angeschnittenen Probleme nicht eingegangen werden. Es genüge, auf ihre Wichtigkeit namentlich auch auf dem Gebiete der Arbeitshygiene (Schutz der Arbeiterhand) hinzuweisen.

Artefakte.

Von weiteren Einwirkungen chemischer Substanzen auf die normale Haut ist diejenige von *Säuren* und *Laugen* oder deren Salze zu erwähnen. Soweit diese unbeabsichtigt sind und die Haut in größerem Umfange angreifen oder zerstören, gehören sie in das Gebiet der Unfallchirurgie. Die Dermatologie hat sich dagegen öfter mit der absichtlichen Aufbringung der genannten Stoffe auf umschriebene Stellen der Haut zu beschäftigen *(Laesiones arteficiales)*. Die auf diese Weise entstehenden Hautveränderungen weisen gewisse charakteristische Züge auf, welche zur Stellung der richtigen Diagnose wegweisend sind: Diese Veränderungen finden sich nur an solchen Stellen der Haut, welche von den Händen, insbesondere der rechten Hand, bei Linkshändern umgekehrt, erreicht werden können; die vorhandenen Läsionen zeigen nie eines der bekannten, typischen klinischen Bilder, höchstens bei oberflächlicher Betrachtung eine gewisse Ähnlichkeit. Ein einigermaßen geschultes Auge erkennt meist sofort die Abweichungen von jenen. Vielfach finden sich in der Umgebung einer Läsion Zeichen des Herabrinnens der verwandten Flüssigkeit in Form von Streifen. Die Angaben des Patienten über die Art der Entstehung sind unklar und entsprechen nicht dem vorliegenden Befunde hinsichtlich Dauer und Ablaufs. Gründe für diese Selbstbeschädigung sind vielfach psychische Motive (Hysterie). In diesen Fällen sind fast stets auch andere Zeichen der Psychose vorhanden: Fehlen des Rachen- und Cornealreflexes usw. Eine andere Gruppe umfaßt die Fälle, bei denen aus unlauteren Motiven Arbeits- oder Dienstunfähigkeit herbeigeführt werden soll. Hierüber Klarheit zu schaffen, ist manchmal nicht ganz einfach und erfordert Fühlungnahme mit der Familie des Patienten, seiner Dienst- oder Arbeitsstelle. In der Klinik ist unauffällige Durchsuchung seiner näheren Umgebung (Nachttisch, Bett, Kleidung) oft von Erfolg.

Die Art der Läsion läßt an sich kaum erkennen, was für ein Mittel benutzt wurde. Manchmal führt Anfeuchtung einer verdächtigen Stelle mit Aqua dest. und nachfolgendes Andrücken eines Streifens von rotem und blauem Lackmuspapier auf die richtige Spur. Die Zahl der in Betracht kommenden Stoffe ist heute so groß, daß eine einigermaßen vollständige Aufzählung nicht mehr möglich ist. CH_3COOH, NaOH bzw. KOH sind wohl am „gebräuchlichsten".

Der *klinische Befund* ist, je nach der Intensität und der Dauer der Einwirkung sowie der Konzentration der verwandten Substanz sehr verschieden. Er kann alle Grade vom leichten Erythem über Blasenbildung bis zur vollständigen Nekrose der Haut aufweisen. Die *Behandlung* kann sich meist mit Salbenabdeckung der betreffenden Stellen begnügen. Um zu verhindern, daß der Heilungsvorgang mutwillig gestört wird, wird man möglichst zur Fixierung des Verbandes einen Stärke- oder Gipsverband verwenden, der so weit reicht, daß ein Erreichen der Läsion vom Rande her unmöglich ist. Nachheriges Aufdrücken des Arztstempels verhindert heimlichen Verbandwechsel.

Zu erwähnen sind in diesem Zusammenhange die *Tätowierungen* (richtiger Tatauierungen), eine namentlich bei Seeleuten sehr beliebte Sitte. Hierbei wird durch Punktion der gesunden Haut mit einer Nadel und nachfolgender Einreibung von Tusche bzw. Zinnober anorganisches Material in die obersten Schichten des Papillarkörpers der Cutis zur Ablagerung gebracht. Durch die Besonderheiten der Lichtstrahlenabsorption in der Haut scheinen die an sich schwarzen Kohlepartikelchen dann in blauer Farbe, während Zinnober in seiner Eigenfarbe nicht verändert wird. Ungewollt kommen ähnliche Blaufärbungen vor durch Eindringen von Kohlestaub in die Haut durch kleinste Verletzungen bei der bergmännischen Arbeit (besonders Handrücken, Unterarme, Rücken) oder bei Schwarzpulverexplosionen (Gesicht).

Die Entfernung aller der genannten Einlagerungen aus der Haut ist an sich möglich. Sie hängt vor allem von der Eindringungstiefe der betreffenden Substanz und der Dichte der Ausbreitung ab. Das einzuschlagende Verfahren besteht in einer Freilegung der obersten Schichten des Papillarkörpers mechanisch oder durch Ätzung und nachfolgender „Ausgrabung" der betreffenden Substanz. Diese Prozeduren sind sehr mühsam und zeitraubend und nur von geübten Fachärzten ausführbar. Infolge der notwendigen Verletzung der Cutis kann eine Narbenbildung nicht völlig vermieden werden.

Dermatitis toxica.

Hier anzuschließen sind die Hautveränderungen, welche absichtlich oder unabsichtlich durch gewisse *Arzneistoffe* hervorgerufen werden. Zu ihnen gehören Chrysarobin bzw. Cignolin, Resorcin, Pyrogallol u. a. Diese Stoffe rufen auf der „normalen", also nicht-überempfindlichen Haut eine Entzündung hervor, wenn sie in genügender Konzentration und genügend lange oder häufig zur Einwirkung gelangen. Es liegt also eine fundamental andere Reaktionsart vor als bei einer allergisch reagierenden Haut. Die durch sie erzeugten Reaktionen sind gewollt und dienen Heilzwecken, man kann das klinische Bild vielleicht als Dermatitis toxica bezeichnen zum Unterschied von der später zu besprechenden Dermatitis allergica. — Daß es auch gewerblich verwandte Stoffe gibt, welche diese Reaktionsart auslösen können, ist wohl anzunehmen, allerdings nur schwer nachzuweisen, da die Möglichkeit der idiosynkrasischen Reaktion nicht mit Sicherheit ausgeschlossen werden kann.

Das klinische Bild ist, wie schon die Bezeichnung Dermatitis (= Hautentzündung) andeutet, das gleiche wie das der allergisch bedingten Dermatitis und wird dort (S. 74) geschildert werden.

Wir fügen hier noch eine Gruppe von Hautveränderungen an, welche zwar nicht durch Einwirkung auf die normale Haut von außen her entstehen, sondern eine Veränderung normaler Haut durch Wirkung *von innen* her bewirken, wobei allerdings die „primäre" Zuführung in den Organismus doch von außen her — oral, parenteral — erfolgte. Es handelt sich da vor allem um die durch As und Au, seltener durch Ag hervorgerufenen Veränderungen.

As wird in Arzneimittelform vielfach verordnet. Selten, da durch Reichsgesetz verboten, ist die Aufnahme durch Anstrichmittel, die Schweinfurtergrün bzw. As_2O_3 enthalten. As hat eine Anzahl biologische Wirkungen auf die Haut und deren Anhangsgebilde, die hier im einzelnen nicht interessieren, mit Ausnahme der Anregung zur Hornbildung und zur Pigmentierung. Durch längere As-Zuführung selbst in kleinsten Dosen kommt es, namentlich an Handtellern und Fußsohlen, zur Ausbildung von schwielenartigen Horngebilden, welche großen Umfang annehmen können und den Gebrauch dieser Körperteile erheblich stören können. Die zugrunde liegenden pathophysiologischen Vorgänge sind übrigens durchaus nicht so einfacher Natur, wie früher angenommen, sie unterliegen nicht dem Massenwirkungsgesetz. Es kommt einerseits zu einer Speicherung des Stoffes im Organismus, die individuellen Schwankungen unterliegt, und andererseits zu einer Kumulation kleinster Wirkungsreize, welche der Summe der zugeführten Mengen nicht proportional ist (vgl. die fraktionierte Röntgenbestrahlung).

Daß As gelegentlich unbewußt und unerkannt zugeführt werden kann, beweist folgender Fall:

Herr F., 57 Jahre, Rechtsanwalt, leidet seit Monaten an Hyperkeratosen beider Hände und Füße. Gegen Behandlung vollkommen refraktär. Untersuchung des Urins ergibt Anwesenheit von As. Nach langem Suchen über die Herkunft desselben wird festgestellt, daß Patient selbst Wein baut und regelmäßig täglich von dem sog. Haustrunk zu sich nimmt. Dieser wird aus den Resten der gekelterten Trauben bereitet, wird nicht abgelagert und enthält infolgedessen nicht unerhebliche Reste des As-haltigen Rebschutzmittels. Nach Ausschaltung des Haustrunkes konnte durch entsprechende Therapie relativ rasch Heilung herbeigeführt werden.

Auf Speicherung allein ist die nach längerer Zuführung von Ag, in Form des Argentum nitricum, auftretende schiefergraue bis schwärzliche Pigmentierung der Haut zurückzuführen zu sein. Hierbei kommt es zur Ablagerung von metallischem Silber im Papillarkörper der Cutis, *Argyrie*. Eine Entfernung dieser „unechten" Pigmentierung, stets universellen, ist bisher nicht möglich gewesen.

Physikalische Schädigungen der normalen Haut.

Durch die Einwirkung elektrischer Wellen und Strahlen werden mannigfache Läsionen der Haut erzeugt. Sie sind wesentlich abhängig von der Art der einwirkenden Noxe, der Intensität und Dauer der Einwirkung als exogenen, von der allgemeinen und regionären Disposition des Patienten als endogenen Faktoren.

Elektrische Wellen.

· Diese wirken durch Erzeugung Joulescher Wärme bei Starkstromverletzungen der Haut, wie sie durch Unfälle in der Elektrobranche nicht selten sind. Sie gehören in das Gebiet der Chirurgie.

Wärmestrahlen.

Hierher gehören Hautveränderungen, wie sie sowohl durch hochgradige Hitze- wie durch Kälteeinwirkung zustande kommen. Da die ersteren fast in allen Ländern als in das Gebiet der Chirurgie gehörig betrachtet werden, können sie hier übergangen werden. Auch bezüglich der Kälteeinwirkung gilt das gleiche mit einer Ausnahme, der Frostbeulen.

Perniones, Frostbeulen.

Ihre Entstehung setzt das Zusammenwirken exogener und endogener Faktoren voraus. Zu den ersteren ist zwar als wesentlicher Faktor die Kälte zu rechnen. Aber schon die Feststellung, daß es nicht die absolute Intensität der Kälte ist, weist darauf hin, daß daneben auch noch mindestens ein klimatischer Faktor eine Rolle spielt. Vermutungsweise kann angenommen werden, daß die Luftfeuchtigkeit dieser Faktor ist. Darauf hinzudeuten scheint wenigstens der Umstand, daß das Auftreten der Frostbeulen nicht so sehr im Hochwinter, also bei großer Kälte, beobachtet wird, sondern meist schon im Spätherbst, wo also relativ hohe Feuchtigkeit der Luft vorhanden ist. Von endogenen Faktoren scheinen allgemeine und regionäre individuelle Momente eine wesentliche Rolle zu spielen. Für die ersteren spricht das bevorzugte Befallensein des weiblichen Geschlechtes, namentlich der jüngeren Jahrgänge, aber merkwürdigerweise kaum der Kinder. Auf die regionäre Disposition weist das nahezu ausschließliche Auftreten an bestimmten Körperstellen hin: Finger, Zehen, Ulnarseite der Hand, Ferse, seltener Nase und Wangen, praktisch nie die Ohren. *Klinisch* handelt es sich um das Auftreten von meist mehreren blauroten Knoten in den oberen Schichten der Cutis, von Erbs- bis Bohnengröße. Bemerkbar machen sie sich durch lebhaftes Jucken oder Brennen. Besonders stark treten diese Beschwerden auf, wenn der Patient aus der Kälte in die Wärme kommt, sie können manchmal geradezu krisenhaften

Charakter annehmen. In schweren Fällen kann Blasenbildung auftreten, sogar mit sekundärer Infektion und Eiterbildung. Welche physikalisch-chemische Veränderungen all dem zugrunde liegt, ist noch wenig erforscht. Das histologische Bild läßt außer den zu erwartenden Erscheinungen einer Entzündung und der Gefäßerweiterung in dieser Hinsicht wenig erkennen. *Differentialdiagnose:* Schwierigkeiten können angesichts des Hautbefundes und der äußeren Umstände an sich nicht entstehen, immerhin ist gelegentlich die Unterscheidung von Erythema exsudativum multiforme (S. 57) nicht ganz leicht. Der prompte Erfolg der für dieses angegebenen Therapie bringt meist rasche Klärung. *Behandlung:* Methode der Wahl ist die Röntgenbestrahlung, Überweisung an den Facharzt also das Gegebene. Es ist empfehlenswert, diese Behandlung nicht im Winter durchzuführen, sondern im Herbst oder Frühjahr. In der Zwischenzeit sind Anwendung von Algomed (Hageda, Berlin) kombiniert mit vorhergehenden heißen Handbädern mit Eichenrindeabkochungen zweckmäßig (1 Eßlöffel auf $\frac{1}{2}$ Liter Wasser). Sog. Frostsalben sind unter anderem Pernioninsalbe; ferner Unguent. camphorat. contra perniones (Magistr. Formel). Bei vasomotorischen Störungen, Blutarmut usw. ist entsprechende interne Therapie zugleich angezeigt.

Anhangsweise sei noch eine Affektion besprochen, welche mit Perniosis pathogenetisch eng verwandt ist und als *Erythrocyanosis cruris symmetrica puellarum* bezeichnet wird. Diese Affektion war früher nicht bekannt. Sie trat erst mit dem Aufkommen der Mode der kurzen Frauenröcke und der hauchdünnen Strümpfe in Erscheinung. Sie wird ausschließlich bei jüngeren weiblichen Personen an der Außenseite der Unterschenkel gefunden, oberhalb der Knöchel scharf abschneidend. Klinisch findet sich eine leicht kissenartige Anschwellung an der Unterschenkelaußenseite von blauroter Farbe, die sich im Gegensatz zur umgebenden Haut deutlich kühl anfühlt. Beschwerden, insbesondere Schmerzen, Jucken oder Brennen bestehen im Gegensatz zur Frostbeule nicht. Eine Um- oder Weiterbildung findet nicht statt. Differentialdiagnostisch kommen Tuberculosis indurativa (S. 25) oder Erythema nodosum (S. 56) in Betracht, lassen sich aber durch sorgfältigen Vergleich der klinischen Bilder und der Anamnese meist leicht ausschalten.

Ultraviolette Strahlen.

Als Erzeuger der als *Sonnen-* oder *Gletscherbrand* bekannten Hautaffektionen kommen die Ultraviolettstrahlen, richtiger einige bestimmte Wellenlängen — etwa um 300 mμ — in Betracht. In seltenen Fällen kann auch eine fahrlässige Überdosierung durch Verwendung der sog. künstlichen Höhensonne statthaben. Klinisch zeigt sich einige Stunden nach Einwirkung der Strahlung in dem davon betroffenen Gebiet eine starke Rötung und Schwellung, die nach einiger Zeit einen mehr bläulichen Farbton annimmt. Zur Bildung von Blasen kommt es meist nicht, allenfalls zu der von Bläschen. Die nach Rückgang der Entzündung einsetzende feine Schuppung läßt deutlich zahlreiche feine Schuppenkrausen erkennen als Zeichen präformierter Bläschen, dem sog. Status spongioides der Epidermis. Aus alledem läßt sich die *Pathogenese* ableiten. Die Ultraviolettstrahlen werden infolge ihrer geringen Durchdringungskraft zum größten Teil bereits in den mittleren Epidermisschichten absorbiert. Hier werden zahlreiche Stachelzellen zerstört und setzen bei ihrem Untergang eine erhebliche Menge von Nekrotoxinen frei. Diese Toxine werden, da ja die Hornschicht nicht mitlädiert wurde, ins Innere der Haut und damit auch des Organismus resorbiert. Hierdurch sind sowohl die Entzündungserscheinungen der Haut wie auch gewisse, noch nicht erwähnte, Allgemeinerscheinungen (Fieber, Abgeschlagenheit, Kopfschmerz) zu erklären. Die Basalschicht der Epidermis leidet offenbar nicht unter der Strahlenwirkung. Die rasche Erneuerung der untergegangenen Zellschichten und die Bildung des sehr charakteristischen Pigmentes, welches in ihnen seinen Entstehungsort hat, deuten das an.

Hier zu erwähnen ist auch die *Seemanns-* bzw. *Landmannshaut,* hervorgerufen durch jahrelange Einwirkung von Ultraviolettstrahlen und anderen klimatischen Faktoren. Hauptsitz: Gesicht, Nacken, Handrücken. Bezüglich des klinischen Bildes siehe Röntgenhaut (nachstehend).

Röntgen- und Radiumstrahlen.

Die Verwendung dieser Strahlen zu therapeutischen und technischen Zwecken bringt die gelegentliche Schädigung der Haut durch sie mit sich. Früher stand das sog. Röntgengeschwür im Vordergrunde, heute ist es dank weitgehender Verbesserung der Dosimetrie und des Strahlenschutzes glücklicherweise zu einer großen Ausnahmeerscheinung geworden. Auch die bei der Röntgentherapie durch Kumulation an sich unschädlicher Dosen infolge wiederholter Einwirkung derselben entstehenden Hautveränderungen werden infolge der neuzeitlichen Methodik und der verbesserten Ausbildung der Fachröntgenologen jetzt seltener angetroffen.

Röntgenhaut und Röntgengeschwür.

Leider ist dies noch nicht der Fall hinsichtlich der *beruflichen* Hautschädigung an den Händen der Röntgenologen und -techniker, fälschlich oft als *Röntgenekzem* bezeichnet. Sie entsteht durch die Einwirkungen kleinster Strahlenmengen — direkt oder als Streustrahlung — über einen langen Zeitraum (Kumulation). *Klinisch* zeigt sich eine solche Haut trocken, rissig, oberflächlich abschuppend, an Ekzem erinnernd. Die Langhaare der Dorsalseite der Finger und Hände sind ausgefallen. Die Nägel brüchig und zum Aufsplittern geneigt. Die Cutis zeigt außer gelegentlicher leichter Infiltration keinerlei Reaktionserscheinungen. Dieser Zustand kann jahrelang bestehen, ohne besondere Beschwerden zu machen. Die Sensibilität ist völlig intakt. Ganz allmählich kann sich dann — etwa am Nagelfalz — ein linsengroßes, warziges Gebilde entwickeln, das sich mit der Zeit bis etwa zu Pfenniggröße entwickelt und dann einer etwas verdickten Basis aufsitzt. Es hat sich ein *Stachelzellcarcinom* (S. 105) entwickelt, welches in den meisten Fällen bereits zu Metastasenbildung in den regionären Drüsen (Axilla) geführt hat. Nicht selten kommt die nunmehr vorgenommene Exartikulation des ganzen Armes und die Ausräumung der Drüsen zu spät, da bereits in inneren Organen Metastasen vorhanden sind.

Eine andere Form der Röntgenhaut ist die als Folge *therapeutischer* Einwirkung entstehende. Sie bietet ein wesentlich anderes klinisches Aussehen und hat auch einen anderen Verlauf. Sie entstand durch mehrmalige, selten einmalige Einwirkung an sich therapeutisch zulässiger Dosen. Ihr Entstehen muß zuweilen als das kleinere Übel in Kauf genommen werden, wenn es gilt, eine bösartige Geschwulst im Inneren durch Bestrahlung zu beseitigen. Das bestrahlte Feld zeigt ein eigentümlich buntes Bild. Pigmentierte und depigmentierte Flecken finden sich unregelmäßig nebeneinander verstreut. Dazwischen liegen erweiterte, reiserartig gestaltete, feine Gefäße. Die gesamte Haut ist verdünnt, zuweilen zugleich sklerosiert, trocken und völlig haarlos. Im Zentrum, der Gegend des Zentralstrahls, sind die geschilderten Erscheinungen am ausgesprochensten, gegen den Rand zu nehmen sie ab. Eine Um- oder Weiterbildung der Läsion findet im allgemeinen nicht statt. — Durch Einwirkung hoher Strahlendosen entsteht das *Röntgengeschwür.*

Die heute seltene Affektion zeigt an den ziemlich scharf abgesetzten Rändern die gleichen Veränderungen wie vorbeschrieben.. Nach der Mitte zu ist dagegen die Haut geschwürig zerfallen und sondert ein trübseröses Sekret ab. Der Grund des Geschwüres ist meist gelblich-schmierig belegt und zeigt wenig Neigung zur Granulationsbildung und somit auch keine Heilungstendenz. Besonders unangenehm ist die große Schmerzhaftigkeit. Sie rührt vermutlich daher, daß ein großer Teil sensibler Nerven infolge ihrer relativ geringen Strahlenempfindlichkeit noch funktionsfähig sind.

Pathogenese. Alle angeführten Röntgenschädigungen der Haut lassen sich aus der Kenntnis der biologischen Strahlenwirkung auf die Körperzellen ableiten: Die Röntgenstrahlen wirken in „therapeutischen" Dosen besonders stark auf Zellen manifester oder latenter Proliferationsfähigkeit (Gesetz der elektiven Strahlenwirkung von Bergonié und Tribondeau). Das sind in der Epidermis die Basalzellen. in der Cutis die Capillarendothelien und die Fibroblasten, ferner die Haarpapillen und die Epithelien der Talgdrüsen. Erheblich weniger empfindlich sind unter anderem die Muskel- und Nervenzellen; unempfindlich alle kernlosen Gebilde: Hornschicht, kollagene und elastische Fasern. Hauptangriffspunkt sind die Zellkerne. Diese zeigen bei den hoch strahlenempfindlichen Zellarten schon kurze Zeit nach der Röntgenstrahleneinwirkung eine Aufquellung, sog. schaumige Schwellung. Im weiteren Verlaufe schrumpfen die Kerne und zerfallen (Pyknose). Zugleich treten auch im Zellprotoplasma degenerative Erscheinungen auf. Bei wiederholter Einwirkung mittlerer Dosen kommt es auch an den weniger strahlenempfindlichen Zellen zu den gleichen Veränderungen, da sie in gewissem Grade auch bereits „beeindruckt" waren. Durch Summation mehrerer „Eindrücke" wird dann die krankhafte Veränderung manifest. Dieses Verhalten wird als *Kumulation* der Wirkung bezeichnet. Es zeigt zugleich noch eine andere Eigenschaft der Röntgenstrahlen: die *Latenz* der Wirkung. Diese ist die Ursache für das Auftreten der sog. *Spätschädigung* der Haut. Sie kann lange Zeit, zuweilen viele Jahre nach dem Abschluß der Röntgenstrahlenbehandlung, erst auftreten.

Behandlung. Diese ist am schwierigsten beim *Röntgengeschwür*, da hier neben der unvermeidlichen Superinfektion mit Eitererregern noch die schwere Schädigung der zur Regeneration des Defektes unbedingt notwendigen Gewebselemente, der Fibroblasten und Angioblasten, ich bezeichnet sie als „Gewebsbaumeister", hinzukommt. Eine Ausfüllung des Gewebsdefektes kann somit nur durch das weniger geschädigte Gewebe der Randpartien erwartet werden. Die Behandlungsgrundsätze sind die gleichen, wie sie für Decubitus bereits beschrieben wurden. Um die bessere Durchblutung der Randzone anzuregen, ist es zu empfehlen, stundenweise Wärmestrahlen (Hexamikronlampe z. B.) heranzuziehen. — Die Behandlung der chronisch veränderten *Röntgenhaut* besteht ausschließlich in der Anwendung von Salben, welche die Hornschicht erweichen, ohne sie zu zerstören, und sie gleichzeitig vor weiteren Schädigungen schützen (1—2% Salicyleucerin, Pankredermasalbe). Vieles Waschen, Exposition gegen Sonne und Kälte, sowie selbstverständlich die weitere Einwirkung von Röntgenstrahlen muß unbedingt vermieden werden. Bei den ekzemartigen Erscheinungen an den Händen (Fingerspitzen) ist ein Versuch mit Thorium-X-Salbe oder Lack angezeigt.

Allergische Hautkrankheiten.

Durch Infektionsallergie bedingte Hautkrankheiten.

Allgemeines. Die Grundbegriffe der Allergie werden an sich hier vorausgesetzt. Fast alle Disziplinen der Medizin müssen sich mit ihnen beschäftigen. Neuere und neueste Fortschritte der Forschung haben das mehr und mehr erkennen lassen. Leider sind diese Kenntnisse vielerorts, so auch in Deutschland noch nicht so

Allgemeingut der Ärzte, wie dies wünschenswert und notwendig ist. Dies ist um so verwunderlicher, da deutsche Forscher auf diesem Gebiet grundlegende Arbeit geleistet haben. Stammt doch schon der Name und die exakte Fassung dieses Begriffes aus dem deutschen Kulturkreis, durch v. Pirquet-Wien (1902). Er stellte erstmals die gegen die Norm veränderte Reaktion der Haut bei voraufgegangener Tuberkuloseinfektion fest, das· was wir heute als Infektionsallergie bezeichnen. R. Rössle-Berlin und seine Schule erkannten die besondere Reaktionsart des Gewebes im allergisierten Organismus, die allergisch-hyperergische Reaktion. Sie spielt sich vor allem am Mesenchym und retikuloendothelialen System ab. Damit waren die Grundlagen für das Verständnis der Pathogenese einer ganzen Anzahl von Krankheiten geschaffen, auch solchen der Haut. Es sind das Krankheiten, bei denen — um es auf eine kurze Formel zu bringen — zwar die Beteiligung einer Infektion nach Art des Auftretens und Verlaufes sehr naheliegend erschien, bei denen aber weder die bakteriologische noch die histologische Untersuchung Anzeichen der anzunehmenden Infektionserreger erkennen ließ. Damit war die Brücke zum Verständnis der Hautkrankheiten, die uns jetzt beschäftigen sollen, geschlagen. In früheren Kapiteln war bereits mehrfach auf diese besondere Reaktionsart, die wir nach der kausalgenetischen Betrachtungsweise zu den endogenen Faktoren rechnen, hingewiesen worden.

Es könnte beanstandet werden, daß wir sie zu den endogenen Faktoren rechnen, da ihre Entstehung stets auf eine, als exogen aufzufassende Infektion zurückzuführen ist. Wenn wir sie trotzdem als endogen bezeichnen, so geschieht das aus folgenden Gründen: Allergie ist entweder erbgebunden, also endogen, oder erworben. Diese „Erwerbung" kann aber nur bei solchen Individuen statthaben, welche dafür disponiert sind. Es ist also ein endogener Faktor als essentiell für die Entstehung der allergischen Reaktion vorhanden. Der andere Grund ist philosophischer Natur und stammt aus dem Gebiete der Kategorisierung. Hiernach ist es erlaubt, sogar notwendig, eine Kausalreihe da abzuschneiden, wo es sinnvoll ist. Würde man das nicht tun, so käme man bei allen derartigen Betrachtungen, die ja nur dazu dienen, Ordnung in das an sich verwirrende Maß der Beobachtungen zu bringen, schließlich bei der Entstehung der Welt oder des Universums an.

Auf Grund dieser Disposition werden unter der Einwirkung meist körperfremder Substanzen (Bakterientoxine. chemische Stoffe), den Antigenen, gewisse Gewebe für eine später erfolgende Antigen-Antikörper-Reaktion empfänglich gemacht, *sensibilisiert*. Diese Sensibilisierung ist als Vorstufe jeder allergischen Reaktion zu betrachten. Daher werden die im Einzelfalle in Betracht kommenden Antigene auch als *Allergene* und die entstandene Sensibilisierung auch als *allergische Reaktionslage* bezeichnet.

Daß die allergische Reaktionslage für sich allein noch keine allergisch-hyperergischen Reaktionen erzeugen kann, bedarf kaum näherer Begründung. Die „Auslösung" dieser letzteren kann nur durch das Einwirken eines oder mehrerer exogener Faktoren erfolgen. Dazu gehören in vielen Fällen sicher Traumen im weitesten Sinne dieses Wortes, es kommen aber auch erneute Infektionen mit dem gleichen oder einem anderen Erreger in Betracht (vgl. z. B. die Pathogenese des Furunkels), ferner Arzneistoffe, z. B. Sulfonamide oder physikalische Noxen. Ob die „Auslösung" auch noch auf andere Weise zustande kommen kann, läßt sich zur Zeit nicht einmal vermutungsweise sagen und muß weiterer Forschung vorbehalten bleiben.

Die im Folgenden zu besprechenden Erkrankungen weisen gewisse gemeinsame Züge auf. Sie treten besonders im Frühjahr und Herbst auf und gehen öfters mit Allgemeinerscheinungen, leichtem Fieber und Abgeschlagenheit und vor allem *rheumaartigen* Gelenkerscheinungen einher. In der Inneren Medizin hat sich, besonders nach der Aussprache auf dem Kongreß von 1939, die Auffassung mehr und mehr gefestigt, daß — abgesehen vom akuten Gelenkrheumatismus — alle mit rheumaartigen Gelenkerscheinungen einhergehenden Erkrankungen (Rheumatoide) allergisch-hyperergische Reaktionserscheinungen sind, auf der Basis einer bestehenden Infektionsallergie, welche ihrerseits von einer fokalen Infektion ausgeht. Ob diese letztere im Augenblicke noch vorhanden ist oder schon abgeheilt ist, spielt an sich keine Rolle. Die durch sie hervorgerufene allergische Umstimmung des Gewebes ist das Wesentliche. W. H. Veil hat mit der Aufstellung des Begriffes der „chronischen Streptomykose" den Weg für diese Auffassung freigemacht. Er nimmt — kurz gesagt — an und hat das auch nachgewiesen, daß von einem im Inneren des Körpers gelegenen Streptokokkenherd (Tonsillen, Nebenhöhlen, Zähne, Gallenblase, Uterusadnexe, Prostata, Kriegsverletzung) aus Stoffe — Toxine — in den Kreislauf gelangen, welche bei den dafür disponierten Individuen die Bereitschaft zu allergisch-hyperergischer Reaktion erzeugen. Durch ein nachfolgendes Trauma werden nach ihm über das Diencephalon (hirntraumatischer Reiz) diese Reaktionen selbst ausgelöst.

Auf dieser Konzeption aufbauend, ist es nunmehr möglich, die Pathogenese einer ganzen Anzahl von Hautkrankheiten bisher unbekannter Ätiologie zu verstehen und sie in eine Gruppe zusammenzufassen. Wir rechnen hierhin: Erythema nodosum, Erythema exsudativum multiforme, Purpura rheumatica, Periarteriitis nodosa cutis, Erythematodes, sowie manche „Ekzeme" (s. S. 73). Wenn wir uns auch dessen bewußt sind, daß bei allen diesen Affektionen hinsichtlich ihrer Genese noch vieles zu klären bleibt, so ist doch das bisher vorliegende Tatsachenmaterial so groß, daß wir über das Stadium der Arbeitshypothese hinaus sind und festen Boden unter den Füßen haben.

Erythema nodosum sive contusiforme.

Für diese Affektion ist schon vor bald 20 Jahren (Kämmerer) die Vermutung ausgesprochen worden, daß es sich um eine allergisch bedingte Erkrankung handele. Aber bis in die neueste Zeit ist auch immer wieder die Möglichkeit der „direkten" infektiösen Genese diskutiert worden. Von pädiatrischer Seite wird hartnäckig an der Tuberkuloseätiologie festgehalten, andere weisen auf die Syphilis, Ulcus molle usw. hin. Daß hinwiederum vieles auf Verwandtschaft mit den rheumatoiden Affektionen hindeutet, kann ebensowenig geleugnet werden. Macht man sich unsere Anschauung zu eigen, so lösen sich die Schwierigkeiten sehr viel leichter. *Alle die genannten Infektionen können als allergisierender Faktor wirken.* Auch die chronische Streptomykose W. H. Veils soll hier nicht vergessen werden. Sie wird namentlich bei Fällen in vorgerücktem Alter in Betracht kommen, während die Tuberkuloseinfektion bei den Jugendlichen das Primat hat.

Welche endogenen Momente das bevorzugte Befallen des weiblichen Geschlechtes bedingen, läßt sich zur Zeit nicht mit Sicherheit sagen. Wir treffen dasselbe Problem auch bei anderen Affektionen (Tuberculosis indurativa, Erythematodes, Ulcus cruris usw.) an. Da es für unsere Betrachtung vorläufig nicht wesentlich ist, kann auf weiteres Eingehen verzichtet werden.

Wichtig erscheint die Frage nach der *Auslösung* der allergisch-hyperergischen Reaktion. Wir kommen bei der Genese des Erythematodes noch näher darauf zurück. Hier sei nur auf die Beobachtung hingewiesen, daß nach Sulfonamidpräparaten das Auftreten von Erythema nodosum einwandfrei beobachtet worden ist (Schönfelder-Greither). Bei der von uns angenommenen hohen Allergielage in diesen Fällen steht dem nichts im Wege, das Vorliegen einer allergisch-hyperergischen Reaktion anzunehmen. Dafür spricht auch das *histologische* Bild. Es läßt nichts von irgendwelchen, für eine bekannte Infektion sprechenden Veränderungen erkennen. Wohl aber kann die Wucherung der Gefäßintima, der Fibroblasten, die massive perivasculäre Lymphocyteninfiltration, die zu Blutaustritten führende

Schädigung der Capillarwände sowie das interstitielle Ödem durchaus in diesem Sinne gedeutet werden.

Klinik. Beginn mit den oben erwähnten Allgemeinerscheinungen. Innerhalb weniger Stunden entstehen in der Cutis bis in die Subcutis reichende, knoten- oder plattenartige Infiltrate von Erbsen- bis Kleinapfelgröße. Die Haut ist über diesen Stellen hoch- bis carminrot, zuweilen auch bläulichrot verfärbt. Nach einigen Tagen des Bestandes ändert sich diese Farbe und durchläuft die ganze Skala des Regenbogens, wie sie von den in Resorption begriffenen Kontusionen bekannt ist; daher Erythema contusiforme. Die Zahl der Knoten ist verschieden groß. Meist sind es mehrere, die zuweilen kaum voneinander abzugrenzen sind. Hauptsitz derselben sind die Unterschenkel, dann folgen die Füße (Gelenkgegend), die Oberschenkel, Gesäß und Arme, namentlich Unterarme. Verlauf ist meist leicht, Abheilung nach 2—3 Wochen. Sehr wichtig, auch im Sinne der von uns angenommenen Pathogenese, ist es, daß als Komplikationen Herzaffektionen, Pneumonien, Pleuritis und Nephritis auftreten können (vgl. Erythematodes, S. 60). Die Differentialdiagnose kann im Beginn gegenüber Tuberculosis indurativa schwierig sein. Der Verlauf und der Behandlungserfolg sind dann richtungweisend. *Behandlung:* Geradezu spezifisch wirkend sind Antirheumatica, insbesondere Cylotropin (Urotropin-Salicyl), 1—2mal täglich intravenös. Örtlich: Ruhe, Hochlagerung, feuchtwarme Umschläge.

Erythema exsudativum multiforme.

Diese Erkrankung wird schon lange als eine der vorgehenden Affektion verwandte oder als eine Abart derselben aufgefaßt. Und das mit Recht, denn auch hier finden sich die gleichen Eigenarten des Auftretens und der Allgemeinerscheinungen wie bei jener. Es kann hierauf verwiesen werden. Zum Unterschied von Erythema nodosum sind dagegen die Erscheinungen an der Haut sehr viel oberflächlicher gelegen. *Klinisch* handelt es sich um das ziemlich plötzliche Auftreten von roten Flecken von durchschnittlich Pfenniggröße. Während anfangs ein zinnoberroter Farbton vorherrscht, nimmt das Zentrum nach kurzer Zeit eine mehr bläulichrote Farbe an. Es entsteht so das Bild einer Kokarde. Dieses kann als sehr charakteristisch für die Affektion gelten. In der Cutis findet sich ein leichtes, eher fühl- als sichtbares Infiltrat. Die Flecke erheben sich etwas über die umgebende Haut, während die Mitte etwas eingesunken erscheint. Durch vermehrte seröse Exsudation kann es zu Bläschen- und Blasenbildung kommen. Hierdurch wird das Krankheitsbild oft recht vielgestaltig (multiform). Eine Um- oder Weiterbildung der einzelnen Efflorescenzen hat nicht statt. Diese blassen vielmehr nach einigen Tagen ab und verschwinden spurlos. Eine leichte Abschuppung tritt nur bei Blasenbildung auf, gehört aber nicht unbedingt zum typischen Bild. Die Zahl der Flecken ist wechselnd groß, sie sind jedoch stets in einer gewissen Vielzahl vorhanden. Hauptsitz sind die Streckseiten der Arme, die Hände einschließlich der Finger; zuweilen auch Gesicht und Nacken, sehr selten Rumpf, behaarter Kopf und untere Gliedmaßen. Zum Unterschied von Erythema nodosum ist auch die Mund- und Rachenschleimhaut nicht ganz selten befallen. Es finden sich dann fleck- bis flächenhafte Abhebungen der Schleimhaut, also Erosionen, die sich bis tief in den Pharynx hinein erstrecken können und erhebliche Beschwerden verursachen. Bei isoliertem Auftreten nur auf der Schleimhaut ist die Differentialdiagnose gegenüber Pemphigus (S. 111) nicht leicht, während sie sonst im Hinblick auf die charakteristischen Merkmale der Efflorescenzen, die es in dieser Form höchstens bei Arzneiexanthemen noch gibt, kaum zu verfehlen ist. *Behandlung:* Intravenös Cylotropin wie vorbeschrieben. Örtlich Zinköl oder -paste.

Purpura sive Peliosis rheumatica (früher Morbus maculosus Werlhof).

Unter Purpura wird seit alters das Auftreten von punktförmigen Blutungen in der Haut verstanden. Werlhof (1775) hat das Verdienst als erster auf die Verschiedenheit ihrer Ätiologie hingewiesen zu haben. Als Begleitsymptom gewisser Infektionskrankheiten (Sepsis, Pocken, Masern, Scharlach usw.) oder Vergiftungen (P, AsH₃) ist die *Purpura symptomatica* von der *Purpura idiopathica* abgetrennt worden. Diese letztere wieder umfaßt alle die Formen, deren Genese nicht bekannt war. Heute kann gesagt werden, daß es sich wohl ausschließlich um allergiebedingte Formen handelt. Diese lassen sich wiederum einteilen in solche, die alimentär oder pharmakisch bedingt sind (S. 72) und solche auf infektionsallergischer Grundlage. Um diese letztere handelt es sich hier. Wie schon der Name andeutet, ist dem Kliniker die Verwandtschaft mit den Rheumatoiden Erkrankungen schon länger nicht zweifelhaft gewesen. Das Auftreten mit Fieber, Gelenkschwellung oder -schmerzen, gastrischen Störungen, bevorzugtes Auftreten im Herbst und Frühjahr finden sich auch hier wieder in der gleichen Weise, wie sie schon bei den „Schwestererkrankungen" erwähnt wurden. Auch den durch Capillarschädigung bedingten Blutaustritten sind wir schon begegnet (Erythema nodosum). Die Art der Behandlung und deren Erfolg sind die gleichen wie bei jenen. Die Einreihung dieser, übrigens ziemlich seltenen Affektionen an dieser Stelle darf somit als gerechtfertigt gelten. Das *klinische Bild* ist sehr einfach, da eine Um- oder Weiterbildung der Einzelerscheinungen nicht statthat. Diese letzteren bestehen aus punktförmigen, dunkel- bis braunroten Flecken, die sich besonders an den unteren Gliedmaßen finden. Auf Glasdruck verschwinden sie nicht. Sie heilen ohne Hinterlassung einer Pigmentation ab. Bemerkenswert ist die Neigung zu *schubweisem* Auftreten.

Erythematodes (früher Lupus erythematosus).

Klinik und Ätiopathogenese sind soeben in einer eingehenden Studie von mir überprüft und die Auffassung als allergisch-hyperergische Systemerkrankung begründet worden[1]. Hierauf stützen sich die folgenden Ausführungen. Ähnlich wie bei den vorbeschriebenen Affektionen sind die verschiedensten Vermutungen über die Genese ausgesprochen worden. Insbesondere wurden einerseits Tuberkulose, andererseits Streptokokkeninfektion als ursächliche Momente herausgestellt. Niemals konnte jedoch der jeweils angeschuldigte Erreger in den Hauterscheinungen nachgewiesen und ebensowenig konnten die für diese Erreger spezifischen histologischen Veränderungen gefunden werden. Eine Überbrückung zwischen diesen letztgenannten Feststellungen und den auf Grund klinischer Erfahrung gewonnenen Anschauungen gelingt jedoch relativ leicht bei Berücksichtigung der Infektionsellergie und der auf ihr basierenden allergisch-hyperergischen Gewebsreaktion. Bevor wir auf die Pathogenese eingehen, ist es zweckmäßig, das *klinische Bild* zu umreißen. Richtiger muß es heißen: klinische Bilder, da es zwei sowohl in der Morphe wie im Verlauf stark voneinander abweichende Formen gibt. Eine chronische, nur an der Haut verlaufende, ohne wesentliche Beteiligung innerer Organe und eine akute, mit vorwiegender Beteiligung dieser. Daß beide jedoch pathogenetisch zusammenhängen, ergibt sich vor allem aus der Möglichkeit des Überganges von der chronischen zur akuten Form, sowie aus dem Bestehen von Zwischenstufen. Aber auch die Pathogenese sowohl wie die Histologie lassen viel Gemeinsames erkennen.

Die *chronisch-diskoide Form* leitet ihre Bezeichnung neben dem chronischen Verlauf von dem Auftreten scheibenartiger Einzelherde her. Diese treten ganz überwiegend im Gesicht insbesondere an den vorspringenden Teilen desselben

---

[1] Arch. Derm. (D.) **186**, 259 (1947).

(Nase, Jochbeingegend). und zwar symmetrisch auf. Auch die Ohren, die Streckseiten der Hände (nicht der Füße!) sind nicht selten ergriffen. Gelegentlich wird auch der behaarte Kopf sowie das Lippenrot befallen. Andere Körperstellen sind sehr selten erkrankt (z. B. Gesäß) und müssen als Ausnahmen betrachtet werden. Die Einzelefflorescenz ist ein purpurroter Fleck. Ritzen desselben mit dem Fingernagel löst fast stets eine deutliche Schmerzreaktion (Zusammenzucken) aus und kann als diagnostisches Zeichen verwertet werden. Dieser Fleck wird mit der Zeit von einer Hornschuppe bedeckt, welche sehr fest sitzt. Beim Abheben zeigt diese an ihrer Unterseite zahlreiche „Hornstacheln", wie ein Striegel. Diese Stacheln entstehen in den Follikelmündungen, welche nach ihrer Entfernung sich als auffallend weite Trichter präsentieren und ebenfalls als besonderes Charakteristicum anzusehen sind. Der Einzelherd hat die ausgesprochene Neigung, sich langsam peripher auszudehnen und kann mit der Zeit zu ansehnlicher Größe gelangen, so daß z. B. beide Wangen nahezu ganz ergriffen sind. Ist auch die Nasenhaut miterkrankt, so entsteht das als „Schmetterlingsform" bekannte Bild. Die Mitte der Affektion zeigt deutliche Neigung zur Atrophie der Haut. Der Schuppenbelag verschwindet und es liegt eine zarte, dünne, sehr empfindliche Haut zutage. Eine Zerstörung des unterliegenden Gewebes, wie bei Tuberculosis luposa, findet nicht statt. In seltenen Fällen kann sich auf der atrophischen Haut, bedingt wahrscheinlich durch exogene Momente, ein Stachelzellcarcinom entwickeln. Im ganzen genommen darf die Affektion als gutartig bezeichnet werden. Das Gegenteil trifft für die nun zu besprechende Form zu.

Erythematodes acutus ist eine sehr ernst zu nehmende Erkrankung, die sich nicht nur an der Haut, sondern auch an inneren Organen abspielt und meist tödlich endet. Anders als bei der chronischen Form ist zunächst ein *Prodromalstadium* vorhanden. In erster Linie gehören hierher rheumatische Beschwerden, Muskel-, Gelenk- und Gliederschmerzen, die längere oder kürzere Zeit vor Auftreten der Hauterscheinungen vorhanden sind. Diese rheumatischen Symptome sind flüchtig (fleeting pains), halten also nur relativ kurze Zeit an und können von Glied zu Glied, von Gelenk zu Gelenk springen. Gleichzeitig oder an Stelle dieser Beschwerden, und zwar auch wieder meist anfallsweise, treten Abgeschlagenheit, allgemeine Mattigkeit und subfebrile Temperaturen auf. Die Patienten sind nicht „richtig krank", fühlen sich aber auch nicht völlig gesund und voll leistungsfähig. Vielfach sind sie für einige Tage bettlägerig, dann wieder eine Zeit außer Bett und gehen ihrer Beschäftigung nach. Dieser Zustand kann sich monate- zuweilen jahrelang hinziehen. Von nachweisbaren klinischen Veränderungen findet sich in diesem Stadium eine mäßige Leukopenie mit niedrigen Lymphocytenwerten, aber keine Erhöhung der eosinophilen Zellen, sowie eine ebenfalls mäßige Erhöhung der Blutkörperchensenkungsreaktion. Der Übergang von der Prodromalperiode in die manifeste Krankheit wird äußerlich erkennbar durch das Auftreten der Hauterscheinungen. Sie treten außer im Gesicht häufig auch an den Streckseiten der Hände auf. Hier fleckig, im Gesicht flächenhaft. Sie zeigen nie die zentrale Atrophie der chronischen Form, auch ist das periphere Fortschreiten nicht so ausgeprägt. Die Augenumgebung ebenso die des Mundes sowie die untere Seite des Kinnes sind meist nicht ergriffen und heben sich scharf gegen die befallenen Stellen ab. Eine stärkere Schwellung — Ödem — wird nur selten angetroffen.

Diese letztere ist dagegen charakteristisch für eine Sonderform des Erythematodes acutus, welche als *Erythema* oder *Erysipelas perstans faciei* bezeichnet wird. Klinisch sieht diese Form wie ein echtes Erysipel aus. Sie entwickelt sich wie dieses plötzlich, zeigt aber keine Neigung zum Fortschreiten. Hohes Fieber wird vermißt, auch das Allgemeinbefinden ist nur wenig gestört. Differentialdiagnostisch ist es vom echten Erysipel für den Unkundigen nur schwer zu unterscheiden. Ein Unterschied besteht allerdings: der Verlauf. Während Erysipel bei entsprechender Behandlung nur einen relativ kurzen Bestand hat, höchstens etwa eine Woche, und auf mittlere Gaben von Sulfonamid oder Penicillin prompt anspricht, ist das bei Erysipelas perstans nicht so der Fall, es kann wochenlang unverändert bestehen. Nach meiner Erfahrung ist die Erkrankung viel häufiger als bisher angenommen wurde, sie wird aber meist wohl verkannt, ohne daß dem Nichtfacharzt hieraus ein Vorwurf gemacht werden könnte.

Bald nach Auftreten der Hauterscheinungen ändert sich das bisher relativ harmlose Gesamtbild. Schleichend, aber bald deutlich erkennbar, entwickeln sich Zeichen einer Sepsis und Erkrankungen innerer Organe. Wenn auch jeder Einzelfall sein individuelles Gepräge im klinischen Geschehen zeigt, so ist doch im ganzen der Krankheitsverlauf immer der gleiche. Leider auch bezüglich des Endes, denn die Mehrzahl der Fälle geht trotz aller ärztlichen Bemühungen unter dem Bilde einer Sepsis zugrunde. Die Kräfte des Kranken nehmen mehr und mehr ab. Eine gewisse Euphorie täuscht den Kranken und seine Umgebung, oft auch den Arzt, über den Ernst der Lage, bis plötzlich eine Herzschwäche, eine Embolie oder hypostatische Pneumonie den tödlichen Ausgang herbeiführt. Gelingt es, den Kranken am Leben zu erhalten, so kommt es verhältnismäßig rasch zur Wiederherstellung der Gesundheit.

Von Einzelheiten des klinischen Befundes ist zunächst der *Blutstatus* zu erwähnen. Schon in der Prodromalperiode, ausgeprägter noch beim Einsetzen der akuten Erscheinungen ist eine Erhöhung der Blutkörperchensenkungsreaktion sowie eine Verminderung der Granulocyten festzustellen. Diese Leukopenie ist eine „relative". Sie äußert sich nicht in abnorm niedrigen Werten, entspricht aber auch nicht der Schwere des sonstigen Krankheitsbildes. Meist sind es Werte um 4000 herum. Sie tritt uns im Blutbilde des „Allergikers" häufig, nahezu regelmäßig entgegen und kann als pathognomonisch für den allergischen Zustand gewertet werden. Das differenzierte Blutbild ergibt eine deutliche „Linksverschiebung": die stabkernigen Leukocyten zeigen Vermehrung; auch toxische Granulationen werden nun häufiger in den Granulocyten angetroffen. Die Eosinophilen sind dagegen selten vermehrt, die Lymphocyten dagegen vermindert, um etwa ein Drittel. Das rote Blutbild zeigt Verminderung der Erythrocyten und die Hämoglobinwerte sinken ständig (40% und weniger), Anisocytose ist häufig vorhanden. — Von sonstigen klinischen Erscheinungen sind diejenigen von seiten des Herzens zu erwähnen. Auf ihre anatomische Grundlage kommen wir noch zurück. Regelmäßig vorhanden ist auch eine Erkrankung der Nieren, mehrfach auch der Augen (Chorioiditis). Selten dagegen sind Symptome von seiten der Milz und der Lymphdrüsen. — Nicht ganz selten dagegen ist eine Beteiligung der serösen Häute — Polyserositis. Darunter werden verstanden seröse Ergüsse im Herzbeutel, Brustfellraum und Bauchhöhle. Sie treten im klinischen Bilde vielfach nicht so scharf hervor, werden aber bei der Obduktion mehrfach erwähnt.

Diese letztere, insbesondere die anschließende histologische Untersuchung der inneren Organe hat in den letzten Jahren überraschende Aufschlüsse ergeben. Krankhafte Veränderungen wurden so entdeckt am Herzen, an den Gefäßen, Nieren, Lungen, Leber, Milz, Lymphdrüsen und den serösen Häuten. Diese Veränderungen betreffen nahezu ausschließlich das bindegewebige Stützgerüst dieser Organe. Sie bestehen vor allem in einer Umwandlung der mucoiden Grundsubstanz in eine homogene, aufgequollene, interfibrilläre Masse; Verdickung der Bindegewebsfasern mit starker Eosinophilie und Brüchigkeit; Proliferation, Degeneration oder sogar Nekrose der Fibroblasten. Besonders häufig sind die Veränderungen am Herzen (valvulär und mural), sie sind als Libman-Sacks-*Syndrom* bekannt. — Die bakteriologische Untersuchung ist intra vitam wenig erfolgversprechend. Dagegen wird bei der Obduktion nahezu regelmäßig Streptococcus haemolyticus oder viridans angetroffen, niemals jedoch der Koch-Bacillus.

Die histologische Untersuchung der Haut, und zwar beider Formen — ist wenig aufschlußreich in positivem Sinne. Außer einer Degeneration der kollagenen Fasern und starken perivasculären Infiltraten findet sich nichts besonders Charakteristisches. Wichtig ist dagegen — in negativem Sinne —, daß keinerlei Bakterien sowie das für diese jeweils spezifische kranke Gewebe gefunden wird.

Pathogenese. Die angenommene allergische Disposition wird durch zahlreiche klinische Beobachtungen gestützt. Sie gibt sich kund in Überempfindlichkeitsreaktionen der Haut gegen chemische und physikalische Noxen. Zu den ersteren gehören innerlich oder äußerlich angewandte Arzneimittel (z. B. Goldpräparate, Sulfonamide, Jodtinktur, Präcipitatsalbe, selbst ganz „indifferente" Salben wie Desitinsalbe, Pflaster usw.). Von physikalischen Noxen sind es ganz besonders die Ultraviolettstrahlen (Sonne, künstliche Höhensonne), die nach meinen Erfahrungen in jedem Falle zu starken allergischen Reaktionen der Haut führen. Als weitere Zeichen für das Vorliegen einer allergischen Reaktionslage muß die bereits erwähnte „relative" Leukopenie angesehen werden. Diese letztere weist zugleich darauf hin, daß es sich nicht um eine isolierte Allergie der Haut — die es überhaupt nicht gibt — handelt, sondern um eine allergische Umstimmung des gesamten Organismus. Das geht nicht minder auch aus den oben beschriebenen Gewebsveränderungen hervor, die in dieser Eigenart nach den Untersuchungen Rössles und seiner Schule charakteristisch für die allergisch-hyperergische Gewebsreaktion sind.

Kann somit kein Zweifel mehr an der von uns angenommenen allergischen Reaktionslage bestehen, so erhebt sich die Frage, wodurch die allergische Reaktion „ausgelöst" wird. Auslösende Faktoren sind sicher klimatische Noxen: akutes Auftreten von Hauterscheinungen *beider* Formen des Erythematodes nach intensiver Sonnen- oder Kälteeinwirkung ist ·schon lange bekannt (bevorzugtes Auftreten bei der Landbevölkerung). Wenn auch diesen physikalischen Noxen zunächst besonders eine lokale Wirkung zugeschrieben werden muß, so läßt sich davon doch auch eine Allgemeinwirkung auf den gesamten Organismus nicht trennen. Es ist möglich, daß der durch sie gesetzte, die allergische Reaktion auslösende Reiz über das Diencephalon geht, wie dies W. H. Veil annimmt. Künftige Forschung wird vermutlich noch weitere „auslösende Reize" aufdecken.

Ist in der ersten Periode des akuten Stadiums die allergisch-*hyper*ergische Reaktion das Wesentliche, so wird die zweite charakterisiert durch die sich entwickelnde *An*ergie. Wenn auch Allergie und Immunität durchaus nicht identisch sind, so geht doch namentlich Anergie regelmäßig mit einer Minderung der Abwehrkräfte des Organismus, einer „Immunitätsschwäche" einher. Diese „negative Phase" der Allergie, dem Internisten vom Verlauf des Rheumatismus gut bekannt, tritt uns auch in der Endperiode des Erythematodes acutus entgegen, gekennzeichnet durch die Entwicklung der (finalen) Sepsis. — Wenn auch in dem hier gezeichneten Bild der Pathogenese manche Stelle noch unausgefüllt bleiben mußte, so kann doch gesagt werden, daß es in seinen Grundzügen festliegt.

Die *Behandlung* beider Formen gehört unbedingt in die Hand des Facharztes, das gilt ganz besonders für die *akute.* Klinische Betreuung ist für sie im Hinblick auf die hohe Lebensgefahr, die in jedem Falle vorliegt, unerläßlich. Auch dann, wenn das Krankheitsbild noch durchaus keinen bedrohlichen Anschein erweckt. Der Umschwung zum Infausten kommt so plötzlich und unerwartet, daß jede Hilfe zu spät kommt. Hauptprinzip dieser muß sein, die drohende Sepsis (Bacillämie) abzuwenden. Mittel der Wahl sind hier die Sulfonamide und Penicillin. Uns hat sich letzteres bereits in einigen Fällen bewährt (1 Mega-E, i.m.). Daß daneben Kreislaufstützung und andere internistische Maßnahmen nicht zu vergessen sind, bedarf näherer Ausführung nicht. Eine Behandlung der Haut selbst erübrigt sich, da weder erforderlich noch nützlich.

Anders bei der Behandlung der *chronischen* Form. Hier ist örtliche und Allgemeinbehandlung angezeigt. Letztere besteht ebenfalls in der Anwendung von Sulfonamiden, Penicillin oder Bi-Präparaten. Auch Spirocid 3mal täglich 0,25 g 3 Tage lang, dann 3 Tage Pause, wird empfohlen. Örtlich: Vereisen der Einzelherde mit CO_2-Schnee oder oberflächliches Koagulieren mit der Kaltkaustikelektrode. Ferner Pinselungen mit Jodtinktur und nachfolgender Verband mit Ungt. praecipit. alb.

Besonders wichtig ist die *Fernhaltung* von jeder *Sonnen-* oder Kälteeinwirkung. Diese kann gar nicht streng genug durchgeführt werden, um Rückfällen vorzubeugen.

Über die auf der Basis der Infektionsallergie entstehenden ekzemartigen Affektionen wird im nächsten Kapitel gesprochen werden (S. 73). — *Periarteriitis nodosa cutis* ist so selten, daß sie hier übergangen werden kann.

Durch Idiosynkrasie bedingte Hautkrankheiten.

Allgemeines. Das Wort „Idiosynkrasie" wird in verschiedener Bedeutung angewandt. Herkömmlich versteht man darunter eine angeborene Form der Überempfindlichkeit. In Anlehnung an Doerr wollen wir die nichtinfektiös-allergisch bedingte Reaktionslage darunter verstehen. Wir können das um so eher tun, da im Sinne unserer Betrachtungsweise zum Zustandekommen dieser unbedingt eine erbliche Anlage, also eine Disposition angenommen werden muß.

Indiosynkrasis heißt wörtlich übersetzt: eigenartige Säftemischung. Diese Bezeichnung wird den tatsächlichen Verhältnissen besser gerecht als die in USA. übliche „atopic disease" (= fremdartige Krankheit) für die auf ihrer Basis entstehenden Krankheiten.

Idiosynkrasie ist eine abnorm gesteigerte und qualitativ geänderte Reaktion nach Einverleibung bestimmter Stoffe, den sog. auslösenden Substanzen oder Allergenen. Sie setzt eine vorhergehende Sensibilisierung (s. S. 55) durch gleichartige (homologe) oder andersartige (heterologe) Antigene voraus und ist unabhängig von der chemischen Beschaffenheit und der physiologischen Wirkungsweise jener Stoffe. Daher kommt es, daß die *verschiedenartigsten* Stoffe die *gleiche* Reaktion auslösen. Dieses Phänomen läßt sich zur Zeit so erklären, daß nicht die auslösenden Substanzen (die Allergene) selbst das pathogene Agens darstellen, sondern die von ihnen in dem besonders disponierten Organismus gebildeten Reaktionskörper. Diese sind höchstwahrscheinlich wesensgleich mit den bei der bakteriellen Infektion vorhandenen Antikörpern. Die allergische Reaktion wäre demnach als eine Antigen-Antikörper-Reaktion aufzufassen, bei der das jeweilige Allergen die Rolle des Antigens übernommen hat. Der gebildete Antikörper wird nach Doerr als *Reagin* bezeichnet. Diese Reagine sind teils *frei*, d. h. in den flüssigen Medien des Organismus vorhanden, teils *fix*, d. h. an bestimmte Gewebszellen gebunden.

Die Natur der Reagine ist noch nicht vollständig geklärt. Soviel scheint jedoch sicher, daß die Antigen-Antikörper-Reaktion die Zelle zur Abgabe von Histamin (β-Imidazolyl-äthylamin) oder histaminähnlichen, sog. H-Substanzen veranlaßt. Vielleicht besteht das Wesen der Allergie darin, daß dem Allergiker die Fähigkeit fehlt, die zur Beseitigung des Histamins oder seiner Verwandten erforderliche Histaminase usw. zu bilden. Dieser Zustand kann a) von Geburt an bestehen und dauernd vorhanden sein (Idiosynkrasie katexochen), b) spontan in späteren Lebensjahren entstehen und dann entweder dauernd bleiben, vorübergehend oder zyklisch vorhanden sein, c) durch Sensibilisierung geweckt werden. Daß die fixen Reagine sicher Produkte von Zellen sind, läßt sich aus folgendem schließen: 1. passiv sensibilisierte Hautstellen bewahren auf Tage und Wochen ihre Empfindlichkeit gegen erneute Allergenzufuhr. 2. Transplantierte, passiv sensibilisierte Hautstellen behalten ihre Empfindlichkeit am neuen Ort, während das dagegen ausgetauschte, nicht sensibilisierte Hautstück unempfindlich ist. — Der Nachweis der freien Reagine geschieht mit der Methode von Prausnitz und Küstner.

Wenn in die Haut eines Nichtallergikers 0,1 ccm Serum von z. B. einem Fischüberempfindlichen eingespritzt wird und nach 24—48 Stunden in diese Stelle Fischfleischextrakt eingebracht wird, so tritt eine Rötung und Schwellung im Bereiche der Impfstelle auf als Zeichen des allergischen Reaktionsvorganges.

Bevor wir auf die Besprechung der einzelnen Allergengruppen sowie auf die durch die idiosynkrasische Reaktion hervorgerufenen Hauterscheinungen näher eingehen, ist es notwendig, diese *Reaktion in ihren Beziehungen zum Gesamtorganismus* zu betrachten sowie die heute üblichen Methoden zum Nachweis der Allergennatur eines Stoffes kurz zu schildern.

Während von manchen Forschern das allergische Geschehen ausschließlich an die Peripherie des Körpers verlegt wird (Doerr), ist nach neueren Untersuchern eine zentrale Lokalisation wahrscheinlicher. Diese ist im Diencephalon bzw. der Regio hypothalamica zu vermuten und stellt somit ein vegetativ-nervöses Zentrum dar, welches dem peripheren Erfolgsorgan übergeordnet ist. Ob die von mancher Seite angenommenen Störung des vagosympathischen Gleichgewichtes zugunsten einer Übererregbarkeit des Parasympathicus in dieser Ausschließlichkeit zu Recht besteht, ist aus mancherlei Gründen fraglich, kann aber hier nicht weiter diskutiert werden. Soviel ist allerdings sicher, daß bei den als allergische Reaktionen des Organismus aufzufassenden Allgemeinerscheinungen die auf einen Vagotonus hinweisenden im Vordergrunde stehen. Wir verzeichnen unter anderem neben respiratorischer Arrhythmie, ausgesprochener Vasolabilität (weißer Dermographismus, S. 80) und Blutdrucksenkung besonders die im Blute nachweisbaren Veränderungen. Die nachstehende Tabelle gibt darüber Auskunft.

Tabelle 2. *Blutveränderungen bei idiosynkrasischer Reaktion.*

A. Zellige Bestandteile:			B. Plasma:		
1. Verminderung der		Granulocyten,	1. Senkung der		Serumproteine,
2. ,,	,,	Thrombocyten,	2. ,,	,,	Viscosität,
3. ,,	,,	Erythrocyten,	3. ,,	des	Refraktometerwertes,
4. Vermehrung	,,	Eosinophilen,	4. ,,	,,	Blutzuckers,
5. ,,	,,	Granulocyten,	5. ,,	,,	Calciumspiegels (imVerhältnis zu Kalium).
6. ,,	,,	Monocyten,			
7. ,,	,,	Lymphocyten.			

Hierzu ist im einzelnen noch folgendes zu bemerken: Die Verminderung der Granulocyten, kurz als „Leukopenie" bezeichnet, ist eine der regelmäßigsten und charakteristischsten Zeichen der allergischen Reaktion. Infolge ihrer leichten Nachweisbarkeit machen wir von ihr klinisch routinemäßig Gebrauch bei der Prüfung auf enteral oder parenteral zugeführten Allergene (Leukopenischer Index, S. 64). — In besonderen Fällen kann diese Leukopenie in „Agranulocytose" übergehen.

Die Verminderung der Thrombocyten (Thrombopenie) ist bisher wenig beachtet worden, wir finden sie regelmäßig bei der „idiosynkrasischen Purpura" (S. 84). — Die Verminderung der Erythrocyten ist weniger häufig, sie kann zu akuter hämolytischer und aplastischer Anämie führen (Fitz-Hugh, Marshall). — Die Vermehrung der Eosinophilen ist durchaus nicht ein so konstantes Zeichen, wie dies lange Zeit und sehr zum Schaden der Forschung angenommen wurde. Daß sie vorkommt und dann als sicheres Charakteristicum für Allergie zu werten ist, steht außer Zweifel. Wie uns Tausende von Blutuntersuchungen bei allergischen

Reaktionen aber gelehrt haben, ist eine ausgesprochene Vermehrung der Eosinophilen selten, auch ein leichtes Ansteigen nur gelegentlich zu verzeichnen.

Daß an Stelle der Leukopenie in Ausnahmefällen einmal eine Vermehrung der Granulocyten vorkommen kann, die zu dem als „Leukämoid" bezeichneten Zustand führt, sei der Vollständigkeit halber erwähnt. Ähnlich ist auch wohl die „benigne Monocytenleukämie" aufzufassen.

Was die Vermehrung der Lymphocyten angeht, so ist auch diese nicht absolut konstant. Fast ebenso häufig wie die Vermehrung ist eine ausgesprochene Verminderung (Lymphopenie), um $^1/_3$—$^1/_2$ des Normalwertes. — Von den Veränderungen im Plasma ist als relativ leicht nachweisbar die Erniedrigung des Blutzuckerwertes zu erwähnen (Rost-Ottenstein). Sie ist neben der „relativen Leukopenie" von uns als eines der für den Status exsudativus (S. 79) besonders charakteristischen Merkmale beschrieben und inzwischen auch anderweit anerkannt worden. Inwieweit die Blutzuckererniedrigung auch für den Nachweis allergischer Reaktionen im Einzelfalle anwendbar und brauchbar ist, ist zur Zeit noch nicht spruchreif.

Die sog. Teste.

Die *Prüfung* eines Stoffes *auf* seine *Allergennatur* basiert zum Teil auf dem soeben Vorgetragenen. Sie ist für die Aufstellung des Behandlungsplanes bei jeder auf Allergie verdächtigen Erkrankung, nicht nur der Haut, von größter Bedeutung und sollte in keinem Falle versäumt werden.

Die einfachste, leider vielfach nicht zum Ziele führende Methode ist die der *Elimination.* d. h. der Ausschaltung der fraglichen Substanz aus dem menschlichen Kontakt. Sie ist bei Stoffen anwendbar, welche z. B. von außen an die Haut herangebracht werden, ferner bei Nahrungs- und Genußmitteln sowie Arzneistoffen usw. Man verfährt bei den letzteren beiden Gruppen so, daß man ein Nahrungsmitteldiarium (food diary) aufstellen läßt. In diesem wird die Art, nicht die Quantität der zugeführten Speisen usw. und zugleich die etwa bemerkten subjektiven und objektiven Erscheinungen (Juckreiz, Rötung usw.) eingetragen. Überprüft man in gewissen Zeitabständen eine solche Aufstellung, so stellt sich in manchen Fällen heraus, daß die körperlichen Symptome regelmäßig nach der Zuführung einer bestimmten Speise auftreten. Wichtig zu wissen ist dabei allerdings, daß diese Symptome selten sofort, sondern am häufigsten 6—8 Stunden später auftreten. Schaltet man dann die beargwöhnte Speise aus, so bleiben auch die Symptome aus. Ein Beispiel möge das erläutern:

Herr X., Mitte 40, leidet seit längerem an mit Jucken verbundenem Ausschlag an Händen und Füßen. Örtliche Behandlung bisher erfolglos. Der Juckreiz tritt regelmäßig abends gegen 7 Uhr auf und hält einige Stunden an. Das „food diary" ergibt, daß er einmal am Tage Kartoffeln ißt, und zwar mittags (etwa 1 Uhr). Kartoffel wurde vermutungsweise als Allergen angenommen und vollständig ausgeschaltet. Danach Abheilung der Hauterscheinungen einschließlich des Juckens in wenigen Tagen. — Als Patient auf Urlaub einen Rückfall der Erscheinungen bemerkt, geht er selbst der Ursache nach und stellt fest, daß ein ihm zu Ehren gebackener Geburtstagskuchen 20% Kartoffelmehl enthielt.

Voraussetzung für die Erkennung einer Substanz ist allerdings, daß man ungefähr weiß, welche besonders als Allergene in Betracht kommen. Dies ist auch bei der von Vaughan angegebenen Methode des *leukopenischen Index* (LPI bzw. Leukotest) der Fall. Die Auswahl der zu prüfenden Nahrungsmittel wird hier ebenfalls am besten auf Grund eines „food diary" getroffen. Wichtig ist, daß stets nur möglichst einfache, d. h. nicht „zusammengesetzte" Nahrungsmittel ausgewählt werden, wie z. B. Salz, Zucker, Kartoffel, nicht dagegen Wurst. Brot enthält zugleich Salz, Wasser und die zum Bleichen und Backfähigmachen verwendeten Stoffe, ist also „zusammengesetzt". Trotzdem kann auf seine Prüfung nicht verzichtet werden, wobei noch die Art des Mehles wichtig ist: Weizen- oder

Roggenmehl. Diese können auch gesondert geprüft werden. Wasser gehört ebenfalls hierher, es darf nicht bei Zuführung von Salz oder Zucker etwa zum Hinunterspülen verwendet werden. Bei Ei ist gesondert Eigelb und Eiklar zu testen, da beide chemisch durchaus verschieden sind. Bei Fleischsorten und Fett ist die Verschiedenheit ihrer Art ebenfalls zu beachten. Wichtig ist es, nur solche Nahrungsmittel zu prüfen, welche regelmäßig oder öfter zugeführt werden, saisonmäßige kommen erst in zweiter Linie, da ihre Elimination möglich ist. Die Menge der zuzuführenden Substanzen spielt an sich keine Rolle, da die allergische Reaktion ja ein qualitatives, kein quantitatives Problem ist. Mengen von 50—100 g bzw. ccm genügen (Salz etwa 5 g).

Ausführung: 1. Feststellung der Leukocytenzahl im nüchternen Zustand (Nüchternwert); 2. Zuführung der betreffenden Substanz; 3. nach $^3/_4$—1 Stunde, während der körperliche Ruhe innezuhalten ist (auch nicht Rauchen), erneute Feststellung der Leukocytenzahl (Verdauungswert). Der Vergleich der beiden erhaltenen Werte ergibt den LPI. Normalerweise steigen die Leukocyten um etwa 1000—2000 an, bei Vorliegen allergischer Reaktion bleiben sie gleich oder sinken um 1000 oder mehr ab. Dies wird als *positiver* Ausfall bezeichnet. Zu beachten ist, daß bei stark positivem Ausfall die vorhandene Leukopenie mehrere Tage lang anhalten kann. Eine Fortsetzung der Prüfungen während dieser Periode ist nicht zu empfehlen. Daß als Folge einer positiven Reaktion eine Verschlimmerung der Hauterscheinungen auftreten kann, ist nicht selten und durchaus verständlich. Manche Patienten, die schon Erfahrung haben, sagen diesen Ausfall schon voraus, ehe sie das Resultat der Untersuchung erfahren haben. Aber nicht nur an der Haut können sich solche Reaktionen bemerkbar machen, auch solche allgemeiner Art, wie Abgeschlagenheit, Kopf- und Gliederschmerzen, vorzeitiger und verstärkter Eintritt der Menses usw. kommen vor.

Daß diese Methode mit zahlreichen Fehlerquellen behaftet ist, auf die hier nicht eingegangen werden kann, liegt auf der Hand. Trotzdem ist sie in der Hand des Erfahrenen sehr brauchbar und führt oft zu überraschenden Ergebnissen.

Ein *Beispiel* möge das erläutern:

Herr R., 45 Jahre, leidet seit 1 Jahre an schubweisem Auftreten von „Ekzemen" an den Händen und Unterarmen. Die zahlreichen Bläschen vereitern sofort, es entwickelt sich Lymphangitis und -adenitis mit Fieber. Bisherige örtliche Behandlung ohne jeden Erfolg. Durch den Leukotest werden Kalbfleisch, Roggenbrot und Salz als Allergene ermittelt. Nach deren Ausschaltung überraschend schnelle Heilung, die noch nach Jahren anhält. Versuchsweise Zuführung von Kalbfleisch und Roggenbrot nach längerer Pause löst sofort wieder das alte Leiden aus, *Salz wird dagegen vertragen.*

Diese und viele ähnliche Beobachtungen führten zur Aufstellung des Begriffes der Allergene 1. und 2. Ordnung. Die zur letzteren Kategorie gehörenden Substanzen wirken anscheinend nur dann als Allergene, wenn gleichzeitig diejenigen erster Ordnung zugeführt werden. Diese Eigenschaft erleichtert die Aufstellung entsprechender Diätvorschriften erheblich, sobald sie erst einmal erkannt ist. Fast stets sind es im Anfang zunächst eine gewisse Vielzahl von Nahrungsmitteln, welche sich als Allergene erweisen (plurivalente „Überempfindlichkeit"). Das muß stets berücksichtigt werden. Die Fälle, in denen nur *eine* Substanz in Frage kommt, sind bei weitem in der Minderheit. — Diese kurzen Ausführungen mögen hier genügen[1]. Erwähnt sei noch, daß sich diese Methode auch zur Prüfung von Arzneistoffen, die oral oder parenteral zugeführt werden, eignet; ebenso auch zu derjenigen des Rauchens. In diesem Falle wird die zweite Leukocytenzählung bereits nach $^1/_4$—$^1/_2$ Stunde ausgeführt.

Zur Feststellung der Nahrungsmittelüberempfindlichkeit war lange die Methode der sog. *Intracutanteste* in Gebrauch. Sie besteht in der intracutanen Einspritzung eines Extraktes, z. B. von Fleisch, bei Flüssigkeiten von einer Verdünnung derselben. Dieses Vorgehen ist wegen seiner Unzuverlässigkeit abzulehnen, das Ergebnis von 5000 Einzeltesten berechtigt zu diesem Urteil. Außerdem ist es beim Vorliegen einer hohen Allergie unter Umständen lebensgefährlich, infolge der Gefahr des allergischen Schockes.

---

[1] Ausführlicheres s. Klin. Wschr. **1939**, 187.

Anders liegen die Verhältnisse bezüglich des sog. *Epicutantestes*. Dieser wird mittels der sog. *Läppchenprobe* ausgeführt und eignet sich vor allem für die Prüfung von Substanzen, welche *von außen* an die Haut herangebracht werden.

Ausführung: Auf die Haut der Beugeseite des Unterarmes, des Rückens oder der Oberschenkelinnenseite werden Leinenläppchen von 1,2 qcm Größe aufgelegt, welche mit dem zu prüfenden Stoffe bestrichen oder getränkt sind. Sie werden durch einen, sie ganz bedeckenden Pflasterstreifen fixiert. Nach 24 und 48 Stunden tritt bei positiver Reaktion an der betreffenden Stelle eine deutliche Rötung und Schwellung auf, die sich scharf gegen die umgebende Haut abhebt.

Die idiosynkrasischen Allergene nach Art bzw. Herkunft.

Die Zahl der zur Auslösung idiosynkrasischer Reaktionen führenden Allergene ist außerordentlich groß. In der nachstehenden Tabelle 3 ist der Versuch gemacht, sie in einige Hauptgruppen zusammenzufassen, um den Überblick wenigstens etwas zu erleichtern. Wir befinden uns auf diesem Gebiete zur Zeit noch im Zuge einer Entwicklung, deren Ende nicht abzusehen ist. Dies ist einmal bedingt durch die statistisch festgestellte Zunahme der allergischen Reaktionsbereitschaft in der Bevölkerung, namentlich der Städte. Sie ist ferner bedingt durch die fortschreitende „Chemisierung" unserer Umwelt, hinsichtlich gewerblich, kosmetisch oder pharmakisch gebrauchter Stoffe, um nur einiges zu nennen. Diese Chemisierung ist aber wohl ihrerseits wieder die Ursache für die Zunahme der allergischen Reaktionsbereitschaft. Ein Circulus vitiosus, dessen Durchbrechung nicht mehr möglich erscheint.

Tabelle 3. *Die Allergengruppen und deren Eintrittspforten.*

Art der Allergene	Eintrittspforten				
	Haut	Verdauungstrakt	Respirationstrakt	Urogenitaltrakt	Blutkreislauf
Arzneistoffe und Kosmetika	+	+	+	+[1]	+
Gewerbliche Stoffe und Diverse . .	+	(+)[2]	+	0	0
Nahrungs- und Genußmittel	(+)[3]	+	+[4]	0	0
Aëroplankton	0	0	+	0	0
Körpereigene Stoffe	+	+	+ (?)	0	0

Die Tabelle 3 gibt gleichzeitig einen Überblick über die „Eintrittspforten" der Allergene. Der Ausdruck „Pforte" ist deshalb gewählt, weil die Stelle, an der ein Allergen einverleibt wurde, durchaus nicht mit dem Orte der ausgelösten idiosynkrasischen Reaktion identisch zu sein braucht. So kann z. B. eine Dermatitis allergica ausgelöst werden infolge Aufnahme eines Allergens durch den Respirationstractus (in gasförmigem Zustande) oder vom Verdauungstractus aus usw.

Hervorzuheben ist noch, daß die chemische Struktur einer Substanz an sich keinerlei Rückschlüsse auf ihre Eignung als Allergen zuläßt. Neuere Forschungen machen es wahrscheinlich, daß diese Eigenschaft an dem Vorhandensein oder der Stellung einer Atomgruppe im Molekül gebunden ist, wie das auch sonst in der Pharmakologie vielfach beobachtet wird.

Arzneistoffe.

Wir stellen sie an den Anfang, da ihre Zuführung auf sämtlichen, von uns als „Eintrittspforten" bezeichneten Wegen möglich ist. Infolge der großen Zahl der in Betracht kommenden Stoffe kann hier nur eine beschränkte Auswahl besprochen werden. Zu den äußerlich, also an der Haut, angewandten gehören in

---

[1] Auch Röntgenkontrastmittel. — [2] Unbeabsichtigt. — [3] Gelegentlich. — [4] Rauchen.

erster Linie die verschiedenen *Salben*grundlagen. An die Stelle des früher fast ausschließlich benutzten Schweinefettes ist zur Zeit die *Vaseline* getreten. Daß sie recht häufig „nicht vertragen" wird, ist zwar allgemeiner bekannt, wird aber als Zeichen der Allergie meist nicht erkannt. Das gleiche gilt von den zu Umschlägen oder feuchten Verbänden verwandten *Lösungen*. *Essigsaure Tonerde* (Liq. Alumini acetici), *Resorcin* u. a. sind da besonder zu nennen. Wenig bekannt ist, daß auch *Puder* durchaus nicht indifferent sind. So kann *Kartoffelmehl*, ja selbst *Talkum* gelegentlich als Allergen in Frage kommen. Von Agenzien sind in erster Linie *Hg* und *J* zu nennen. Ersteres als Ungt. cinereum bzw. praecipitatum album, auch Ungt. sulfurat. rubrum (Zinnober), letzteres als Jodtinktur vielfach flächenhaft angewandt und so zu ausgedehnten Reaktionserscheinungen der Haut führend, wobei lokale Resorption sowie Einatmung eine besondere Rolle spielen mögen. Die nach oraler Zuführung von J, Br und Cl auftretenden Hauterscheinungen in Form von Acne, Knoten oder Flecken sind infolge der großen individuellen Schwankungsbreite wohl ebenfalls als idiosynkrasisch bedingt aufzufassen (Jodacne, Bromoderma tuberosum usw.). — In den zur Zeit viel gebrauchten Krätzemitteln sind es *Schwefel* und *Kresole*, welche „Hautreizungen" auslösen. — Von oral zugeführten Stoffen kommen für die Praxis verhältnismäßig wenige in Betracht. Am meisten interessieren hier die nach *Sulfamiden*, weniger dagegen die nach Barbitursäure- und Pyrazolderivaten beobachteten Exantheme. Von parenteral (subcutan, intramuskulär, intravenös) einverleibten Stoffen sind Salvarsan, Bi und Au zu erwähnen. Auf die beiden ersteren wird später noch näher eingegangen (S. 140). Wenig bekannt und wahrscheinlich oft falsch gedeutet sind die nach Novocain, Pantocain u. ä. (als Injektion oder auch als Einträufelung) auftretenden Reaktionserscheinungen. Sie werden nach meiner Erfahrung fast immer als Erysipele aufgefaßt! Daß Arzneistoffe (Hg, As) bei Aufnahme durch den Respirationstractus als Allergene wirken, kommt gelegentlich vor. So z. B. bei Salvarsan (Krankenschwester, welche lange Zeit Salvarsanlösungen zubereitete).

Gewerblich verwendete Stoffe.

Damit kommen wir bereits zu den in den verschiedenen Berufen, also gewerblich verwendeten Stoffen. Ihre Zahl ist übergroß, wir müssen uns auf die wichtigsten, namentlich in der täglichen Praxis vorkommenden beschränken. Da sind zunächst die auch im Einzelhaushalt viel verwandten *Putz-* und *Reinigungsmittel* (Persil, Ata, Imi, Bodenöle usw.). Man muß sich aber sehr davor hüten, hier von vornherein eine Berufsüberempfindlichkeit der Hausfrau oder Angestellten anzunehmen.

Ein sehr instruktives Beispiel, welches zugleich die Resorption des Allergens durch die Atmungswege dartut, ist folgendes:

Eine Büroangestellte bemerkt stets am Anfang der Woche Auftreten von Hautausschlag im Gesicht und an den Händen, der sich im Laufe der Woche bessert, um dann stets von neuem aufzutreten. Als Ursache konnte einwandfrei die am Sonnabend nach Dienstschluß vorgenommene Ölung des Fußbodens mit einem bestimmten Präparat ermittelt werden. Infolge der über Sonntag geschlossenen Fenster und Türen war eine schon durch den Geruch bemerkbare Anreicherung der Zimmerluft mit den Ausdünstungen des Bodenöls entstanden.

Prüft man in anderen Fällen auch auf Nahrungsmittelallergie, so kann man öfters die Feststellung machen, daß nach Elimination des oder der alimentären Allergene das anscheinende Berufsekzem abheilt.

Von den in Gewerbebetrieben verwandten Stoffen seien ferner erwähnt die *Schmier-* und *Bohröle*, namentlich die heute meist verwandten Ersatzöle. In der Kürschnerei ist es das zum Blenden der Felle verwandte *Paraphenylendiamin (Ursol)*, welches zu hartnäckigen Ekzemen (und auch zu Asthma) führen kann. Dieser Stoff ist auch für manche Träger von Pelzwerk nicht ohne Bedeutung.

Beispiele. Eine Geschäftsfrau bemerkt, daß sie stets am Anfang der Woche eine Hautentzündung am Hals und den unteren Gesichtspartien bekommt. Sie führt diese auf den Aufenthalt im Freien am Sonntag zurück, da sie während der Woche die Wohnung nicht verläßt. Läppchenprobe ergibt Überempfindlichkeit gegen die Haare ihres mit einem Pelzkragen versehenen Mantels, den sie nur Sonntags trägt. — Eine andere Patientin leidet — stets nur im Winter — an einem hartnäckigen, völlig therapieresistenten Ekzem eines Ohres. Als Ursache wird ihr Pelzmützchen ermittelt, welches sie koketterweise über das eine Ohr zieht.

In der *Malerei* (Gewerbe und Kunst) kann sowohl die örtliche wie die respiratorische Aufnahme von *Terpentin* zu Hauterscheinungen führen. Ein besonders instruktiver Fall nachstehend:

Ein Kunstmaler leidet seit Jahren an hartnäckigem Ekzem der Hände. Durch Läppchenprobe wird Terpentinüberempfindlichkeit festgestellt. Nach Elimination terpentinhaltiger Farben und Umstellung auf Caseinfarben Abheilung. Nach einigen Wochen Zugang mit starker Rötung, Schwellung und Nässen beider Hände. Ursache: Aufenthalt von etwa einer halben Stunde im Laden seines Farbenhändlers, in dem es stark nach Terpentin roch. — NB. Daß Terpentin durch Einatmung resorbiert wird, ergibt das Auftreten von Veilchengeruch im Urin beim Hantieren mit terpentinhaltigen Farben.

In der Konservenindustrie wird vielfach Hautreizung beim Umgang mit *Spargel* (Asparagus officinalis L.) beobachtet, in der Gärtnerei nach solchem mit *Primeln, Zimmerlinden* (Sparmannia africana L.), auch Tomatenpflanzen (Punica granatum L.) und manchen *Unkräutern.* Die ersteren, namentlich Primula obconica können zu sehr ausgedehnten und hochgradigen Hautreaktionen Anlaß geben.

Beispiel. Ein Primelzüchter erkrankte nach über 20jährigem Hantieren mit dieser Pflanze an einer den ganzen Körper vom Kopf bis zu den Füßen einnehmenden Hautentzündung. Nach Elimination Abheilung. Als nach längerer Zeit versuchsweise ein Hauttest am Unterarm mit einem 1 qcm großen Stück eines Primelblattes angelegt wurde, schwoll binnen wenigen Stunden der ganze Arm in einem an Elephantiasis erinnernden Umfange an.

Gelegentlich wird auch die Überempfindlichkeit gegen den Saft der Rhusarten angetroffen. In Deutschland sind diese Pflanzen wenig verbreitet, in USA. dagegen besonders *Rhus toxicodendron (Giftefeu, Sumach, poison ivy).* Daß dieser auch bei uns zuweilen vorkommt und wegen der relativen Seltenheit nicht als ursächlicher Faktor erkannt wird, zeigen die folgenden Beispiele:

Zwei Gärtner eines Universitätsinstitutes erkrankten gleichzeitig mit starken Hauterscheinungen, besonders an den Händen. Nachforschung ergab, daß sie im Institutsgarten einen alten Baum ausgegraben und zersägt hatten. Es war Giftefeu, ein Überbleibsel des botanischen Gartens, der früher an dieser Stelle gelegen war. — Im Kreise Lebus war jahrelang ein Haus als „Spukhaus" verschrien, da jeder, der dort zu wohnen versuchte, nach kurzer Zeit an ausgedehnten Hauterscheinungen erkrankte. Ein Botaniker löste das Rätsel: Das Haus war über und über mit Giftefeu bewachsen.

Der Saft einer anderen Rhusart, *Rhus vernicifera,* wird zum Herstellen von Lackkästen und zum Lackieren der Figuren des Mah-Jongg-Spieles verwandt. Das öftere Hantieren mit diesen führt zu Ausschlägen an den Fingerspitzen der Packer und häufig auch der Benützer.

Der gewerblich aber auch in der Kosmetik als Nagellack viel verwendete Zaponlack ist hier anzuschließen, da er — soweit festzustellen war — mit jenem verwandt oder identisch ist. Er führt gelegentlich zu Gesichtsekzemen bei den diesen Schönheitskult treibenden „Damen".

Daß eine ganze Reihe von meist *exotischen Hölzern* zu allergischen Hautreaktionen führen können (Mahagoni-, Makassar-, Cocoboloholz u. a.), ist in den betreffenden Gewerbebetrieben meistens bekannt.

Hier anzuschließen ist auch das *Bergamottöl* (von Citrus aurantium ssp. Bergamia Wight), ein Bestandteil des „Kölnischen Wassers". Seine Wirkung kommt allerdings nur bei gleichzeitiger Einwirkung von Ultraviolettstrahlen, und zwar in Form von Pigmentierung zustande. Das gleiche scheint auch für die Mehrzahl der Fälle von „*Wiesenpflanzendermatitis*", Dermatitis pratensis, zu gelten. Zu diesen Pflanzen gehört unter anderem die Schafgarbe (Achillea millefolium).

Wir schließen hier die Stoffe an, welche in der Kleidung, Wäsche und sonstigen Gebrauchsgegenständen vorkommen, soweit sie nicht schon in anderem Zusammenhange erwähnt wurden. Da sind es zunächst bestimmte Stoffarten: *Wolle, Kunstseide,* seltener *echte Seide.* Bei Kunstseide ist zu vermerken, daß die Herstellungsart erheblichen Unterschied ausmachen kann, je nachdem der Spinnfaden, z. B. in Essig- oder in Schwefelsäure usw. eingeführt wurde. — Der in bestimmten Bekleidungsstücken enthaltene *synthetische Gummi* ist recht häufig als Ursache für Hautreizungen anzuschuldigen (Büstenhalter, Damenstrumpfbänder, auch Schwammgummiunterlagen auf Operationstischen). — *Chromgegerbtes Leder* in Schuhen oder den Schweißbändern in Herrenhüten wirkt ebenfalls nicht selten hautreizend. Seltener wohl die *Schuhkappensteife* in den modernen Schuhen. Obwohl es nicht ausgeschlossen ist, daß manches Ekzem der Zehen sowie an den Händen der Arbeiter (Herstellung) hierauf zurückzuführen ist. Wenig bekannt ist, daß die Telephonhörer sowohl am Ohr wie an der Hand infolge des Gehaltes an *Acridinverbindungen* des Kunstharzes, aus dem sie hergestellt sind, zu ekzemartigen Reizungen führen können.

Aëroplankton.

Die durch die Atmung aufgenommenen Stoffe lassen sich einteilen in gasförmige und geformte. Zu den ersteren gehören bestimmte „*Gerüche*“: von Pferdeurin, Parfüm oder Blumen, auch Mottenpulver. Zu den letzteren alles das, was man unter dem Namen Aëroplankton zusammenfaßt. Dieses enthält Schimmelpilzsporen, Teilchen von Haaren, Federn und Staub. Auch bestimmte *Gesichtspuder* (Veilchenpuder z. B.) sind hier zu erwähnen.

Beispiele. Hr. K., 34 Jahre, Kaufmann, leidet seit Jahren an Asthma und Hautausschlägen, welche in unbestimmten Zwischenräumen auftreten. Er hat selbst herausgefunden, daß das Asthma nur bei Aufenthalt in bestimmten Räumen auftritt, ferner, daß, sobald er mit Katzen in Berührung kommt, binnen kurzem seine Gesichtshaut sich rötet und stark juckt, begleitet von einem Asthmaanfall. — Fräulein K., 56 Jahre, Lehrerin, hochgradige Allergikerin, idiosynkrasisch gegen etwa 10 Nahrungsmittel reagierend, darunter auf Fisch, bemerkt regelmäßig eine Rötung und Anschwellung der Gesichtshaut, wenn sie in die Nähe einer Stelle kommt, wo Fische gebraten werden. Das gleiche konstatierte sie, als sie zu Beginn des Winters etwa $1/_2$ Stunde in einem Autobus neben einem Mitfahrenden gesessen hatte, dessen Kleider nach Mottenpulver rochen. — Fr. v. S., 42 Jahre, passionierte Reiterin, bekommt Rötung und Jucken des Gesichts, sobald ihr Pferd nach längerem Galopp anfängt am Halse zu schwitzen.

Anzuschließen sind hier die Fälle, bei denen der Umgang mit Kanarienvögeln oder Wellensittigen zu allergischen Hautreaktionen führen. Es bleibt dabei die Frage offen, ob diese auf die Einatmung von Federpartikeln oder der verstaubten Exkremente der Vögel zurückzuführen sind.

Wenn auch die zur letzteren Gruppe gehörenden Substanzen allgemein nur selten allergische Erscheinungen an der Haut auslösen, sondern mehr an den Schleimhäuten (Rhinitis, Asthma), so muß doch die Bedeutung der durch das Aëroplankton zugeführten Allergene als auslösende Faktoren für bestimmte Ekzemformen hervorgehoben werden.

Körpereigene Stoffe.

Zu erwähnen ist schließlich noch, daß die Haut auch gegen *körpereigene* Stoffe allergisch reagieren kann. Mit Sicherheit läßt sich das allerdings vorläufig nur vom *Schweiß* sagen. Es kommt ab und zu vor, daß ein Patient eine ausgedehnte Urticaria bekommt, wenn er in Schweiß gerät. Wahrscheinlich hat auch der Hauttalg eine — allerdings andersgeartete — allergene Wirkung (s. Seborrh. Ekzematoid, S. 82).

Nahrungsallergene.

Über die *Nahrungsmittelidiosynkrasie*, auch nutritive oder alimentäre Allergie genannt, wurde schon oben bei Besprechung des Leukotests (S. 64) das Wesentliche gesagt. Nachzuholen ist noch, daß es keine sog. „gruppenspezifische" Allergie gibt, wie man das eine Zeitlang angenommen hat. Es kann also sehr wohl bei demselben Patienten gleichzeitig eine Allergie gegen Fleisch, Fett und Kohlehydrate vorliegen. Daß auch innerhalb derselben Gruppe Unterschiede in der Allergennatur vorhanden sein können, ist gleichfalls wichtig. Das sog. weiße Fleisch ist gegenüber dunklem in keiner Weise weniger als Allergen stigmatisiert. Wovon die allergene Eigenschaft der einzelnen Nahrungsmittel abhängt, ist bis jetzt nicht bekannt. Wohl aber hat die Erfahrung gelehrt, daß gewisse Nahrungsmittel häufig, andere wieder selten als Allergen wirken. Man kann auf Grund des Überblickes über ein großes Material eine Art „Rangliste" aufstellen. Nach unserer bisherigen Erfahrung wirken in abnehmendem Maße als Allergene: Milch (aber nicht Sahne), Kochsalz, Eigelb, Eiklar, Schweine- und Hammelfleisch, Zucker, Roggenbrot, Kartoffeln, Seefisch. Selten wirken: unter anderem schwarzer Tee, Weißbrot, Süßwasserfisch. Von den saisonbedingten häufig: Erdbeeren, Spargel, Rhabarber, Tomate, Spinat, Krebse, Hummern.

Eine alimentäre Allergie braucht sich nicht immer sofort an der Haut zu manifestieren. Es können zunächst an anderen Organen, dem Verdauungs- oder Respirationstractus Erscheinungen auftreten. Bei dem ersteren sind es „Magenbeschwerden", Sodbrennen, Brechreiz, Durchfälle oder Obstipation, bei letzterem Rhinitis, meist mit migräneartigen Anfällen verbunden. Auch das sehr quälende Brennen der Zunge, *Glossitis*, dürfte in den meisten Fällen allergisch bedingt sein. Das gleiche gilt für die sog. *Reizblase* und manche Fälle von *unspezifischer Urethritis*.

Es ist also wichtig, daß der Arzt nicht nur die Symptome seitens der Haut, sondern auch die an anderen Organen auftretenden beachtet und richtig bewertet.

Beziehungen zwischen Idiosynkrasie und Infektionsallergie.

Dies leitet über zu einem sehr wenig beachteten, aber in Zukunft vermutlich sehr bedeutungsvollen Problem. Das betrifft das gleichzeitige Vorhandensein von Idiosynkrasie (Nahrungsmittel-, Arzneistoff- usw. Allergie) und Infektionsallergie. Prüft man die eigene und die Familienanamnese bei einer großen Anzahl von „Hautallergikern", so ist es ganz erstaunlich, wie häufig neben den sog. obligaten allergischen Krankheiten (Asthma, Heufieber, Rhinitis, Migräne, „Ekzem") überstandene oder noch vorhandene Infektionen an inneren Organen gefunden werden: Wurmfortsatzentzündungen, Cholecystitis, Pyelitis, Cystitis, vor allem auch rheumatoide Erkrankungen und Ischias. Die nachstehende Krankengeschichte illustriert das sehr treffend:

Fräulein E. S., 40 Jahre. 8. Lebensjahr Lungenentzündung, 10. Lebensjahr Diphtherie. 14.—22. Lebensjahr häufig Anginen, 21. Lebensjahr Muskelrheumatismus, 22. Lebensjahr Mandelausschälung, 23. Lebensjahr Blinddarmoperation, 25. Lebensjahr „ganz schwere Infektion" mit Mundfäule, 27. Lebensjahr Nierensteinkolik (Oxalatstein abgegangen), 28. Lebensjahr Gallensteinkolik. *Daneben* seit dem 13. Lebensjahr häufige Anfälle von *Urticaria* schwerster Art. Derzeit außer Urticaria starke Migräneanfälle.

Es ist heute schon mit einer gewissen Sicherheit anzunehmen, daß bei zu Allergie disponierten Individuen durch akute Infektionskrankheiten in der Kindheit (Masern, Scharlach, Diphtherie, Keuchhusten), durch später interkurrierende Infektionskrankheiten (Grippe, Bronchitis) oder durch zur Zeit bestehende chronische Infektherde (chronische Streptomykose W. H. Veils, focal infection) die Sensibilität geweckt wird, so daß eine Anfälligkeit für allergische Reaktionen an den verschiedensten Organen, auch der Haut natürlich, und gegen die verschiedensten Allergene, bakterielle und nichtbakterielle, entsteht. Anders ausgedrückt: Bakterielle Infektionen können zur idiosynkrasischen Reaktionsbereitschaft führen. Wenn dem aber so ist, so liegt es nahe, anzunehmen, daß die idiosynkrasische Reaktion auch ihrerseits für die bakterielle Infektion und die durch sie bedingte Allergie von Bedeutung ist. Das ist in der Tat der Fall. So konnten wir feststellen, daß die bei Tuberculosis luposa vorhandene allergische Reaktionsbereitschaft durch bestimmte alimentäre Allergene gesteigert, durch ihre Ausschaltung dagegen wesentlich vermindert wurde.

Von diesen Beobachtungen ausgehend lösen sich auch die Widersprüche in der Beurteilung der Erfolge der kochsalzfreien Kost (Gerson-Sauerbruch) bei allen Formen der Tuberkulose: Für solche Patienten, die keine Allergie gegen NaCl haben, ist diese Kost ohne therapeutische Bedeutung. Dagegen ist der NaCl-Entzug bei bestehender Überempfindlichkeit von größter Wichtigkeit, wie uns die Erfahrungen bei unseren Hauttuberkulosepatienten gelehrt haben.

Idiosynkrasie und endogene Faktoren.

Mit den vorstehenden Betrachtungen sind wir bereits zu den *endogenen Faktoren*, die zur Allergie disponieren, übergegangen. Hier ist unser Wissen noch sehr unvollkommen. Als feststehend kann zunächst gesagt werden, daß der leptosome Körperbau gegenüber dem pyknischen entschieden stärker disponiert ist (Kretschmer, Hanhart). Das weist seinerseits wieder darauf hin, daß Erbfaktoren eine bedeutende Rolle spielen. So kommt es gelegentlich, wie wir und andere an Ahnentafeln nachweisen konnten, durch Kumulation der Gene vermutlich, zur „Züchtung“ von hochgradigen Allergikern. Zu beachten ist dabei, daß *nicht vererbt* wird: a) die Krankheit als solche, b) die Spezifität der Idiosynkrasie, c) der klinische Reaktionstypus. — Das bedeutet, daß das Kind eines Asthmatikers z. B. nicht ebenfalls an Asthma zu erkranken braucht, sondern eine andersartige idiosynkrasische Reaktion (Ekzem, Heufieber usw.) aufweisen kann. Ferner, um bei diesem Beispiel zu bleiben, daß bei ihm eine Nahrungsmittelidiosynkrasie vorliegen kann, während der Elter gegen die Allergene des Aëroplanktons überempfindlich ist. Daß eine Krankheit als solche nicht vererbt werden kann, bedarf keiner weiteren Ausführung und ist heute wohl allgemein anerkannt.

Eine besonders ausgesprochene Erbgebundenheit ist bei den an exsudativem bzw. spätexsudativem Ekzematoid leidenden Patienten (S. 79) nachweisbar.

Neben der allgemeinen Körperdisposition gibt es aber auch noch eine *örtliche* der Haut. So kann häufige Einwirkung eines Allergens auf eine bestimmte Hautstelle diese sensibilisieren, ohne daß notwendig auch die übrige Haut daran teil hat. In solchen Fällen beweist der negative Ausfall der Läppchenprobe an einem herdfernen Ort natürlich gar nichts. Auch die Einwirkung anderer exogener Faktoren auf eine Hautstelle (Licht, Reibung, Se- und Exkrete usw.) mag im Einzelfalle örtlich disponierend wirken. Bekannt ist, daß Vitiligostellen (S. 90) auffallend reaktionslos bleiben können. Umgekehrt wurde ein Chininexanthem nur an einem, vorher an Phlegmone erkrankten Bein gefunden (Urbach). Diese Beobachtungen weisen auf die Beteiligung der Hautnerven in irgendeiner Weise hin, mehr läßt sich zur Zeit nicht sagen. In sehr vielen Fällen bleibt es völlig unklar, warum gerade gewisse Hautstellen bevorzugt werden, andere wieder nur sehr selten.

Wir beenden hiermit die Übersicht über die exogenen und endogenen Faktoren, welche zu idiosynkrasischen Hautreaktionen führen, und gehen im folgenden zu den klinischen Erscheinungsformen dieser Reaktionen über. Wir konnten und wollten hier keine Vollständigkeit anstreben und waren bemüht, das für die Praxis Wesentliche möglichst verständlich darzustellen.

Klinik der idiosynkrasischen Reaktionen der Haut.

Allgemeines. Die Zahl der Reaktionstypen der Haut bei Idiosynkrasie ist im Vergleich zu der Vielzahl von Allergenen, welche sie auszulösen vermögen, verhältnismäßig beschränkt. Das rührt zum Teil davon her, daß die „Reaktions-möglichkeiten" des Hautgewebes relativ eingeengt sind, wie das übrigens auch von anderen Organen (z. B. der Leber) neuerdings erkannt worden ist (Schmeng-ler). Es kommt ferner hinzu, daß nicht die Allergene selbst, sondern die von ihnen erzeugten Reaktionskörper, die Reagine, die Hauterscheinungen hervorrufen. Die Reagine (H-Substanzen) stehen sich offenbar sämtlich chemisch sehr nahe und lösen daher auch dieselben oder sehr ähnliche Hautreaktionen aus. Man kann — mit gewissen Einschränkungen — sagen, daß die allergische (Antigen-Antikörper-) Reaktion nicht unbedingt von einer bestimmten chemischen Konstitution eines Allergens abhängt. Es kann ferner aus der Form der klinischen Erscheinungen nicht ohne weiteres auf die Art des in Betracht kommenden Allergens geschlossen werden. Anders ausgedrückt: *Hautreaktionen klinisch gleicher Form können durch Allergene ganz verschiedener Art ausgelöst werden.* Diese Grundregel erfährt allerdings gewisse Abwandlungen, bedingt durch den Aggregatzustand eines Allergens (fest, flüssig, gasförmig), durch die Art der in Betracht kommenden Einverleibung bzw. der „Eintrittspforte", durch die ein- oder mehrmalige Einwirkung der Allergene, durch zusätzliche Einwirkung gewisser exogener oder endogener Faktoren, die uns nur zum Teil bekannt sind. Keine wesentliche Rolle spielt im allgemeinen die *Menge* des Allergens. Allergie ist ein qualitatives, kein quantitatives Problem, das muß immer wieder betont werden.

Entsprechend der oben erwähnten beschränkten Reaktionsmöglichkeiten des Hautgewebes kommen als Reaktions*orte* nur Epidermis und Cutis in Betracht. Warum in dem einen Falle, wie bei der Urticaria, die Reaktion ausschließlich oder vorwiegend in der Cutis, beim Ekzem dagegen in der Epidermis und Cutis lokalisiert ist, das entzieht sich vorläufig noch der Kenntnis. Das gleiche gilt für die Tatsache, daß bei manchen allergischen Affektionen bestimmte Hautgebiete bevorzugt befallen werden, während in anderen Fällen Neigung zu universeller Ausbreitung vorhanden ist. Aber auch beim Einzelfalle kann vielfach eine individuelle Verschiedenheit in dieser Beziehung beobachtet werden. Daß dies unter dem Einfluß nervöser Regulation steht, ist als sicher anzunehmen. Unbekannt ist es aber, wo die Regulationszentren gelegen sind, ob sie im Rückenmark oder im Gehirn (Diencephalon) zu suchen sind oder in beiden, und welchen besonderen Einflüssen sie unterworfen sind.

Als weiteres erschwerendes Moment für eine Einteilung kommt das sprachliche hinzu. Das ergibt sich aus der historischen Entwicklung: Mit dem Fortschreiten der Aufklärung der Causa, die wir als die Summe der exo- und endogenen Faktoren, welche zum Zustande-kommen eines Krankheitsbildes essentiell sind, definierten, ergab sich ein Mangel an Bezeichnungsmöglichkeit. Denn die aus der morphologisch- deskriptiven Periode stammenden Namen erwiesen sich als nicht mehr ausreichend. Der Neuschaffung von Bezeichnungen sind aber auch gewisse Grenzen gesetzt, sowohl nach der rein sprachlichen Seite hin wie nach der sachlichen, das darf nicht außer acht gelassen und sollte für die Beurteilung unserer Versuche, zu adäquateren Bezeichnungen zu gelangen, berücksichtigt werden. Ich habe schon früher wiederholt betont, daß mir an der Beibehaltung der von mir vorgeschlagenen Namen gar nichts liegt, daß ich vielmehr jederzeit bereit bin, andere, passendere zu akzeptieren. Darüber wird ja wohl Übereinstimmung herrschen, daß der Versuch gemacht werden muß, Bezeichnungen zu schaffen, die den Fortschritten in der Erkenntnis besser gerecht werden als ein Teil der bisherigen.

Das Dermatitis-Ekzem-Problem.

In der von mir (1921) erstmals aufgestellten Einteilung der Hautkrankheiten hatte ich die zwei Hauptgruppen Dermatitis und Dermatopathia einander gegenübergestellt. Die erstere die vorwiegend exogen, die letztere die vorwiegend endogen entstehenden Affektionen umfassend, wobei zugleich durch das Affix -itis die Akuität, durch -pathia der chronische (Leidens-)Zustand hervorgehoben werden sollte. Diese Einteilungsgrundlage hat sich im ganzen gesehen auch heute noch bewährt. Nur an einer Stelle, das war mir damals schon klar, bestehen Schwierigkeiten, das ist das Ekzemproblem.

Wir verzichten darauf, die früheren Gedankengänge hier wiederzugeben und beschränken uns auf die Darstellung der Situation, wie sie sich heute bietet.

Diese ist — kurz gesagt — so, daß wir jetzt erkannt haben, daß es zahlreiche Fälle gibt, bei denen die oben erwähnten Kriterien für ihre Zuteilung zu der einen oder der anderen Gruppe nicht anwendbar sind. Dies deshalb, weil

1. ein Teil der Fälle klinisch als Dermatitis imponiert, ätiopathogenetisch aber als gleichberechtigt sowohl einen exogenen Faktor, das oder die Allergene, wie als endogenen Faktor die allergische Disposition aufweist;

2. ein anderer Teil klinisch als Ekzem anzusprechen ist, tatsächlich aber die gleichen Merkmale wie zu 1. aufweist. Das führt unausweichlich zu dem Schluß, daß von der klinischen Form aus gesehen eine Zuteilung bzw. Benennung überhaupt nicht möglich ist. Und diese Erkenntnis war es auch, die mir seinerzeit die Aufstellung des exsudativen Ekzematoids ermöglichte. Denn in Erweiterung der genannten Erkenntnis kam ich zu dem Schlusse, daß in dieses Krankheitsbild eine Reihe klinisch voneinander unterschiedener Formen (Ekzem, Neurodermie, Prurigo) gehörten. Sie erwiesen sich als allergische Reaktionen der Haut, hervorgerufen durch identische Allergene.

Infektionsallergisches Ekzem.

Während ich aber, dem damaligen Stande der Forschung entsprechend, nur an idiosynkrasische Allergene dachte, hat es sich inzwischen herausgestellt, daß auch auf dem Boden der Infektionsallergie klinisch ähnliche oder gleiche Krankheitsbilder entstehen können. Das muß hier zur Ergänzung der Ausführungen über die Infektionsallergie (S. 56) nachgetragen werden.

Die Zahl dieser Fälle ist anscheinend gering, sie können aber doch nicht völlig übergangen werden. Das folgende Beispiel erläutert die Situation am besten:

Fräulein Sch., 26 Jahre. Seit Jahren bestehen Hauterscheinungen im Gesicht, insbesondere in der Gegend der Ohren und Wangen, sowie der Augen, hier zu schweren Bindehaut- und Hornhautaffektionen führend, die klinisch bald als Ekzem, bald als seborrhoisches Ekzematoid, bald als Dermatitis imponierten. Behandlung (unter anderem Röntgenstrahlen) brachte vorübergehend Besserung, war aber stets von baldigen Rezidiven gefolgt. Nach $1^{1}/_{2}$jähriger Behandlung, teils auf der Hautabteilung, teils auf einer Station für Kieferkrankheiten, wegen einer gleichzeitig bestehenden chronischen Kieferhöhleneiterung, wurde zu deren Beseitigung Penicillinbehandlung eingeleitet. Anregung hierzu gab die Feststellung, daß kulturell im Nasensekret Streptococcus haemolyticus gefunden wurde. Nach Verabreichung von intramuskulär 500 000 IE Penicillin verschwanden geradezu schlagartig nicht nur die Erscheinungen seitens der Kieferhöhle, sondern auch *sämtliche Erscheinungen der Haut*, verbunden mit einer auffallenden Besserung des Allgemeinzustandes. Patientin ist seit $^{3}/_{4}$ Jahr rezidivfrei.

Es hat sich also um einen Fall gehandelt, bei dem auf dem Boden der Infektionsallergie durch einen Infektionserreger Hauterscheinungen verschiedener Art, früher einfach als Ekzem angesehen, hervorgerufen und durch Elimination des Allergens (Streptococcus haemolyticus) restlos beseitigt wurden.

Erst die Zukunft wird lehren, wie groß die Zahl der in diese Kategorie gehörigen Fälle ist. Wir begnügen uns vorläufig mit diesem Hinweis. Wir sind nunmehr auch geneigt, die Möglichkeit in Erwägung zu ziehen, daß zwei relativ wohl umrissene Krankheitsbilder hierher gehören: die Dermatitis herpetiformis und das Oedema Quincke. Allerdings mit der Einschränkung, daß in einem Teil der Fälle auch Idiosynkrasie, also nichtinfektiöse Allergie gleichzeitig oder allein in Betracht kommt. Sie würden dann eine ähnliche Stelle wie die Purpura

einnehmen, bei der wir sowohl eine infektiös-allergisch bedingte wie eine idiosynkrasisch bedingte kennen. Die beiden genannten Affektionen werden daher
am Schlusse dieses Kapitels besprochen werden.

Idiosynkrasische Exantheme.

Es ergeben sich aber auch noch weitere Folgerungen, in ähnlicher Weise wie
die — von uns nicht besprochenen — infektiösen Exantheme (Masern, Scharlach)
möglicherweise auf infektionsallergische Reaktionen der Haut zurückzuführen
sind (vgl. die Leukopenie bei Scharlach), sehen wir auch idiosynkrasisch bedingt
das Auftreten von *Exanthemen*. Es kommen hierfür vor allem Arzneistoffe in
Frage, daher die Bezeichnung *„Arzneiexantheme“*. Warum diese Stoffe besonders
gern — aber nicht ausschließlich — diese Reaktionsform auslösen, harrt noch der
Aufklärung. Als Exantheme werden herkömmlich akut und mehr oder minder
universell auftretende umschriebene Hautrötungen (Flecke) bezeichnet. Vielfach
erinnern sie an die bei Masern, Röteln oder Scharlach auftretenden Hauterscheinungen. Man spricht dann von scarlatiniformen, morbilliformen usw. Exanthemen.
Sie können nach relativ kurzem Bestand spurlos oder unter Hinterlassung von
Pigmentierung verschwinden, können aber auch in ihrer erstmaligen Gestalt
persistieren (fixe Exantheme) oder schließlich der Um- und Weiterbildung in
Dermatitis oder „Ekzem“ unterliegen. Von Arzneistoffen sind es besonders
Chinin, Antipyrin, Pyramidon, Copaiva, As und Hg. Das letztere braucht aber
nicht unbedingt in seiner Eigenschaft als Arzneistoff zugeführt zu sein, wie
folgendes Beispiel zeigt, welches ich noch in der ehemaligen K. Marine erlebte:

Etwa 30jähriger Maat. Patient der Gonorrhöestation, erkrankt mit scharlachartigem,
universellem Ausschlag und Fieber, ohne Rachenerscheinungen. Diagnose: Hg-Exanthem (?).
Kontakt mit Hg in irgendeiner Form zunächst nicht feststellbar, bis eine Durchsuchung seines
Nachttisches einen zerbrochenen Rasierspiegel zutage förderte. Nach Entfernung desselben
rasche Abheilung des Exanthems. — Ein ganz ähnlich gelagerter Fall kam in neuester Zeit
zur Beobachtung bei einem hochgradigen Allergiker (Läppchenprobe auf Hg positiv). Hier
war nach Entfernung des zerbrochenen Rasierspiegels ein Rezidiv zu verzeichnen, als Allergen
wurde diesmal ein Nahrungsmittel, Spinat, einwandfrei festgestellt.

Diese Fälle beweisen zunächst, daß ein Allergen auch bei Aufnahme durch
den Respirationstrakt wirksam werden kann. Der zweite Fall ist zugleich ein
Beispiel für die „Plurivalenz“ der Allergene. Er bot außerdem, das sei hier nachgetragen, ein Beispiel für die „Polymorphie“ der Hauterscheinungen, denn bei
ihm waren sowohl exanthem- wie ekzemartige Formen der Hauterscheinungen
nebeneinander vorhanden.

Dermatitis allergica oder idiosynkrasica.

Während sich die allergische Reaktion beim Exanthem im allgemeinen in
der Cutis und in dieser vorwiegend am Capillarsystem abspielt, ist bei der Dermatitis
außerdem die Epidermis wesentlich mitbeteiligt. In dieser kommt es zu einer Ödembildung, die sich zunächst in einer fleckförmigen Ansammlung von Serum in den
Intercellularspalten der Stachelzellenschicht kundgibt. Histologisch entsteht so
im Durchschnitt ein wabenartiges Aussehen, da die Stachelzellen stellenweise auseinandergedrängt werden (Status spongioides). Es ist leicht einzusehen, daß dieser
Vorgang den normalen „Verhornungsablauf“ empfindlich stört. Und das wird
in der Tat dadurch deutlich, daß im weiteren Verlauf, nach Resorption des Ödems,
eine feine Abschuppung parakeratotischer Hornschüppchen einsetzt, die eine feine
Krause (Colerette) erkennen lassen. Diese gleiche Krause wird — selbstverständlich — aber auch dann, und zwar besonders deutlich erkennbar, wenn sich aus dem
Status spongioides ein Status vesiculosus entwickelte. Das heißt das intraepidermidale Ödem so stark wurde, daß, wiederum fleckweise, die oberen Epidermis-

lagen nach außen vorgedrängt wurden und mit dem Auge erkennbare Bläschen entstanden waren. Das ergibt *klinisch* das „klassische" Bild der „Dermatitis acuta": auf diffus geröteter Haut zahlreiche, etwa hirsekorngroße Bläschen. Geht der Prozeß weiter, so können sich die Bläschen zu Blasen umbilden, die dann platzen und die tieferen Epidermislagen offen liegen lassen. Aus deren Saftspalten ergießt sich dann reichlich Serum (Status madidans). Das gleiche Bild kann aber auch dadurch entstehen, daß sofort vom Status vesiculosus aus durch Platzen der Bläschen und flächenhafte Abhebung der Hornschicht ein Freilegen der unteren Epidermisschichten zustande kommt. Je nach dem Grade der entzündlichen Reaktion bzw. der Ödemneigung kann das Nässen sehr profus sein, dann ist die Bildung von Schuppenkrusten, meist nur in den Randpartien, vorhanden. Andernfalls kann die erodierte Hautfläche von Krusten bedeckt sein, unter denen es dann infolge Anwesenheit von Bakterien (Staphylococcus albus, Proteus, Pyocyaneus usw.) zur Bildung von übelriechender Sekretion kommt. — Ist die Entzündung abgeklungen, so rücken von den unteren Epidermislagen neue Zellen nach oben, der normale Verhornungsablauf kommt wieder in Gang und die Restitutio ad integrum ist dann bald wieder hergestellt.

Die subjektiven Beschwerden, die die Dermatitis auslöst, bestehen im wesentlichen im Gefühl von Brennen, nicht von Jucken. Das ist einer der wesentlichen Unterschiede gegenüber dem Ekzem.

Erythrodermia idiosyncrasica.

Hat dieser soeben geschilderte Zustand die ganze Haut oder große Teile derselben ergriffen, so entsteht das klinische Bild der *Erythrodermie*. Er kann sich auch aus dem 3. Stadium heraus entwickeln. Vielfach geht er, nach Rückgang der akuten Erscheinungen (Rötung, Ödem), in ein „chronisch-infiltratives" Stadium über. Die Cutis ist verdickt infolge der zahlreichen perivasculären Infiltrate, der Wucherung von Fibroblasten und Quellung des fibrillären Bindegewebes (der kollagenen Fasern). Dieser Zustand kann sehr lange andauern und ist von Erythrodermien anderer Ätiologie oft nur schwer auseinanderzuhalten. Erythrodermie ist also keine Krankheit an sich, sondern ein Syndrom, welches sich auch bei Psoriasis, Morbus Hodgkin, Leukämie, Morbus Symmers findet. Die Diagnose ergibt sich aus der Vorgeschichte, dem Vorliegen sonstiger Anzeichen, dem Blutbefund und vor allem aus der histologischen Untersuchung.

Die *Behandlung* der Dermatitis beider Formen muß sich in erster Linie die Aufdeckung und Beseitigung des anzuschuldigenden Allergens zum Ziel setzen. Weiter ist anzustreben, die Allergiebereitschaft des Organismus herabzusetzen. Das geschieht durch Zuführung von Calcium oder Tecesal intravenös, besser noch Homoseran (1—2mal täglich 10—20 ccm intramuskulär) sowie durch kalifreie Kost (Ausschaltung von Kartoffeln). Zur Entwässerung, vielleicht auch zur „Umstimmung" sind wöchentlich 1—2 Carreltage (S. 5) einzuschalten. Örtlich: Puder. feuchte Umschläge mit schwachen Bor-, Salicyl-, Tannin-, $AgNO_3$- oder NaCl-Lösungen. Später Zinköl (Rezept 31), weiche Zinkpaste oder Zinkschüttel (Rezept 8). Lokale oder Ganzbäder mit Kalipermanganat, Kleieabkochung oder dergleichen können angebracht sein. Nach Rückgang der akuten Erscheinungen: Tumenolzinkpaste (1—2%, ansteigend bis 10%).

Die Behandlung der Erythrodermie vollzieht sich im wesentlichen nach den gleichen Grundsätzen. Hier wird namentlich von dem „Puderbett" häufiger Gebrauch zu machen sein. Bei der chronischen Form sind Teerpasten (Rezept 43, 44) in steigender Konzentration sowie Röntgenstrahlen angezeigt.

Ekzem.

In der gleichen Weise wie die Dermatitis allergica ist die Entstehung der klinisch als Ekzem zu bezeichnenden Hautveränderungen sowohl durch Allergeneinwirkung von außen her, also der Haut, wie durch eine solche über eine der anderen Eintrittspforten, in erster Linie vom Verdauungstractus aus möglich. Die von äußeren Einwirkungen aus entstehenden sollen als Kontaktekzeme bezeichnet werden.

Das *Kontaktekzem* entsteht primär an der oder den Stellen der Haut, wo eine allergene Substanz örtlich zur Einwirkung gelangte, sekundär können allerdings im weiteren Verlaufe auch noch andere Stellen befallen werden. Dies wird als Springen bezeichnet. Worauf dieses Phänomen beruht, ist zur Zeit noch nicht mit voller Sicherheit zu sagen. — Hauptbefallsstellen für das Kontaktekzem sind diejenigen Körperregionen, welche Umwelteinflüssen besonders leicht ausgesetzt sind. Das sind: Hände, Füße, Unterarme und -schenkel, die Umgebung der Körperöffnungen (Mund, Anus, Genitale). Am Rumpf, einschließlich dem Gesäß, sind diese Ekzeme sehr selten. Eine Ausnahme bilden bei Frauen die Mammae, die Gegend unter diesen, sowie bei fetten Leuten die Haut unter der Bauchfalte.

Die hier in Betracht kommenden Allergene gehören fast ausschließlich der Gruppe der gewerblichen Allergene an. Auf die oben gebrachte Übersicht (S. 67) wird verwiesen. Daß gelegentlich auch andere Stoffe in Frage kommen, möge durch folgendes Beispiel belegt werden:

Herr M., 53 Jahre, Großkaufmann, leidet seit vielen Monaten an einem stark juckenden Ekzem an den Händen, Unterarmen und dem Halsausschnitt der Brust. Während eines Aufenthaltes in Italien völliges Verschwinden. 2—3 Wochen nach Rückkehr der alte, durch keine Behandlung zu beeinflussende Zustand. Eingehende Überprüfung seiner Lebensgewohnheiten ergab schließlich folgendes: Er ist gewohnt, morgens, noch im Schlafanzug, seine Goldfische mit getrockneten Wasserflöhen (Daphnia pulex oder sima) zu füttern, wobei er diese mit den Fingern auf das Wasser streut und eine gewisse Staubentwicklung entsteht. Läppchenprobe mit einer kleinen Menge angefeuchteter Wasserflöhe ergab starke Hautreaktion. Nach Ausschaltung Abheilung.

Als Beispiel für die Ekzementstehung durch gewerbliche Allergene bei außerberuflicher Einwirkung folgender Fall:

Kind, M. L., 9 Jahre, leidet seit Monaten an einem Ekzem beider Nates in der Gegend der Glutaealfalte. Kinderärztliche Behandlung ohne Erfolg. Ermittlung ergibt, daß etwa 4 Wochen vor dem ersten Auftreten der Erscheinungen die Klosettsitze der Wohnung neu lackiert worden waren. Nach Entfernung der Lackfarbe von den Sitzen restlose Abheilung.

Einen früher nicht im entferntesten geahnten Umfang bilden die Ekzeme, welche durch Nahrungsmittel, Genußmittel und Arzneistoffe bei Aufnahme von „innen her" entstehen. Ihr Auftreten geschieht an den verschiedensten Stellen der Haut, ohne daß es im Einzelfalle klar ist, warum gerade diese Stellen befallen sind.

Beispiele. Herr K., 36 Jahre, Kaufmann, leidet seit über einem Jahre an einem jeder Behandlung trotzenden Ekzem beider Hände. Kontaktekzem ist nahezu sicher auszuschließen, dagegen ergibt die Durchforschung seiner sonstigen Lebensführung, daß er aus Liebhaberei Zucht von Enten betreibt und täglich deren Eier ißt. Leukotest ergibt stark positiven Ausfall auf diese. Nach Ausschaltung rascheste Abheilung. — Herr W., 60 Jahre, Hausverwalter, leidet seit langem an einem Handekzem, welches trotz wiederholter Röntgenstrahlenbehandlung immer wieder rezidiviert. Leukotest ergibt positiven Ausfall auf Johannisbeermarmelade eigener Herstellung. Nach Ausschaltung Abheilung. — Herr B., 26 Jahre, Student, wurde in einem auswärtigen Sanatorium wegen Nervenleidens behandelt. Im Laufe der Behandlung tritt am Scrotum ein Ekzem auf, welches ihn sehr quält und gegen jede Therapie refraktär ist. Als Allergen konnten die ihm reichlich und regelmäßig verabfolgten Barbitursäurepräparate ermittelt werden. Nach deren Ausschaltung Abheilung. — Herr F., 59 Jahre, Werksdirektor, leidet seit Monaten an einem Ekzem der Hände und Unterarme. Dieses verschwindet, sobald er Berlin für einige Zeit verläßt, tritt aber stets einige Zeit nach Rückkehr wieder auf. Leukotest ergibt positiven Ausfall auf Sojabohnenöl, dieses wird in seiner

Werkskantine, in der er zu Mittag ißt, zum Kochen verwendet. Nach anderweiter Einnahme des Mittagsmahles Abheilung. — Sehr instruktiv ist folgender Fall: Herr S., 67 Jahre, Sozialrentner, kommt wegen seit Jahren immer wieder rezidivierenden Ekzemen an den Armen und Beinen zur Aufnahme. Da die Befragung ergibt, daß seine Frau ein Geschäft betreibt, in dem Heringe verkauft werden und er den öfteren Genuß derselben zugibt, wird zunächst ein Läppchentest mit Heringssaft angeordnet. Der Stationsarzt glaubt, ein Übriges tun zu müssen und spritzt dem Patienten etwa $^1/_2$ ccm verdünnten Heringssaft intracutan ein. Folge: eine universelle Dermatitis mit schwersten, schockartigen Allgemeinerscheinungen, daneben starke Verschlechterung des morphologisch sich deutlich von der Dermatitis abhebenden Ekzems. Infolge der hochgradigen Allergisierung war der Patient lange Zeit gegen fast alle in Betracht kommenden Heilmittel intolerant. Heilung erst nach vielen Wochen.

Im *klinischen Bild* des Ekzems ist ein phasenartiger Ablauf wie bei Dermatitis nicht vorhanden. Das Auftreten vollzieht sich schleichend oder schlagartig, oft schubweise. Stärkere Rötung oder Schwellung ist nicht vorhanden, typisch sind dagegen die, manchmal auf leicht gerötetem Grunde stehenden Bläschen. Sie sind meist dicht stehend, eine mehr oder minder umschriebene, aber nie scharf gegen das Gesunde abgegrenzte Fläche einnehmend. Die Gestalt dieser ist oft landkartenartig oder mit „Vorposten" in der Umgebung versehen, welche allmählich in den Hautherd einbezogen werden können. Eine ausgesprochene Neigung zu peripherer Ausbreitung, wie sie etwa trichophytische Herde zeigen, ist in der Regel nicht erkennbar und differentialdiagnostisch zu verwerten. Verbunden mit der Bläschenbildung ist das Auftreten eines heftigen Juckreizes, der meist recht quälend ist und den Patienten Tag und Nacht belästigt. Obwohl das Entstehen der Bläschen in gleicher Weise wie bei der Dermatitis auf ein intraepidermidales Ödem zurückzuführen ist, besteht doch insofern ein wesentlicher Unterschied, als sie beim Ekzem Juckreiz auslösen, der sofort verschwindet, sobald die Bläschen aufgekratzt werden, während bei Dermatitis vesiculosa Jucken eine große Ausnahme darstellt. Gleichzeitig mit den Erscheinungen in der Epidermis treten auch solche der Cutis auf. Zunächst eine geringe, auf Ödem des Papillarkörpers beruhende Verdickung. Diese nimmt mit der Zeit zu infolge Bildung starker perivasculärer Infiltrate, sowie einer Verbreiterung und Wucherung der Epidermisleisten nach der Tiefe zu. Histologisch unter anderem erkennbar am Auftreten von Mitosen im Stratum germinativum (Basalzellenschicht). Bis in das Stratum reticulare der Cutis erstrecken sich krankhafte Veränderungen nur selten. Besonders charakteristisch sind die Vorgänge in der Epidermis. Neben der fleckförmigen Erweiterung der Saftspalten ist eine Störung des „Verhornungsablaufes" festzustellen. Als Folge davon kommt es in der Hornschicht zu Parakeratose und dadurch bedingtem Abblättern von Schüppchen. Infolge der erheblichen Störung des Epidermisgefüges reißt diese vielfach ein (auf Zug oder Druck) und es entstehen Rhagaden.

Auffallend selten kommt es zu einer Infektion und damit zu einer „Vereiterung" der Bläschen (Pustelbildung), obwohl ähnlich wie etwa bei Scabies die Verschleppung und das Einimpfen von Eitererregern durch das dauernde Kratzen und Scheuern der Patienten statthaben muß. Es gibt gewiß „superinfizierte" Ekzeme, aber sie sind doch nicht so häufig, wie das anzunehmen wäre. Eine Ausnahme macht das exsudative Ekzematoid, bei diesem ist Superinfektion nahezu die Regel (S. 82). Der Verlauf des Ekzems ist typisch chronisch. Teils kommt es zur Krusten- und Schuppenbildung, erstere mehr stellenweise, letztere flächenhaft. Es kann sich aber auch ein „chronisch infiltrativer" Zustand der Cutis entwickeln bei gleichzeitiger Verdickung der Epidermis, insbesonders der Hornschicht. Alle diese Rückbildungsvorgänge können aber durch neue Schübe unterbrochen werden. Dieses Verhalten kann sich über lange Zeit hinziehen. Es dürfte von der erneuten Einwirkung des oder der Allergene oder einer zyklisch schwankenden Allergiebereitschaft abhängen. Im allgemeinen gehören sonstige krankhafte Störungen nicht zum Bild des Ekzems. Immerhin muß daran erinnert werden, daß in manchen Fällen ein Allergen zugleich oder wechselweise auch an inneren Organen idiosynkrasische Reaktionen auslösen kann. Das ist besonders häufig bei der als exsudatives Ekzematoid bezeichneten Sonderform (s. dort) der Fall.

Die *Diagnose* des Ekzems ist nicht leicht und erfordert eingehende Kenntnis der Ätiopathogenese. Die Feststellung, daß es sich im Einzelfalle um Ekzem handelt, genügt für die Aufstellung des Behandlungsplans keineswegs. Das Wichtigste ist die Ergründung, welches oder welche Allergene in Frage kommen und welches ihre Eintrittspforte ist. — Die Unterscheidung von anderen morphologisch ähnlichen Affektionen ist dagegen nicht allzu schwierig. Pilzerkrankungen können fast stets durch den Erregernachweis als solche erkannt werden. Einige seltenere Erkrankungen, wie Frühstadium der Mycosis fungoides (S. 106), pathoglykämisches Ekzematoid (S. 83) müssen durch Spezialuntersuchung ausgeschlossen werden.

Behandlung. Haupterfordernis ist die Ausschaltung des oder der Allergene. Daneben muß die Haut vor der Einwirkung sonstiger schädlicher Einwirkungen (Noxen) geschützt werden. Zu diesen gehören Wasser, Seife, Licht, Luft, Reibung, Hitze usw. Demnächst sind Auflagerungen wie Schuppen, Krusten, auch Salbenrückstände voraufgegangener Behandlung zu beseitigen. Das geschieht im letzteren Falle durch sanftes Abwaschen mit „Wundbenzin", Äther oder Tetrachlorkohlenstoff, im ersteren durch Verbände mit Öl oder schwachen Salicylsalben. Liegt der Verdacht auf Superinfektion vor, sind Verbände mit bactericiden Lösungen (Rivanol 1:3000, 1% Zephirol- oder Surfenlösung) angezeigt. Diese sind — neben den bei Dermatitis (S. 75) angegebenen Mitteln — oft auch zur Beseitigung vorhandener entzündlicher Erscheinungen nützlich. Im subakuten oder chronisch-infiltrativen Zustand sind die zur Gruppe der Teere gehörenden Mittel anzuwenden: Tumenolzinkpaste in steigender Konzentration, auch als Schüttelmixtur. Ferner Pinselungen mit reinem Steinkohlenteer, Tinctura Lithanthracis, Arningscher Tinktur, Liq. carbonis detergens usw. Auch Teersalben oder -präparate (Cadogel, Sulfanthren, Naftalan usw.) sind zu erwähnen. Ganz besonders wirksam sind in diesem Stadium auch Röntgenstrahlen. Es genügen schon relativ geringe Dosen, um eine rasche und dauernde Beseitigung sowohl des Juckreizes wie der Schuppung und Infiltration herbeizuführen.

Die Ekzematoide.

Allgemeines. Es gibt eine Anzahl ekzemartiger Affektionen, die sich durch den Verlauf und die Morphe von den bisher besprochenen unterscheiden. Das hatte Darier veranlaßt, den Begriff des seborrhoischen Ekzematids (nicht Ekzematoid) aufzustellen. Auf Grund ätiopathogenetischer Betrachtungen glaubte ich, noch weiter gehen und eine ganze Gruppe von Affektionen der Haut zusammenstellen zu können. Ich nannte sie wegen der morphologische Ähnlichkeit mit Ekzem „Ekzematoide". Ihre Abtrennung rechtfertigte sich durch die Erkenntnis, daß bei ihnen als determinierender endogener Faktor ein bestimmter, wohl charakterisierter Allgemeinzustand, ein „Status" festzustellen war, der nicht ohne weiteres mit der idiosynkrasischen Reaktionsbereitschaft, man kann sie auch als Status allergicus bezeichnen, identisch ist. Am meisten ist das noch beim Status exsudativus der Fall, aber auch bei ihm, sind doch genügend besondere Züge vorhanden, um eine Sonderstellung begründet erscheinen zu lassen.

Allgemeine Anerkennung hat diese meine Einstellung bisher nicht gefunden. Immerhin haben sie eine ganze Anzahl Dermatologen ganz oder teilweise akzeptiert, darunter auch Darier. War die Schaffung dieses Begriffes auch ursprünglich nur als Arbeitshypothese gedacht, so hat sie sich im Laufe der Jahre als Forschungsgrundlage und zum Verständnis der verwickelten Formenzahl von „Ekzemen" so bewährt, daß ihre Beibehaltung für die Einführung in dermatologisches Denken geradezu notwendig erschien.

Exsudatives Ekzematoid.

Allgemeines. Der Pädiater Czerny hatte (1905) den Begriff der „exsudativen Diathese" geschaffen im Hinblick darauf, daß bei einem bestimmten, konstitutionell stigmatisierten Säuglingstyp regelmäßig gewisse krankhafte Erscheinungen der Haut und der Schleimhäute festzustellen waren. Nun ist exsudative Diathese, wie schon der Name sagt, keine Krankheit an sich, sondern lediglich der Bereitschaftszustand zu bestimmten krankhaften Erscheinungen, eine besondere Disposition oder Status. Aufbauend auf dieser Erkenntnis gelang es dann später mir, nachzuweisen, daß dieser *Status exsudativus* durchaus nicht auf das Säuglings- und Kindesalter beschränkt ist, sondern sich auch beim Erwachsenen findet. Ich konnte ferner nachweisen, daß, soweit die Haut in Betracht kommt, die Neigung zu krankhaften Erscheinungen vom Säuglingsalter an zunächst abnimmt bis etwa zum 6. Lebensjahr, dann aber wieder zunimmt mit einem Gipfel um das 20. Jahr herum. Dieser Zustand bleibt bis gegen das 30. Jahr, um dann langsam abzufallen bis zum Klimakterium beider Geschlechter. Jenseits des 50. Lebensjahres werden Hauterscheinungen dieser Genese praktisch nicht mehr gefunden. Dieser Nachweis war allerdings erst dann möglich, als es gelungen war, die allergische Bedingtheit der Früh- und der Spätformen festzustellen, ferner durch die Erkenntnis, daß die Morphe, also die Art der Hauterscheinungen, nicht das Ausschlaggebende ist. Mit anderen Worten: die in der Spätperiode auftretenden Ausschläge sind ätiopathogenetisch mit denen der Frühperiode identisch, nicht aber morphologisch. Es wurde ferner erkannt, und das muß als weiterer Fortschritt in der Ätiopathogenese und Gruppierung von Hautkrankheiten bezeichnet werden, daß eine Reihe bisher unter verschiedenen Bezeichnungen laufenden Hautaffektionen der Spätperiode hierher gehören: So vor allem die Neurodermie sc. Dermatitis lichenoides pruriens, Prurigo (Besnier), sowie das Asthmaekzem.

Nachdem für die übergroße Mehrzahl der Asthmafälle die allergische Genese außer Frage steht, kommt der Einbeziehung dieser Ekzemart in die vorliegende Gruppe besondere Bedeutung zu. Die anfänglich gehegte Vermutung, daß für Asthma nur Luftallergene (Aëroplankton) in Frage kämen, mußte bald revidiert werden, da es mehrfach gelang, auch nutritive Allergene als auslösenden Faktor sicherzustellen. — Umgekehrt konnten wir feststellen, daß gar nicht so selten an exsudativem Ekzematoid leidende Kinder ebenso auch Erwachsene gegen Luftallergene mit Hauterscheinungen reagieren. Das ließ sich sowohl durch den Aufenthalt in der „allergenfreien Kammer" (nach Storm van Leeuwen-Einthoven) wie auch schon durch „Sanierung der Unterkunft" (s. später) einwandfrei nachweisen.

Beispiele. Der 2jährige Knabe eines meiner Assistenten litt seit den ersten Lebensmonaten an exsudativem Ekzematoid besonders des Gesichtes. Nach einem Aufenthalt von einigen Tagen in der allergenfreien Kammer heilten die Hauterscheinungen ohne jede örtliche Behandlung ab. Rückfälle wurden durch die erwähnte Sanierung vermieden. Nutritive Allergie war nicht nachweisbar. — 6jähriger Knabe mit exsudativem Ekzematoid im Gesicht und an Händen. Leukotest positiv auf Milch, Ei und Kartoffel. Trotz deren Ausschaltung keine wesentliche Änderung, erst nach Sanierung der Unterkunft glatte, rückfallfreie Heilung.

Aus der Tatsache, daß Säuglinge nicht sofort, sondern erst nach einigen Wochen oder Monaten Anzeichen von exsudativem Ekzematoid aufweisen, wird vermutet, daß sie durch den Durchtritt von Nahrungsproteinen durch die Darmwand oder die Bronchialschleimhaut allmählich sensibilisiert werden. Tatsächlich lassen sich diese Proteine auch in ihrem Serum nachweisen.

Ein wichtiges Stigma dieses Status ist die hereditäre Belastung. Die Erhebung der Familienanamnese ergibt in einem sehr hohen Prozentsatz beider Formen das Vorliegen von allergischen Erkrankungen in der Blutsverwandtschaft (Asthma,

Heufieber, „Ekzeme"). Aber auch die Patienten selbst leiden nicht selten an allergischen Erscheinungen anderer Organe. Außer Asthma und Heufieber sind da Rhinitis, Gastritis, Durchfälle oder Obstipation, Migräne zu erwähnen.

Weiter zu nennen ist der *Körperbau*. Im Frühstadium die Neigung zu Aufgedunsenheit — oft als „pastös" bezeichnet — der Haut des Gesichtes und der Glieder, die vom Laien als besonderes Zeichen der Gesundheit gewertet wird und daher von den Malern des 16. und 17. Jahrhunderts mit Vorliebe festgehalten wurde. Im Spätstadium herrscht, besonders gut erkennbar bei ♂, deutlich der leptosome Typ vor (flache Brust, lange schmale Hände). — Recht charakteristisch für beide Stadien, etwa vom Spielalter ab, ist die eigentümlich graue Hautfarbe, namentlich des Gesichtes. Diese Patienten werden meist für anämisch gehalten, während das rote Blutbild durchaus normale Werte zeigt.

Als recht konstantes Merkmal ist auch der *„weiße Dermographismus"* zu betrachten. Er wird an erkrankten Stellen schon durch gelindes Streichen mit einem Holzspatel ausgelöst, auf der normalen Haut (der Brust z. B.) ist etwas vermehrter Druck angebracht. Beim„ gewöhnlichen" Ekzematiker ist dieses Phänomen nicht auslösbar.

Vom weiteren Stigmata dieses Status sind zu nennen: auffallend *niedrige Blutzuckerwerte* (um 80 mg-%), *niedriger Blutdruck* und *Eosinophilie* (inkonstant).

Schließlich ist noch das Verhalten des *Magensaftes* zu erwähnen. In über der Hälfte der Fälle findet sich eine ausgesprochene Achylie, in etwa 20% Hyperacidität, selten dagegen Normalwerte.

Über die in Betracht kommenden Allergene ist im Vorstehenden eigentlich schon alles gesagt. Ihre Feststellung ist, soweit es sich um Nahrungsmittelallergene handelt, bei Anwendung der oben (S. 64) besprochenen Methoden beim Erwachsenen nicht allzu schwer. Die Zahl der Allergene kann — im Gegensatz zum Ekzem — bei der Spätform recht groß sein, während bei der Frühform die Milch zunächst ausschließlich im Vordergrunde steht. Dem Übergang von der Brustnahrung zur Kuhmilch pflegen die Hauterscheinungen nie sofort, sondern erst nach einer gewissen „Sensibilisierungsperiode" zu folgen. Daß Kombination von nutritiven und Luftallergenen zu beachten ist, wurde schon erwähnt.

Die Frühform des exsudativen Ekzematoids [1] (Gneis oder Milchschorf).

Prädilektionsstellen sind behaarter Kopf, Gesicht, besonders die Stirn und Wangen, während die Mund- und Ohrpartien auffällig frei bleiben, der Nacken, Genitocruralfalten und Rima ani, auch Nates und Oberschenkel, bei fetten Kindern auch die Halsfalte. Eine Bevorzugung der Gelenkbeugen, wie sie später statthat, ist zunächst nicht vorhanden. Der Grundcharakter der Affektion ist eine ausgesprochen flächenhafte, mehr oder minder scharf begrenzte Rötung, die mit einer Abhebung der oberen Epidermisschichten, insbesondere der Hornschicht, verbunden ist. Folge davon ist entweder eine Abschuppung oder — häufiger — Nässen. Dieses führt seinerseits wieder zur Borkenbildung. Diese ruft besonders auf dem behaarten Kopf ein klinisches Bild hervor, welches mit dem beim Status seborrhoicus beobachteten eine gewisse Ähnlichkeit hat.

Leiner, auch andere Pädiater, sprechen daher von seborrhoischem Ekzem. Dem kann nicht beigepflichtet werden. Der Status seborrhoicus (S. 82) kann sich nur beim Erwachsenen finden, da bis zur Pubertät die Talgdrüsen der Haut zunächst überhaupt noch nicht ausgebildet sind und auch nach ihrer Ausbildung ein Funktionieren erst mit der vollen

---

[1] Die Bezeichnung „exsudatives" Ekzematoid ist durch die von uns angenommene Pathogenese nicht gerechtfertigt. Sie wurde zunächst aus didaktischen Gründen gewählt, um die Verbindung mit der exsudativen Diathese Czernys kenntlich zu machen. Hinzu kam die Schwierigkeit, eine andere passende Bezeichnung zu finden.

Entwicklung der Pubertät eintritt. Die Produktion von Hauttalg ist also im Kindesalter nicht vorhanden und somit kann auch vom Vorliegen einer Seborrhöe (= Talgfluß) wohl nicht gesprochen werden.

In der Cutis sind, abgesehen von einem leichten Ödem und perivasculärer Infiltration, sonstige Veränderungen nicht vorhanden. — Inwieweit eine pyodermische Superinfektion im Einzelfalle eine gewisse Rolle spielt, läßt sich meist nur aus dem Verlauf bzw. dem Behandlungserfolg oder Mißerfolg erkennen. Aus den Hauterscheinungen selbst läßt sich das nicht ohne weiteres ersehen. — Ein sehr wesentliches Symptom, das in jedem Falle, und zwar meist sehr stark vorhanden zu sein pflegt, ist der *Juckreiz*. Tag und Nacht werden die kleinen Patienten davon gequält. Sie sind andauernd am Kratzen, und, wenn man das verhindert, so scheuern sie mit dem ganzen Körperteil, bis es blutet. Auffallend ist, daß trotz dieser Belästigung die Kinder relativ gut gedeihen und der Allgemeinzustand kaum zu Besorgnis Anlaß gibt. Dies ist um so wichtiger, als der *Verlauf* der Erkrankung beim Fehlen entsprechender ätiologisch gerichteter Behandlung außerordentlich langwierig zu sein pflegt. Es kann sich über viele Wochen und Monate, selbst 1—2 Jahre oder mehr hinziehen. Allerdings tritt mit der Zeit eine Änderung im klinischen Bild unverkennbar hervor. Die Hauterscheinungen im Gesicht und auf dem Kopf treten in den Hintergrund, dafür treten sie in den Beugen (Ellenbeuge, Kniekehle) auf und nehmen mehr den Charakter derjenigen der Spätform an.

Die *Behandlung* hat als erstes Ziel die Ausschaltung des oder der Allergene. Beim Säugling ist das fast stets die verwendete Milchart, Wechsel oder Ersatz derselben durch andere Nährmittel (Buttermilch, Sojamilch usw.) ist dann unumgänglich. Beim Kleinkind ist die Zahl der in Frage kommenden Allergene schon größer, auch muß dann an die Wirkung von Luftallergenen gedacht werden. Deren Ausschaltung geschähe in idealer Weise durch Aufenthalt in einer allergenfreien Kammer, in Ermangelung dieser schreitet man zur „Sanierung der Unterkunft":

Ausführung: Hochgelegenes Zimmer, Sonnenseite, in staubfreier Lage des Hauses, möglichst weit von Wasser entfernt. Ölanstrich der Wände, Linoleumfußboden (der aber nicht geölt werden darf). Keine Vorhänge oder sonstige Staubfänger. Einzige Möbel: Bett, Nachttisch und Stuhl. Matratzen und Kopfkissen aus Roßhaar, besser noch Prima-Java-Kapok. Keine Kissen mit Bettfederfüllung. Wolldecken zum Zudecken. Bettvorleger aus Frottéstoff. Das Zimmer wird nicht gekehrt, nur feucht gewischt. Kleidung, namentlich Schuhe, werden vor dem Betreten des Zimmers abgelegt, in diesem selbst möglichst nur waschbare Kleider getragen.

Nach unseren Erfahrungen, die mit denen Storm van Leeuwens mit der allergenfreien Kammer beim Asthma durchaus übereinstimmen, genügt es, wenn sich die Patienten, nach Abheilung der Haut, nachts in dem Zimmer aufhalten.

Die örtliche Behandlung hat zum Ziel, die Fernhaltung von zusätzlichen Reizen, wie sie durch das Kratzen und Scheuern, durch Reinigungsmaßnahmen usw. bedingt sind. Zur Verhinderung des Kratzens dienen Papp- oder Blechmanschetten, welche über die Arme gezogen und am Rumpf festgebunden werden. Die Hautreinigung geschieht am besten mit warmem Öl. Lauwarme Bäder in Kalipermanganatlösung (bordeauxrot) oder Kleieabkochung sind oft zweckmäßig. Salben oder Pasten werden in dieser Periode noch gut vertragen, sie werden mit schwachen, allmählich steigenden Zusätzen von Tumenol ammon., Teer, Liq. carbon. deterg. Pellidol oder Azodolen verwandt. Festhaftende Krusten müssen vorher durch Salicylvaseline, wie üblich, entfernt werden. Röntgenstrahlen in schwachen Dosen (100 r/0 Filter, 2—3mal alle 8 Tage) wirken oft sehr günstig, vor allem juckreizstillend.

Spätexsudatives Ekzematoid.

In seiner voll ausgebildeten Form ist dieses erst nach der Pubertät vorhanden, aber bereits im Schulalter machen sich oft schon die ersten Anzeichen bemerkbar.

Die Grundefflorescenz ist eine hautfarbene Papel, deren Mitte infolge des Juckreizes häufig zerkratzt ist und dann ein Blutbörkchen trägt. Diese Papeln stehen
entweder in dichten Gruppen oder sind zu plattenartigen Infiltraten zusammen-
geflossen. Die Oberfläche der Haut sieht dann meist wie chagriniert ist, und ist
trocken. Nässen ist, da Bläschenbildung im allgemeinen nicht statthat, seltener
vorhanden, daher auch Krustenbildung nur in Sonderfällen, und zwar dann,
wenn es — infolge des Kratzens — zur Superinfektion mit Pyokokken (Streptokokken) kam. Hauptsitz sind die Gelenkbeugen: Ellenbeuge, Kniekehle, Handgelenk, Innenseite der Oberschenkel, Handrücken, seltener Gesicht und Hals.

Die plattenartige, trockene Form wurde bzw. wird noch als *Neurodermie* bezeichnet und
als Morbus sui generis betrachtet. Auf Grund unserer ätiopathogenetischen Forschungen
sind wir heute in der Lage, die Zugehörigkeit dieser Form zur vorliegenden Gruppe mit Sicherheit annehmen zu können. Auch die als *Prurigo* (Besnier) bezeichnete Affektion gehört
zweifellos hierher, bzw. ist mit dem spätexsudativen Ekzematoid identisch.

Der Verlauf ist ähnlich wie bei der Frühform ausgesprochen chronisch, zu
Schüben und zu Rückfällen neigend. Daß sich nicht selten auch an anderen Organen
allergisch bedingte Erkrankungen finden, war oben bereits erwähnt (Asthma, Heufieber usw.).

Die Behandlung muß auch hier wieder die Allergenbeseitigung zum Hauptziel
haben. Da als Allergene vorwiegend Nahrungs- und Genußmittel in Betracht
kommen, ergibt sich die Notwendigkeit, Leukoteste in größerem Umfange durchzuführen. Örtlich wird die Anwendung von Teer- usw. Präparaten sehr viel eher
als bei der Frühform einsetzen können. Salben und Pasten sind meist nicht angezeigt, da fast stets eine Überempfindlichkeit gegen sie besteht. Die meisten
Patienten wissen das selbst schon. Ganz besonders erfolgreich ist die Verwendung
von Röntgenstrahlen in der oben angegebenen Dosierung.

Das seborrhoische Ekzematoid.

Wir fügen hier das seborrhoische (und pathoglykämische) Ekzematoid aus
didaktischen Gründen ein, obwohl bei ihnen die Frage des Vorliegens allergischer
Reaktionen noch nicht geklärt, zum Teil sogar zweifelhaft ist.

Unna (1887) hatte erstmals diese Affektion von dem „eigentlichen" Ekzem
abgetrennt und als „seborrhoisches Ekzem" bezeichnet. Darier erkannte ganz-
richtig, daß wohl eine Ähnlichkeit, aber keine engere Verwandtschaft mit Ekzem
bestehe und nannte die Affektion „seborrhoisches Ekzematid". Sabouraud hat
bezüglich der Genese eine oberflächliche Infektion mit Streptokokken als einen der
essentiellen Faktoren angenommen und damit wahrscheinlich recht. Als endogener Faktor wäre dann der Status seborrhoicus anzusehen, siehe auch Acne
(S. 114). Nicht ganz von der Hand zu weisen ist die Möglichkeit, daß eine
gewisse allergische Reaktion der Haut, sei es auf die Bakterientoxine, sei es
auf den eigenen Hauttalg, vorliegt (vgl. Schweißurticaria). Der Status seborrhoicus
ist an sich wohldefiniert: vermehrte Talgabsonde ung an den „seborrhoischen
Stellen". Diese sind: Stirnmitte, Nase und Umgebung, Schläfengegend, vordere
und hintere Schweißrinne des Rumpfes, einschließlich Genitocruralfalten und
Rima ani. — Die Grundefflorescenz ist ein mehr oder minder scharf begrenzter
Fleck von lachs- bis gelbroter Farbe, damit verbunden ist ein geringes Ödem der
Epidermis. Bläschenbildung ist nicht vorhanden. Die Epidermis bedeckt sich
allmählich mit gelb-weißlichen, „fettigen" Schüppchen, die wenig fest haften. Histologisch ist das erklärlich durch die stets nachweisbare Parakeratose. Eine besondere
Lokalisation an den Follikelmündungen ist nicht vorhanden. Die Ausbreitung
der Flecke ist begrenzt, nur an der Brustmitte ist manchmal eine größere Fläche befallen (früher Eczema petaloides). Sehr oft findet sich als Begleiterscheinung eine

Blepharitis (mit feinen Schüppchen zwischen den Cilien) und Conjunctivitis. — Neben der bisher beschriebenen trockenen Form gibt es auch eine nässende. Sie ist jedoch relativ selten und kann hier übergangen werden.

Differentialdiagnostisch kommt weniger das Ekzem in Frage als epidermale Mykosen, Psoriasis und Parapsoriasis. Sitz der Affektion, Verlauf und Behandlungserfolg genügen meist schon, die Lösung zu finden.

Behandlung. In den meisten Fällen genügt die Anwendung einer 1—2%igen Salicylvaseline, auf dem Kopf als Salicylöl (Rezept 33). Für hartnäckigere Fälle ist Präcipitatsalbe, Rivanolsalbe ($^1/_2$%), auch Pinselungen mit Rivanolspiritus (1%) zu empfehlen. — Eine innerliche Behandlung kommt nicht in Frage, ein Versuch mit Sulfonamid könnte in Erwägung gezogen werden. In Sonderfällen sind Röntgenstrahlen sehr wirksam und zu empfehlen.

Das pathoglykämische Ekzematoid.

Als Diabétid sind bei Zuckerkrankheit ekzemartige Hautveränderungen, die besonders gern perigenital und perianal auttreten, beschrieben worden. Für einen Teil der Fälle wurde mit Recht eine Infektion mit Hefe, welche im zuckerhaltigen Schweiß (und Gewebe!) einen besonders zusagenden Nährboden findet, als wesentlicher Entstehungsfaktor angenommen. Es verbleiben aber Fälle, bei denen eine Mykose anzuschließen und ferner eine manifeste Hyperglykämie nicht vorhanden ist, obwohl tatsächlich eine Störung im Zuckerstoffwechsel besteht. Diese kann durch der Glucosebelastungsversuch (intravenös oder oral) festgestellt werden (Rost-Ottenstein). Man kann mit dieser Methode, Fälle ätiologisch klären, die klinisch als Ekzeme imponieren, bei denen ein Allergennachweis jedoch nicht gelingt. Verfasser hat hierüber auf der Tagung der Britischen Dermatologischen Gesellschaft 1932 (Bristol) berichtet. Eine Fortführung der Untersuchungen war bisher aus äußeren Umständen nicht möglich. Soviel kann jedoch gesagt werden, daß — in allerdings relativ seltenen Fällen — durch Aufdeckung einer Störung in der Zuckerregulation und entsprechend durchgeführte Behandlung therapeutisch Erfolge erzielt werden können.

Weitere klinische Formen der idiosynkrasischen Hautreaktion sind: Pruritus. Urticaria, Purpura, wahrscheinlich auch Dermatitis herpetiformis und Oedema Quincke. Sie können jedes für sich allein, oft aber auch in beliebiger Kombination beim Einzelnen auftreten, das hängt größtenteils von den vorbesprochenen besonderen Umständen ab.

Idiosynkrasischer Pruritus.

Juckreiz kann örtlich oder „universell", d. h. am ganzen Körper auftreten. Er ist als ein Symptom zu werten, das auch auf anderer Grundlage als der idiosynkrasischen entstehen kann. Tritt er als Vorläufer oder Begleiter von sicher allergischen Hauterscheinungen auf, so ist seine Klassifizierung nicht schwer. Anders dagegen, wenn er isoliert gefunden wird. *Differentialdiagnostisch* ist daran zu denken. daß er auch bei folgenden Affektionen gefunden wird: universell: bei Läusekrankheiten, bei Scabies, bei Diabetes, Leukämie und Pseudoleukämie (Morbus Hodgkin), Mycosis fungoides (im Frühstadium); örtlich: bei Oxyuriasis (am Anus), bei Seborrhöe (am Kopf); örtlich oder universell bei sog. Pruritus senilis; auch psychogen bedingten Pruritus gibt es wahrscheinlich. Es bedarf oft sehr eingehender Untersuchung des ganzen Menschen, um die wahre Natur dieses meist sehr quälenden Symptoms festzustellen. Anfallsweises Auftreten spricht fast immer für eine allergische Genese. Der Leukotest gibt dann Hinweis darauf, daß ein Nahrungsoder Genußmittel anzuschuldigen ist, auch Arzneimittel kommen gelegentlich in Frage.

Beispiele. 42jährige Frau leidet seit Jahren an anfallsweisem heftigem Pruritus ani. Leukotest ergibt positive Reaktion auf Eiklar. Nach dessen Ausschaltung Heilung. — 51jähriger Mann leidet seit längerem an universellem Jucken. Nimmt seit einigen Monaten regelmäßig ein Vitamin-C-Präparat. Leukotest positiv. Nach Ausschaltung Heilung.

Die *Behandlung* dieser Form des Pruritus ist leicht, sobald das auslösende Allergen erkannt ist. Ausschaltung genügt zu allermeist um ihn zum Verschwinden zu bringen. Eine provisorische Behandlung ist vielfach erforderlich: universell: Menthol-Thymolspiritus (Rezept 25), Essigwasser, Kleiebäder, Kalipermanganat-Bäder, Puder; örtlich: Arningsche Tinktur (Rezept 29).

Urticaria, Nesselsucht.

Das Auftreten von Quaddeln, einer umschriebenen ödematösen Anschwellung der Cutis, besonders im papillären Teil, verbunden mit mehr oder minder heftigem, Juckreiz, ist das wesentlichste Symptom. Meist erscheinen die Quaddeln plötzlich und schubweise, selten auf bestimmte Regionen der Haut beschränkt, variierend in Größe und Zahl. Gewisse Nahrungsmittel (Erdbeeren, Krebse, Hummern, auch Schokolade) erzeugen mit Vorliebe Urticaria, während sie kaum je zu anderen Hautreaktionen führen. Wie dies pathogenetisch zu erklären ist, kann zur Zeit nicht gesagt werden. Auch Arzneimittel können Urticaria hervorbringen (z. B. Chinin), bei ihnen können aber auch andere allergische Hautreaktionen vorkommen. Die bei Wurmkrankheit (besonders Ascaridiasis) gelegentlich beobachtete Urticaria ist wohl als allergische Reaktion auf vom Darm aus resorbierte Wurmtoxine aufzufassen. Dafür spricht die Tatsache, daß nach Hantieren mit Pferdespulwürmern in einem Labor die gleichen Erscheinungen auftraten, wahrscheinlich durch Einatmung von Ausscheidungsprodukten der Parasiten. *Differentialdiagnostisch* ist von der allergisch bedingten Urticaria diejenige abzutrennen, welche — rein örtlich — nach Kontakt mit Brennesseln, Raupen und Quallen entsteht. Sie setzt keinerlei allergische Disposition voraus, ist aber hinsichtlich der Morphe der Einzelefflorescenz jener durchaus gleich.

Von Ausnahmefällen abgesehen pflegen die Quaddeln nur einen relativ kurzen Bestand zu haben, meist nur wenige Stunden. Einer Veränderung unterliegen sie höchstens insofern, daß das Ödem auch die Epidermis erfaßt und dann Blasenbildung eintritt. Bläschen- oder Schuppenbildung erfolgt nie.

Behandlung. Mittel der Wahl ist die eventuell mehrfach wiederholte Eigenbluteinspritzung, ferner intravenös Calcium bzw. Tecesal. Örtlich: siehe Pruritus.

Eine Sonderform stellt die bei der *Serumkrankheit* auftretende Urticaria dar, wegen der nahezu regelmäßig gleichzeitig vorhandenen sonstigen Erscheinungen: Fieber, Ödeme, Gelenkschmerzen, zuweilen Dyspnöe und Kollaps. Sie tritt meist am 9. oder 10. Tage nach Erst- oder Reinjektion von artfremdem Serum auf, breitet sich gewöhnlich von der Injektionsstelle auf den übrigen Körper aus, begleitet von starkem Juckreiz, ferner von nahezu völligem Versiegen der Diurese und Diaphorese. *Behandlung:* Bei akuten Erscheinungen Adrenalin ($1^0/_{00}$) 0,5 ccm subcutan. Sodann Eigenblut 10 ccm intramuskulär, eventuell mehrmals zu wiederholen; ferner Calcium chloratum oder gluconicum intravenös, letzteres auch intramuskulär, Tecesal intravenös. Sehr wirksam ist die von mir angegebene Schwitzbehandlung bei gleichzeitiger Zuführung größerer Flüssigkeitsmengen (Species diureticae DAB.). — Prophylaxe: $1/_2$—3 Stunden vor der Seruminjektion 0,5 ccm des Serums subcutan; eventuell kombiniert mit Sympatol 30 Tropfen. Zur Verhütung des Auftretens der Serumkrankheit wird neuerdings empfohlen, zu dem Heilserum die gleiche Menge Eigenblut aufzuziehen[1]. Örtliche Behandlung, falls erforderlich, wie oben.

Idiosynkrasische Purpura.

Wie schon aus Tabelle 2 (S. 63) ersichtlich, ist neben der allergisch bedingten Störung der Leukopoese auch eine solche der Thrombocytopoese in Form der

---

[1] H. Schmitz: Med. Klin. **1947**, 553.

„Thrombopenie" bekannt. Ihr Auftreten führt zu dem klinischen Bild der Purpura, wie sie früher bereits beschrieben wurde. Eine nähere Beschreibung desselben erübrigt sich. Sehr zahlreich sind diese Fälle nicht, jedenfalls nicht im Krankenmaterial des Dermatologen. Es ist aber durchaus möglich, daß sie von internistischer Seite doch öfter beobachtet, aber in ihrer wahren Natur nicht erkannt werden. Beispiel hierfür ist folgender Fall:

Fräulein J., 23 Jahre, wurde auf einer inneren Abteilung wegen Verdacht auf Ulcus ventriculi (röntgenologisch nichts nachweisbar) behandelt. Nach Absetzen der zunächst verordneten Schonkost Auftreten einer ausgedehnten Purpura, besonders am Stamm. Die nunmehr erfolgte Bestimmung der Thrombocyten ergab stark erniedrigte Werte (etwa 60000). Der anschließend vorgenommene Leukotest zeigte erhebliches Absinken der Leukocyten auf den Genuß von *Citrone.* Ermittlungen ergaben, daß die Patientin als Tochter einer Fruchthändlerin reichlich Citronensaft zu sich genommen hatte. Nach Ausschaltung desselben Abklingen der Purpura und Rezidivfreiheit. — Ein ganz ähnlich gelagerter Fall ist von Dutton berichtet worden. Besonders bemerkenswert war an diesem, daß der Hauttest auf Citrone negativ ausgefallen war, ferner, daß nach versuchsweise Neuzuführung von Citrone prompt ein Rückfall auftrat.

Oedema circumscriptum acutum oder Quinckesches Ödem.

Diese Erkrankung ist — mindestens für einen Teil der Fälle — als idiosynkrasisch bedingt neben der infektionsallergisch bedingten Form anzusehen. Dafür spricht das familiäre Vorkommen (sogar dominante Vererblichkeit zuweilen), ferner die zugleich vorhandene Neigung zu Urticaria, Ekzemen, Asthma oder Heufieber, weiter das gleichzeitige Auftreten von als allergisch bedingt anzunehmenden Erscheinungen an inneren Organen: Magen-Darmkanal, Muskeln und Gelenken (Hydrops intermittens), an den Meningen (Migräne, vorübergehende Hemiplegie). Neben dieser zweifellos allergisch bedingten Form gibt es aber noch weitere, bei denen eine andere Genese wahrscheinlicher ist: bei Gicht, der neuropathischen Diathese (Cassierer) oder inkretorischen Störungen. Klinisch manifestiert sich die Affektion durch das akute Auftreten umschriebener Ödeme in einer sonst nicht veränderten, also nicht entzündeten Haut. Diese Ödeme können an verschiedenen Körperstellen erscheinen, vorzugsweise aber im Gesicht. Auch die Rachen- und Kehlkopfschleimhaut kann davon ergriffen werden und infolge Glottisödem zu lebensbedrohlichen Zuständen führen. — Die *Behandlung* wird trachten müssen, das Grundleiden zu beseitigen. Bei idiosynkrasischer Genese ist das heute verhältnismäßig leicht (Leukotest), im anderen Falle schwierig und nur durch stationäre Beobachtung zu lösen. Aus diesem Grunde und im Hinblick auf das eventuell drohende Glottisödem ist Krankenhausaufnahme dringend anzuraten.

Dermatitis herpetiformis.

Diese Krankheit wurde früher von manchen Autoren dem Pemphigus zugerechnet. Eine innere Verwandtschaft scheint insofern zu bestehen, als — auch von uns — Übergang in Pemphigus beobachtet worden ist. Andererseits liegen gewichtige Gründe für Beziehungen zur idiosynkrasischen Disposition vor. Dafür spricht die oft vorhandene Eosinophilie im Blut und im Blaseninhalt, die recht hohe Werte annehmen kann, ferner die stets vorhandene Überempfindlichkeit gegen Jod sowohl bei innerlicher Darreichung wie auf Läppchenprobe mit Jodsalbe.

In einem von mir lange beobachteten Falle konnte mittelst des Leukotestes Überempfindlichkeit gegen Wasser jeder Art festgestellt werden. Ob in diesem Jod in Spuren vorhanden war, ließ sich aus äußeren Gründen nicht klären. Infolge der relativen Seltenheit der Erkrankung sind Untersuchungen nach dieser Richtung noch nicht weiter gediehen.

Das *klinische Bild* ist durch folgende 4 Punkte charakterisiert: 1. durch die Polymorphie der Efflorescenzen, 2. durch die ausgesprochene Schmerzhaftigkeit, 3. den guten Allgemeinzustand, 4. die Neigung zu Rezidiven. — Die Polymorphie wird dadurch bedingt, daß nebeneinander erythematöse Flecke, Papeln, Bläschen, Blasen und — seltener — auch Pusteln auftreten können. Sehr ins Auge fallend und diagnostisch wichtig ist die meist gruppierte Anordnung der Efflorescenzen. Im Gegensatz zum Pemphigus sind die Blasen prall gespannt, das Nikolskische Phänomen ist nicht auslösbar. — Befallen werden im Beginn zunächst die Gliedmaßen, später auch der Rumpf, namentlich der Rücken. Der Verlauf ist chronisch, mit spontaner Rückgangsneigung. — *Behandlung:* Außer Homoseran scheinen Vitamin-C-Injektionen noch am besten zu wirken. Örtlich 10% Tumenolzinkpaste oder Arningsche Tinktur. Sehr wirksam sind meist auch Röntgenstrahlen. In jedem Falle ist ferner eine Überprüfung auf alimentäre Allergene (Leukotest) sowie auf infektiöse Foci zu empfehlen.

Hautkrankheiten bedingt durch innere Störungen.

Allgemeines. Während der Begriff „innere Störung" bis vor etwa zwei Jahrzehnten ziemlich vage war und wenig Tatsächliches umfaßte, ist inzwischen vor allem durch physiologisch-chemische Forschung Vieles aufgeklärt worden. Auch bezüglich der Entstehung von einer Anzahl von Hautkrankheiten ist jetzt manches bekannt geworden, was früher als „essentiell" oder „idiopathisch" — zwei nichtssagende Ausdrücke — bezeichnet worden war. Es kann aber nicht verschwiegen werden, daß, gerade was Hautkrankheiten angeht, bisher nur ein Anfang gemacht ist und daß noch viel Forscherarbeit zur vollständigen Klärung der Probleme zu tun bleibt. Selbstverständlich wird diese nicht auf das Gebiet der Chemie beschränkt bleiben dürfen. Es ist anzunehmen, daß vor allem auch die neurophysiologisch orientierte Pathologie, insbesondere die „Stammhirnpathologie" (W. H. Veil) einen erheblichen Anteil haben wird. Dringend Klärung bedarf vor allem die Frage der *Trophik*, die sich bei einer ganzen Anzahl von Hautaffektionen immer wieder aufdrängt, wie wir später noch aufzeigen werden.

Avitaminosen.

Zunächst sollen hier die Hautveränderungen, welche durch Störungen im *Vitaminhaushalt* entstehen, besprochen werden. Daß die Wirkung der Vitamine vielfach mit der von Fermenten gekoppelt ist, darf als bekannt vorausgesetzt werden[1]. Durch Fehlen von Nicotinsäureamid in der Nahrung treten beim Menschen (und einigen Tieren) Erscheinungen von seiten der Haut, der Verdauungswege und des Zentralnervensystems auf. Das läßt darauf schließen, daß das Nicotinsäureamid im Organismus in verschiedener Weise und an verschiedenen Stellen in den Stoffwechsel eingreift. Bekannt ist bisher allerdings nur, daß es als Baustein für zwei Co-Fermente (Co-Dehydrase I und II) dient, die am Kohlehydratstoffwechsel beteiligt sind. Ferner scheint Nicotinsäureamid am Umbau der Farbstoffkomponente des roten Blutfarbstoffes beteiligt zu sein. Bei seinem Mangel kommt es zum Auftreten von Porphyrin im Urin. Aus diesem Grunde werden wir im Anschluß an die Pellagra die mit Porphyrinbildung sicher oder vermutlich einhergehenden Hautaffektionen besprechen.

Pellagra.

Pathogenese. Als sicher darf nach Vorstehendem angenommen werden, daß das Fehlen von Nicotinsäureamid in der Nahrung zu den klinischen Erscheinungen führt, die unter diesem Namen seit langem bekannt sind. Zu diesen gehören außer

---

[1] Betreffs Einzelheiten s. Rudolf Abderhalden (Literaturverzeichnis). Die folgenden Ausführungen, soweit sie theoretischer Natur sind, lehnen sich hieran eng an.

den noch zu besprechenden Hauterscheinungen krankhafte Störungen im Magen-Darmkanal und am Nervensystem. Diese ersteren äußern sich vor allem in Achylie und in Durchfällen, gelegentlich auch hartnäckiger Obstipation, letztere in spinalen und neuritischen Symptomen vielfältiger Art (Spasmen, Klonus, Reflexstörungen, Polyneuritis, Lähmungen, parkinsonartige Symptome). Ferner in psychischen Störungen verschiedener Art (Depressionen, Abstumpfung des Gefühlslebens, Demenz, akute Verwirrtheit u. a.). Während für alle diese Erscheinungen der Nicotinsäureamidmangel als endogener Faktor allein verantwortlich zu sein scheint, kommt für die Auslösung der Hauterscheinungen mit Sicherheit noch ein exogener Faktor in Betracht: die Ultraviolettstrahlen. Das geht aus der Lokalisation dieser Erscheinungen hervor. Sie werden nahezu ausnahmslos nur an Hautstellen gefunden, welche regelmäßig dem Licht ausgesetzt sind: Handrücken, Unterarme, Gesicht, Nacken, Hals, Fußrücken. Im Winter gehen die Erscheinungen zurück, um im Sommer wieder verstärkt aufzutreten.

Die Entstehung der Avitaminose ist dadurch bedingt, daß in der aufgenommenen Nahrung Nicotinsäureamid fehlt. Das ist der Fall in Kartoffeln, Äpfeln, Mais- und Roggenmehl, in Speck und Ölen. Vorhanden ist es dagegen in größeren Mengen in der Leber und den Muskeln von Säugetieren, in der Milch, in Tomaten, Weizenkeimlingen und Hefe. Dies Verhalten erklärt auch die Eigenart des Vorkommens der Erkrankung: im Süden und Osten Europas, wo das Maismehl eins der Hauptnahrungsmittel darstellt, tierische Produkte dagegen in den Hintergrund treten. In Deutschland ist echte Pellagra sehr selten, wohl aber treten zur Zeit als Folge der Unterernährung, namentlich bei Umsiedlern und Heimkehrern aus dem Osten, pellagraähnliche Erscheinungen auf. Diese waren schon früher in pellagrafreien Ländern im Anschluß an schwere Störungen der Nahrungsaufnahme (z. B. postoperativ) beobachtet und als sekundäre Pellagra *(Pellagroid)* bezeichnet worden.

Klinik der Hauterscheinungen. Beginn mit einer fleckigen oder flächenhaften Rötung mit leichter Schwellung. Anschließend entweder Schuppenbildung oder Übergang in Nässen mit Krusten- und Borkenbildung, auch Blasen- oder Pustelbildung kommt vor. Außer den schon erwähnten Erscheinungen an inneren Organen sind auch Allgemeinerscheinungen wie Kopfschmerz, hohes Fieber, Gliederschmerzen, Abgeschlagenheit, Abzehrung nicht selten. — Der Verlauf ist ausgesprochen chronisch bzw. zyklisch in seinem Wechsel zwischen Sommer und Winter.

Mit dem Vorrücken des Sommers pflegen sich die geschilderten Symptome abzuschwächen, die Rötung weicht allmählich einer mehr oder minder starken Pigmentierung, daneben bleibt eine Abschuppung bestehen. In sehr lange bestehenden Fällen kann die Haut in Atrophie und Schrumpfung übergehen. — Recht häufig ist neben der Hauterkrankung auch eine solche der Zunge und Lippen. Sie ist durch das stets vorhandene Brennen sehr lästig. — Bei *Kindern* ist der Verlauf der Pellagra meist sehr viel leichter, da die Hauterscheinungen nicht so stark ausgeprägt sind und die übrigen sogar meist fehlen. Immerhin können Fälle vorkommen, bei denen Schmerzen in den Röhrenknochen und den großen Gelenken neben Fieber an das Bild der Stillschen Erkrankung erinnern und differentialdiagnostisch Schwierigkeiten machen.

Diese Fälle führen nun schon über zum *Pellagroid,* dessen Kenntnis heute nicht unwichtig ist. Auch hier sind alle Symptome der Pellagra vorhanden, aber in erheblich abgeschwächtem Maße. Am wenigsten verändert sind vielleicht diejenigen von seiten des Verdauungstractus, die Achylie und die Durchfälle. Die psychischen Erscheinungen äußern sich in Depressionen oder Stumpfheit. Auf der Haut findet sich eine leichte Abschälung oder Schuppung, mitunter von geringer Rötung begleitet. Besondere, diagnostisch verwertbare Bedeutung kommt

den, oft nur angedeuteten, Pigmentierungen zu, die sich über den Dorsalseiten
der Finger- und Handgelenke finden. — Diese Fälle zu erkennen ist nicht leicht,
zumal die internistischen Erscheinungen oft so im Vordergrunde stehen und so
uncharakteristisch sein können, daß die wahre Natur nicht ohne weiteres offenbar
wird. Es empfiehlt sich jedenfalls, stets an die Möglichkeit zu denken und wenigstens
versuchsweise die *„spezifische"* Behandlung einzuleiten. Denn: „Pellagra wird
durch Nicotinsäureamid schlagartig geheilt. Selbst fortgeschrittenere Fälle werden
bei genügend hoher Dosierung innerhalb kurzer Zeit wiederhergestellt oder doch
wenigstens weitgehend gebessert. Dies gilt auch für Störungen von seiten des
Nervensystems und der Psyche. Sollten sich einige Symptome nicht beeinflussen
lassen, sind Versuche mit Vitamin B_6 (Adermin) angezeigt" (R. Abderhalden). —
Die örtliche Behandlung wird sich in der Hauptsache auf den Schutz der Haut
vor Sonneneinwirkung und anderen Noxen, sowie auf die Entfernung der Schuppen
durch Salicylvaseline (1—2%) beschränken können.

Auf Grund der neueren Kenntnisse über die Stoffwechselchemie lassen sich
jetzt hier einige Hauterkrankungen anschließen, die der Pellagra pathogenetisch
nahestehen. Sie sind relativ selten und sollen daher auch nur kursorisch abgehandelt
werden.

Hydroa vacciniformis.

Bei dieser waren schon länger als endogener Faktor gegen Licht sensibilisierende
Stoffe aus der Gruppe der Porphyrine (Uro- und Koproporphyrin) angenommen und
deren vermehrtes Vorkommen in den Körperausscheidungen nachgewiesen worden.
Als essentieller exogener Faktor kommen die im Licht vorhandenen Ultraviolettstrahlen bestimmter Wellenlänge in Betracht.

Klinik. An den dem Licht ausgesetzten Hautstellen entwickeln sich, meist
schon in der Jugend, umschriebene papel- oder quaddelartige Infiltrate, deren Mitte
eine gewisse Eindellung zeigt. Weiterhin entwickelt sich eine kleine Blase und
peripher ein schmaler roter Hof. Die Ähnlichkeit mit einer Vaccinepapel ist naheliegend; auch in der Weiterentwicklung. Die Efflorescenz trocknet ein, und färbt
sich vom Zentrum nach der Peripherie hin von dunkelrot zu schwarzbraun, von
einer Kruste bedeckt. Nach 1—2 Wochen fällt diese ab und hinterläßt eine mehr
oder weniger tiefe Narbe. Die Affektion verläuft in Schüben und zyklisch ähnlich
wie Pellagra. Die Behandlung besteht in den gleichen Maßnahmen wie bei jener.

„Eczema" solare.

Wesensverwandt mit Hydroa vacciniformis dürfte diese, auch als Dermatitis
solaris bezeichnete Erkrankung sein. Daß bei ihr als exogener Faktor Ultraviolettstrahlen essentiell sind, geht schon aus der Bezeichnung hervor. Bezüglich
der Mitwirkung endogener Faktoren ist dagegen unser Wissen noch sehr mangel-
haft. Aus Analogie mit den vorbesprochenen Affektionen liegt es sehr nahe, ebenfalls eine Störung im Porphyrinstoffwechsel anzunehmen. — Die auftretenden
Hauterscheinungen können die verschiedensten Morphen aufweisen: Erythem,
Quaddeln, Papeln, Bläschen; isoliert gruppiert oder flächenhaft. Das klinische
Bild ähnelt daher manchmal mehr einer Dermatitis, manchmal mehr einem Ekzem
oder einer Urticaria. — Die Diagnose bietet meist keine Schwierigkeiten: schon
der Sitz, das scharfe Abschneiden der Ausschläge an den Stellen, wo durch das
Haar oder den Hut bzw. den Ärmel das Licht abgeschirmt wird, führen auf die
Spur. *Behandlung:* Außer Lichtschutz (Lichtschutzsalben, Rezepte 50—52) und
eventuell antiphlogistischen Maßnahmen wäre Versuch mit Nicotinsaäureamid
zu empfehlen.

Xeroderma pigmentosum.

Anzuschließen ist hier kurz noch diese sehr seltene, ausgesprochen familiär vorkommende Hauterkrankung. Auch bei ihr ist als exogener Faktor Ultraviolettstrahlung als sicher anzunehmen, dagegen ist der Nachweis von Porphyrin oder einer anderen sensibilisierenden Substanz bis jetzt nicht gelungen. *Klinisch* handelt es sich anfangs um eine Rötung der Haut besonders im Gesicht, auch auf den Handrücken. Allmählich treten Pigmentflecke, Teleangiektasien und fleckförmige Atrophien auf, zugleich eine flächenhafte Verdünnung und Verhärtung; kurz ein Bild, wie es leichteren Grades die Seemannshaut, schwereren Grades die „Röntgenhaut" darbietet. Im weiteren Verlauf kommt es zu multiplen warzenartigen Wucherungen, aus denen sich dann weiterhin Stachelzellkrebse entwickeln. Rechtzeitige elektrochirurgische Entfernung schützt davor. Daneben ist Lichtschutz, wie oben beschrieben, unbedingt erforderlich.

Sonstige Avitaminosen.

Mangel an *Vitamin B₂ (Lactoflavin, Riboflavin)* scheint außer Keratitis auch Cheilitis sowie mit Rötung und Blasenbildung einhergehende Hauterscheinungen hervorzurufen.

Bei Mangel an *Vitamin A (Axerophthol)* kommt es zum Auftreten von Verhornungen und Metaplasien an Haut und Schleimhäuten, die die normale Funktion aufs schwerste beeinträchtigen. Folge hiervon ist eine erhöhte Anfälligkeit für Infektionskrankheiten. Ob bestimmte, uns jetzt schon bekannte Krankheitsbilder der Haut hierzu in Beziehung stehen, kann zur Zeit nicht gesagt werden.

Mangel an *Vitamin H (Biotin)* soll zu dem von Leiner als Status seborrhoicus beschriebenen Zustande führen. Da wir das Bestehen dieses für die Präpubertätszeit ablehnen, ist die pathogenetische Deutung wohl in einer anderen Richtung zu suchen.

Vitamin-C-Mangel soll bei Entstehung der Schönlein-Henochschen Purpura als endogener Faktor in Frage kommen.

Wieweit das bei der Ratte beobachtete Ergrauen der Haare durch Mangel an *Pantothensäure* auch auf den Menschen zutrifft, ist noch nicht sicher. Die Vermutung liegt jedoch nahe, daß, wenn es jene nicht sein sollte, ein ihr nahestehendes Vitamin in Frage kommt. Bei Katzen und Mäusen vermag z. B. die Zuführung von *Vitamin H' (p-Aminobenzoesäure)* das nach Zufuhr von Hydrochinon auftretende Ergrauen der Haare zum Verschwinden zu bringen.

Dyshormonale Störungen.

Daß *Hormone* als Faktoren für die Entstehung von Hauterkrankungen, sei es durch Mangel, sei es durch Überangebot, in Frage kommen, darf vermutet werden, da einige von ihnen z. B. das Melanophorenhormon schon in der normalen Physiologie der Haut eine gewisse Rolle spielen. Wie später noch gezeigt werden wird, ist vielleicht für die Entstehung der Acne der Einfluß von Keimdrüsenhormonen verantwortlich. Daß die auch an der Haut auftretenden Erscheinungen des *Myxödems* (teigige Schwellung) auf eine Unterfunktion der Schilddrüse zurückzuführen sind, darf als bekannt vorausgesetzt werden.

Nachdem die chemische Forschung die engen Beziehungen zwischen den Keimdrüsenhormonen (Steroidhormone) untereinander und mit den Sterinen (Cholesterin), die im menschlichen Stoffwechsel eine große Rolle spielen, aufgedeckt hat, scheint sich auch das Dunkel über die Genese einer ziemlich seltenen Hauterkrankung, *Pityriasis rubra pilaris*, zu lüften. Neueste klinische Untersuchungen machen die Beziehungen zum Cholesterinstoffwechsel sehr wahrscheinlich. Charakteristisch für diese Affektion ist das universelle Auftreten von spitzen Hornkegelchen an den Follikelmündungen, so daß die meist rosarote Haut ein reibeisenartiges Aussehen erhält.

Ebenso wurden enge chemische und physiologische Beziehungen zwischen den Keimdrüsenhormonen und den Nebennierenhormonen aufgedeckt. Daß von letzteren das Rindenhormon für die Pigmentbildung in der Haut bedeutungsvoll ist, wurde aus den Behandlungserfolgen bei *Morbus Addison*, einer in das Gebiet der Inneren Medizin gehörenden Erkrankung, sichergestellt. Es kann daher angenommen werden, daß auch gewisse Hautkrankheiten, welche mit Hyper- oder Depigmentierung einhergehen, auf Störungen der Funktion der Nebennierenrinde beruhen. Wobei auch den Keimdrüsenhormonen mindestens bei der als *Chloasma uterinum* bekannten Affektion eine Rolle zufallen dürfte. Dieses ist charakterisiert durch das Auftreten unregelmäßig begrenzter, gelblich bis sepiabrauner Pigmentflecke von Taler- bis Handtellergröße. Hauptsitz ist die Stirnmitte, seltener Schläfen und Wangen oder andere Körperstellen. Belichtung als auslösender Faktor ist anzunehmen. Als endogener Faktor kommt die durch Schwangerschaft bedingte Hormonlage in Betracht. Das geht auch daraus hervor, daß die Pigmentflecke mit Beendigung der Schwangerschaft von selbst verschwinden. Es scheint allerdings gelegentlich Fälle zu geben, bei denen keine Gravidität vorliegt und die Flecke unter Umständen lebenslänglich persistieren. Da aber auch da nur ♀ betroffen sind — bei ♂ kommt Chloasma uterinum nicht vor —, kann es sich sehr wohl um eine hormonale Dauerstörung handeln.

Ebenfalls Beziehung zur Schwangerschaft hat der sehr seltene *Herpes gestationis*, welcher gewöhnlich gegen das Ende derselben (6.—8. Monat) auftritt und namentlich das Abdomen befällt. Auf mäßig geröteter Grundlage stehen zahlreiche verstreute, wasserhelle Bläschen, die nicht jucken. Mit Ausstoßung der Frucht verschwindet der Ausschlag restlos.

Außer dieser sind auch noch andere bei „Gestationstoxikosen" (?!) vorkommende Ausschläge beschrieben worden. So erythematöse, urticarielle oder prurigoartige, die von heftigem Jucken begleitet sind. Es muß dahingestellt bleiben, ob es sich hierbei wirklich um hormonal bedingte Affektionen oder, was mir eher scheint, um allergisch bedingte handelt. Dafür spricht jedenfalls ihr Ansprechen auf Calciuminjektionen.

Auf einer Unterfunktion der Schilddrüsen verbunden mit einer solchen der Nebenniere ist vielleicht auch eine andere seltene Erkrankung, *Epidermolysis bullosa*, zurückzuführen. Sie ist erbbedingt und durch das Auftreten von blasigen Abhebungen der Epidermis in toto von der Unterlage ausgezeichnet. Meist ist ein geringfügiges Trauma (Kneifen, Drücken) vorausgegangen. Ausgang gelegentlich in Atrophie der Haut.

Vitiligo.

Die Pathogenese dieser besonders bei ♀ nicht seltenen Erkrankung ist noch ungeklärt. Die für sie charakteristische Depigmentierung der Haut deutet auf eine hormonale Dysfunktion der Nebennierenrinde hin, ohne daß es bisher gelungen wäre, diese (z. B. durch Substitutionstherapie) nachzuweisen. Andererseits weisen das annähernd symmetrische Auftreten und die vielfach vorhandenen Sensibilitätsstörungen, ferner die häufige Kombination mit Sklerodermie, Tabes, Neuritiden, Lepra nervosa auf eine Beteiligung des Nervensystems hin. Wir sehen in dieser Affektion bereits einen Übergang zu den anschließend zu besprechenden neurogenen Hauterkrankungen und verweisen wegen weiteres über die Pathogenese hierauf. Das *klinische Bild* besteht ausschließlich in dem Auftreten von pigmentlosen Flecken von außerordentlich wechselnder Größe. Bevorzugt befallen sind Handrücken, Unterarme, Gesicht, Hals und Genitale. Auch der behaarte Kopf ist in seltenen Fällen einbezogen, kenntlich an dem Auftreten weißer Haarsträhnen (Cave Verwechslung mit der sog. weißen Haarlocke im Stirnhaar!). Die depigmentierten Hautstellen zeigen eine helle, oft zartrosarote Farbe. Der Rand ist polyzyklisch begrenzt und hebt sich scharf gegen die normale Haut ab. Diese ist allerdings an den Grenzen meist mit einem stärker pigmentierten Saum ausgezeichnet, so daß der Gegensatz zwischen ihr und den pigmentlosen Stellen kraß hervortritt. Das ist besonders im Sommer der Fall, während sich im Winter die Gegensätze, beim Weißen wenigstens, meist erheblich ausgleichen. Bei Farbigen oder Mischlingen ist das allerdings nicht der Fall. Der Verlauf ist ausgesprochen chronisch, lebenslänglicher Bestand die Regel. Eine wirksame Behandlung gibt es bisher nicht. Nebennierenpräparate sind ohne Wirkung. — Ausbleichen des Pigmentes an den Rändern durch Perhydrolsalbe (Rezept 45) bringt zuweilen kosmetische Verbesserung. Ultraviolettbstrahlung — nach Vorbehandlung mit Bergamottöl — kann versucht werden; Erfolg unsicher. Das gleiche gilt für lokale Injektionen von mit Ultraviolettstrahlen behandeltem Eigenblut.

Die neurogenen Dystrophien.

Vorbemerkung. In diesem Kapitel sind solche Hautkrankheiten zusammengefaßt, bei denen nicht nur krankhafte Störungen des peripheren Nervensystems, sondern auch der im Gehirn bereits bekannten oder vermuteten übergeordneten Zentren als endogener Faktor in Betracht kommen. Entsprechend dem heutigen Stande der Neuropathologie stoßen wir hier auf noch viele ungeklärte Fragen, und es ist anzunehmen, daß speziell auch Fortschritte in der Stammhirnpathologie manches Dunkel lichter werden. Ganz besonders erwünscht ist dies für das Problem der *Trophik* des Gewebes, insonderheit der Haut. Gibt es besondere der Trophik des Gewebes dienende *Nerven?* Wenn ja, wo befindet sich das *Regulationszentrum?* Dasjenige für das Fettgewebe soll sich im Zwischenhirn befinden. Für den Dermatologen sind das Kardinalfragen, denn die tägliche klinische Beobachtung stößt uns immer wieder darauf, selbst bei so „banalen" Affektionen wie dem Ulcus cruris. Anatomisch sind bisher trophische Nerven nicht nachgewiesen worden. Da in den „dystrophischen" Hautbezirken die Sensibilität meist nicht gestört ist, hat man angenommen, daß den sensiblen Fasern eine doppelte Aufgabe zufalle: zentripetal die Leitung der Gefühlsempfindung, zentrifugal die Leitung trophischer Impulse (antidrome Reizleitung). Es wäre aber auch denkbar, daß die trophischen Fasern eng verknüpft mit den sensiblen verlaufen und sich daher bis jetzt dem Nachweis entzogen haben. Eng verbunden mit der Trophik ist in vielen Fällen die örtliche Blutversorgung. Und so kommen wir zwangsläufig dazu, Hautaffektionen, bei denen Störungen dieser vorhanden sind, diesem Kapitel folgen zu lassen.

Ulcus trophoneuroticum oder Malum perforans pedis, trophisches Hautgeschwür.

Bei Tabes, Syringomyelie, Polyneuritis, Lepra, Diabetes sowie bei Durchtrennung des N. ischiadicus oder von größeren Nerven des Unterschenkels (N. tibialis, peroneus) wird diese Affektion gefunden. Da sie nur an der Fußsohle vorkommt, ist es offenkundig, daß noch weitere, exogene Faktoren zur Entstehung beitragen müssen. Diese werden gefunden einmal in den Besonderheiten der Blutzirkulation am Unterschenkel und Fuß, auf die wir unten näher eingehen werden, ferner in dem Druck, welcher auf der Fußsohle lastet. Das ergibt sich daraus, daß nach Ausschaltung dieser Faktoren Abheilung eintritt, Rezidive aber nach deren erneuter Einwirkung. Das *klinische Bild* ist so typisch und wenig variabel, daß Verwechslungen mit anderen Affektionen nicht in Frage kommen. Das Leiden beginnt gewöhnlich mit einer umschriebenen schmerzhaften Anschwellung an der Sohle, vielfach in der Gegend des Capitulum O. metatarsalis I oder IV, ähnlich wie der Clavus. Wie bei diesem entsteht zunächst eine Verdickung der Hornschicht. Im weiteren Verlauf hebt sich diese in der Mitte ab und es entwickelt sich eine eitrige Sekretansammlung darunter. Bald stößt sich die Decke dieser Blase im zentralen Teil ab und es liegt ein ziemlich rundes und tiefes Geschwür mit schmierig belegtem Grund zutage. Die Ränder weisen eine deutliche Verdickung der Hornschicht und eine mäßig starke Infiltration auf, die mehr fühl- als sichtbar ist. Die Geschwürsabsonderung ist gering. Auffallend ist es, daß das Geschwür wenig Neigung zur Ausbreitung in der Umgebung oder nach der Tiefe zu hat. Die unterliegenden Gewebe (Sehnen, Knochen) werden nicht einbezogen. Schmerzen sind nicht vorhanden, auch nicht zu erwarten, da fast stets weitgehende Aufhebung der Sensibilität, auch in der Umgebung, vorhanden ist.

Behandlung wie bei Ulcus cruris (S. 95).

Während die Pathogenese bei dieser Affektion verhältnismäßig klar ist, kann das von den anschließend zu besprechenden Affektionen nicht gesagt werden. Wir unterstellen bei ihnen eine Störung der Trophik, sei diese zentral oder peripher gelegen. Der Einfluß hormonaler Dysfunktion soll dabei nicht vergessen werden. Es mag sehr wohl sein, daß insbesondere die Hypophyse eine ausschlaggebende Rolle dabei spielt. Da die Erregbarkeit des peripheren Nervensystems vom Calciumgehalt des Blutes abhängt und verschiedene Momente auf die Beteiligung des Calciumstoffwechsels hinweisen, ist auch an eine Beeinflussung durch Dysfunktion der Epithelkörperchen (Parathormon) zu denken. Bei der engen Verknüpfung zwischen hormonalem und Nervensystem ist es nach dem heutigen Stande der Kenntnisse müßig, darüber zu diskutieren, welchem von beiden im Einzelfalle der Vorrang gebührt.

Sklerodermie.

Pathogenese. Wenn wir auch auf Grund der vorstehenden Ausführungen davon absehen müssen, Vermutungen darüber zu äußern, welche Funktionsstörungen endokriner Drüsen in Betracht kommen, so ist es nicht zu umgehen, die möglicherweise bei ihrer Entstehung mitwirkenden Momente oder besonders charakteristischen Züge anzuführen. Dazu gehören das Auftreten nach akuten Infektionskrankheiten, bei kongenitaler oder erworbener Syphilis, bei Tuberkulose, nach Traumen, ferner in Kombination mit anderen Nervenkrankheiten (Herpes zoster. Myelitis, Syringomyelie). Hinzuweisen ist ferner darauf, daß sich die Erscheinungen fast stets auf die Versorgungsgebiete eines oder mehrerer peripherer Nerven oder auf den Bereich einzelner Rückenmarkssegmente sowie radikulärer Abschnitte beschränken, sowie, daß die Anordnung häufig symmetrisch, hemi- oder paraplegisch ist. Hinzu kommen noch Pigmentanomalien, vasomotorische und sekretorische Erscheinungen, Haarausfall, Nagelveränderungen, Knochenatrophie, Fettschwund usw. — Histologisch findet sich eine Verschmälerung der Epidermis mit verstrichenen Reteleisten, in der Cutis perivasculäre Lymphocyteninfiltration. Verdickung der kollagenen Bindegewebsfasern, aber keine Veränderungen an den elastischen Fasern. An den Gefäßen, Arterien und Venen, sind in der Media Muscularis und Bindegewebe gewuchert, so daß vielfach die Elastica gesprengt ist. Die Intima zeigt Proliferation der Endothelien, die ganz hochgradig, bis zum Gefäßverschluß, gesteigert sein kann.

Klinik. Sklerodermie kann in sehr verschiedenen Formen auftreten. Hier können nur die zwei für die Praxis in Betracht kommenden berücksichtigt werden: die flächenhaft ausgedehnte und die umschriebene Form. Von diesen ist die erstere die bei weitem wichtigere. Sie beginnt vielfach unbemerkt, manchmal gehen auch rheumatoide oder neuralgische Beschwerden voraus. Ganz allmählich entwickelt sich eine Verhärtung der Haut. Diese liegt der Unterlage straff an, die Elastizität ist aufgehoben. Verschieben der Haut auf der Unterlage oder Anheben einer Hautfalte ist unmöglich. Die vorhandene Spannung bewirkt Verschwinden der Hautfelderung, die Oberfläche erscheint glatt und glänzend. Die Beweglichkeit der Gelenke im Bereiche der Befallsstelle ist stark behindert oder ganz aufgehoben. Die Absonderung von Schweiß und Talg sistiert völlig. Infolge des Spannungsdruckes auf den Papillarkörper der Cutis ist deren oberflächliche Durchblutung so verringert, daß eine grau-gelbliche Hautfarbe resultiert. Da die Blutzirkulation in den tieferen Hautgefäßen nicht beeinträchtigt ist, kommt es kaum zu Temperaturdifferenzen zwischen kranker und gesunder Haut. Dagegen zeigt diese regelmäßig an der Grenze eine etwa 1 cm breite Zone von bläulich-roter Farbe (lilac ring). Auffallenderweise ist die Sensibilität der kranken Haut im allgemeinen nicht wesentlich gestört. — Der Verlauf ist ausgesprochen chronisch und fast stets progredient. Der Krankheitsprozeß schiebt sich immer weiter vorwärts bis eine ganze Extremität oder das ganze Gesicht einbezogen ist. An den ersteren führt das zuletzt zu völliger Bewegungsunfähigkeit und damit zu dauernder Invalidität. Im Gesicht sind Störungen der Nahrungsaufnahme, sogar der Sprache die Folge. Das Leiden ist also sehr ernst, zumal es eine sicher wirksame *Behandlung* nicht gibt. Neuerdings sahen wir nach AT 10 (Dihydrotachysterin) auffallende Besserung. Injektionen von Olobintin (10%), wöchentlich 2—3, insgesamt mindestens 20, wirken zuweilen günstig. Die Sympathicektomie (Leriche-Brüning) ist im Erfolg unsicher und wohl allgemein verlassen worden.

Klinisch und prognostisch erheblich günstiger ist die *umschriebene Form* der Sklerodermie. Sie tritt meist als münzenförmige oder bandartige, etwas unter die umgebende Haut eingesunkene kleine Platte an verschiedenen Körperstellen, besonders am Rumpf auf. Die Oberfläche derselben ist glatt, atrophisch, haarlos, trocken (kein Schweiß und Talg). Die lila Farbe der Randzone ist oft nur angedeutet. Irgendwelche Beschwerden sind nicht vorhanden. Merkwürdig häufig findet sich diese Form sagittal verlaufend oberhalb der Stirn in das Haar hineinziehend und sieht dann wie die Narbe eines Säbelhiebes aus (Sclérodermie en coup de sabre). Die einzelne Stelle unterliegt keiner Um- oder Weiterbildung, bleibt aber lebenslänglich bestehen. Behandlung nicht erforderlich.

Wahrscheinlich eine seltene Sonderform der flächenhaften Sklerodermie ist die *Sklerodaktylie*. Sie tritt symmetrisch an den Fingern zuerst auf, um dann auf die ganze Hand überzugreifen. Die Initialsymptome sind denen des Morbus Raynaud (S. 94) sehr ähnlich: blaurote Verfärbung und Parästhesien.

Akrodermatitis chronica atrophicans (Herxheimer) oder Erythromelie (Pick).

Diese Erkrankung ist gar nicht selten mit *Sklerodermie* vergesellschaftet. Das könnte darauf hinweisen, daß die Ätiopathogenese in ähnlicher Richtung zu suchen ist, da wir sonst wenig Anhaltspunkte für sie haben. Nach meiner Erfahrung scheinen in vielen Fällen Witterungseinflüsse, namentlich Kälte, ätiologisch eine Rolle zu spielen. Diese können allerdings Jahre zurückliegen und sind nur durch eingehendes Befragen feststellbar. — *Klinik:* Auftreten nur an den Gliedmaßen; Arme und Beine sind ziemlich gleich häufig ergriffen, meistens nur einseitig. Wenn doppelseitig, so kann die eine Seite nur angedeutet erkrankt sein. Beginn unbemerkt mit einer umschriebenen, schmerzlosen Anschwellung von bläulichroter Farbe. Am Arm in der Gegend des Olecranon, am Bein in der der Kniescheibe. Ausbreitung von hier langsam distal. Am Unterschenkel in breiter Front bis oberhalb der Knöchel, am Arm als etwa daumendicker Strang ungefähr im Verlaufe des N. ulnaris (sog. Ulnarstreifen) bis zum Handrücken. Hier unscharf endend über den Köpfchen der Metacarpalia mit einer querverlaufenden, kissenartigen Verdickung von gleicher Farbe. Keine Erhöhung der Hauttemperatur, kein Schmerz. Während am Arm eine vom Olecranon proximale Ausdehnung kaum oder nur angedeutet gefunden wird, ist eine solche auf den Oberschenkel, ja bis zur Hüfte, nicht allzu selten.

Diesem ersten, infiltrativen Stadium schließt sich ohne erkennbaren Übergang als zweites das der Atrophie an. Epidermis und Cutis werden im Bereiche der früheren Infiltration außerordentlich dünn, so daß die Gefäßnetze durchschimmern. Sehr typisch ist die „Zigarettenpapierfältelung" der Haut, wenn man diese etwas zusammenschiebt. Nach Ausbildung der Atrophie bleibt die Affektion stationär und beschwerdelos. — Diagnostisch macht die Affektion nur im Beginn gewisse Schwierigkeiten. Verwechslungen mit Akrocyanose, mehr noch mit Frostschädigungen sind die Regel. Im ausgebildeten Zustande sind Verwechslungen ausgeschlossen. *Behandlung:* Nur in beginnenden Fällen aussichtsreich durch die von Török angegebene Therapie: örtlich Verbände mit Pankreassalben (Pankrederma, Pyosolva); innerlich Pankreon oder Pankreasdispert.

Die vasculären Dystrophien.

Allgemeines. Bei den nunmehr zu besprechenden Affektionen stehen zwar
Vorgänge an den Gefäßen im Vordergrunde. Trotzdem sind pathogenetische
Parallelitäten zur vorhergehenden Gruppe nicht zu verkennen. Das bezieht sich
schon auf den Ort des Auftretens: es sind ausschließlich ebenfalls die Extremitäten.
Sodann sind bei einigen trophische Störungen, in einem Falle sogar deutliche
sklerodermische Erscheinungen zu konstatieren. Die Erscheinungen an den Gefäßen selbst sind ferner neuroregulatorischen Einflüssen unterworfen, die ihrerseits wieder hormonal gesteuert sind. Es sind also die gleichen pathogenetischen
Probleme, denen wir bei den neurogenen Dystrophien begegnet sind.

Toter Finger (doigt mort).

Die Erkrankung ist charakterisiert durch plötzliches oder schleichendes Einsetzen einer hochgradigen Anämie an einem oder mehreren Fingern, die auch die
ganze Hand und den Unterarm mit einbeziehen kann. Die Haut ist kreideweiß,
es bestehen Parästhesien oder reißende, neuralgische Beschwerden. Der Tastsinn
ist erheblich herabgesetzt, so daß feinere Handarbeiten nicht verrichtet werden
können. Das Leiden kommt beinahe ausschließlich bei Frauen vor, vielfach sind
es nervöse oder hysterische oder solche, die viel mit den Händen in kaltem Wasser
arbeiten müssen (!). — Der Verlauf ist chronisch, mit Remissionen und Exacerbationen, im ganzen aber gutartig und therapeutisch gut zu beeinflussen. *Behandlung*
Ausschaltung äußerer Schädlichkeiten; Wechselbäder; Massage; Elektrisieren.
Acetylcholin 0,1 subcutan 1—2mal täglich oder Suppositorien 0,3 1—3mal täglich
oder Padutin (10%) 3mal täglich 10—20 Tropfen. Versuch mit Keimdrüsenhormon.

Erythromelalgie.

Das Leiden beginnt gewöhnlich plötzlich mit lebhafter Rötung infolge er-
höhter Blutzirkulation, begleitet von heftigen Schmerzen reißender oder brennender
Natur. Durch Wärme (Bett, Sommerszeit) werden sie deutlich gesteigert; meist
treten sie anfallsweise auf. Befallen sind vorwiegend die Füße, die Hände oder
beide zugleich, auch gekreuztes Auftreten ist beobachtet worden. Außer Neigung
zu vermehrter Schweißabsonderung und Blutungen sowie einer Steigerung der
Sensibilität (bis zur Hyperalgesie) sind, auch bei längerem Bestande, keine besonderen Veränderungen wahrnehmbar. Das Leiden kann sich über viele Jahre
erstrecken, die Therapie ist machtlos, da die Ätiologie noch völlig unklar ist.

Morbus Raynaud, die Raynaudsche Krankheit.

Die Erkrankung beginnt mit anfallsweisem Auftreten von Gefäßkrämpfen an
einzelnen Fingern, und zwar zunächst an den Endgliedern. Außerdem können —
in seltenen Fällen — auch Nase und Ohren befallen sein. Die Haut ist in diesem
Stadium der „regionären Ischämie" grauweiß, blutleer, daher Kältegefühl, auch
Parästhesien. Das nächste Stadium ist das der „regionären Cyanose". Die Haut
wird blaurot und hebt sich scharf von der gesunden Umgebung ab. Das dritte
Stadium ist das der Nekrose. Es wird dadurch eingeleitet, daß die Epidermis sich
stellenweise in Form von Blasen abhebt, deren Inhalt eine blutig-seröse Flüssigkeit
bildet. Unterdes entwickelt sich in der Cutis eine dem Umfange der Blase ent-
sprechende Nekrose, etwa nach Art eines Brandschorfes. Diese stößt sich mit der
Zeit ab und läßt eine verschieden tiefgehende Ulceration zutage treten. *Behandlung:*
Örtlich Wechselbäder, Priscolsalbe, Akrotherm, Amylnitritsalbe (10%); innerlich
Hypophysen- oder Thyreoideapräparate. Acetylcholin (Roche) oder Padutin,
auch Testoviron. In sehr hartnäckigen Fällen periarterielle Sympathektomie.

Ulcus cruris, Unterschenkelgeschwür.

Wenn wir diese Affektion hier anschließen, so leiten uns dazu folgende Erwägungen: Ausschließliches Auftreten am Unterschenkel, also Beschränkung auf eine Extremität wie bei den vorhergehenden Affektionen; deutlich erkennbare Mängel der Hauttrophik; Ausbildung sklerodermieartiger Hautveränderungen in der Ulcusumgebung. Nach den Erfahrungen an Hunderten von Unterschenkelgeschwüren auf unserer Ulcusabteilung besteht für uns kein Zweifel mehr, daß die Pathogenese des Ulcus cruris viel komplizierter ist als das durch die vielfach gebrauchte Bezeichnung Ulcus cruris „varicosum" den Anschein hat. Die Besprechung der Pathogenese wird ergeben, daß die Varicenbildung nur *ein*, nicht einmal regelmäßiges Syndrom ist, daß vielmehr das Krankheitsbild durch das Zusammenwirken endogener und exogener Faktoren verschiedener Art zustande kommt. Bei der großen Häufigkeit und sozialen Bedeutung der Affektion ist eine etwas eingehendere Darstellung, insbesondere der Pathogenese und Therapie, nicht zu umgehen.

Pathogenese. Das Ulcus cruris kommt beim Tier (Warmblüter) nicht vor, ausschließlich beim Menschen: Durch den vor Urzeiten erfolgten Übergang zur aufrechten Körperhaltung ist ein „physiologischer Defekt" außer anderem auch dadurch entstanden, daß ein dauernder, statisch bedingter Binnendruck von etwa 120—150 cm auf den Venen und Lymphgefäßen des Unterschenkels und Fußes lastet. Dies entspricht der Entfernung zwischen ihnen und dem rechten Herzen. Als Folge hiervon kommt es, wie Magnus nachgewiesen hat, bei aufrechter Körperhaltung zu einer Umkehr der Blutströmung in den Hautvenen, etwa von den Malleolen ab. Diese ist also retrograd, d. h. vom Herzen weg, und ist vielfach auch dann vorhanden, wenn keinerlei Varicenbildung besteht. Folge dieses Phänomens ist das Vorhandensein „verbrauchten" Blutes in dem der Hauternährung dienenden Capillarsystem und damit eine Schädigung der einzelnen Hautgewebsteile in unterschiedlichem Maße. Zu der mangelnden Gewebsernährung kommen anscheinend noch Mängel der Trophik. Dies läßt sich schon vermuten aus dem Umstande, daß die Nervenversorgung der unteren Extremität gegen die der Arme erheblich geringer ist. Sie ist zwar auch segmental (L 1—S 3) geordnet, aber die Zahl der großen Nervenstämme ist geringer als an den Armen. Es verteilen sich daher die segmentalen Fasern auf weniger periphere Nerven (Braus-Elze) und damit wird das Hautgebiet eines peripheren Nerven unverhältnismäßig groß. Wenn wir auch nicht darüber unterrichtet sind, welche Art von Nerven die „trophischen Impulse" leiten, so kann man, namentlich im Hinblick auf klinische Beobachtungen, mit einer gewissen Berechtigung annehmen, daß die an keiner anderen Region des Körpers vorkommenden eigenartigen Gewebsveränderungen im Zusammenwirken mit anderen Faktoren durch trophische Einflüsse bedingt sind. Zu diesen eigenartigen Gewebsveränderungen gehört auch die von dem Pathologen Favre (Lyon) beschriebene Angiodermite pigmenté et purpurique, die wahrscheinlich identisch ist mit der von mir auf Grund klinischer Befunde beschriebenen *Dermatopathia cyanotica.* Auch die von Schamberg, Sutton und Majocchi (Purpura annularis teleangiectodes) beschriebenen Krankheitsbilder lassen sich zwanglos hier einreihen, da sie im ganzen gesehen sowohl klinisch wie histologisch nahezu identische Merkmale aufweisen und — zwar meist in rudimentärer Form — bei vielen Fällen von Ulcus cruris vorhanden sind. Während aber für diese Affektionen die verschiedenartigsten endogenen und exogenen Faktoren in Betracht gezogen werden, hält man merkwürdigerweise beim Ulcus cruris hartnäckig an der „varicösen" Genese als alleiniger „Ursache" fest. Man übersieht dabei aber, wie schon erwähnt, die Tatsache, daß recht häufig Ulcus cruris bei Patienten vorhanden ist, die keinerlei Anzeichen von Varicenbildung aufweisen. — Die Bedeutung der Infektion wird im klinischen Teil näher beleuchtet werden.

Klinik. Nahezu ausschließlicher Ort des Auftretens ist die Haut des Unterschenkels im unteren, allenfalls noch im mittleren Drittel. Bevorzugt ist die Gegend über dem inneren, etwas weniger die über dem äußeren Malleolus. Im Anschluß an ein meist geringfügiges Trauma (Stoß, Hautabschürfung) bildet sich eine zunächst flache, mehr oder weniger runde bis ovale Ulceration. Diese vergrößert sich nun ziemlich rasch bis etwa Handtellergröße, um dann nahezu stationär zu bleiben. Größere Geschwüre, die unter Umständen die ganze Circumferenz des Beines einnehmen, kommen gelegentlich vor, sind im ganzen aber doch selten. Ihr Entstehen leitet sich meist vom „Zusammenfließen" mehrerer Einzelgeschwüre her. Der Grund des Geschwüres ist oft schmierig belegt und zeigt schlaffe Granulationen, eigentliche Nekrosebildung ist dagegen selten. Die Ränder sind scharf begrenzt, gewöhnlich etwas gewulstet. Die Geschwürsabsonderung („Salzfluß") ist beim Gehen und Stehen reichlich, bei Ruhelage gering. Abstriche von dem Sekret oder dem Wundgrund, besser noch Kulturen auf Blutagar, ergeben schon im Anfangsstadium reichliche Anwesenheit von pathogenen Bakterien (Staphylococcus aureus, Proteus, seltener Streptococcus haemolyticus oder viridans). Wie anzunehmen und durch die entsprechende Behandlung bestätigt, ist diese „Superinfektion" einer der wesentlichsten Faktoren für die Pathogenese. Sie erklärt auch zwanglos das so häufige Auftreten von Phlebitis und umschriebener Periostitis in der näheren Umgebung des Ulcus cruris. Die erstere betrifft nicht so sehr größere Venen als vielmehr Konvolute feiner Venenstämmchen, welche als flaches Kissen unter, mehr noch um das Geschwür herum subcutan fühlbar sind und sich durch starke Druckempfindlichkeit auszeichnen. Damit kommen wir zur näheren und weiteren Umgebung des Ulcus cruris, welche pathogenetisch viel interessanter ist als das Ulcus selbst. Der klinisch-morphologische Befund ist außerordentlich verschieden. In einem Falle besteht schon vor Erscheinen des Ulcus cruris eine blau-rötliche Verfärbung der Haut, etwa von der Mitte des Unterschenkels abwärts bis etwas unterhalb der Malleolen. Die Haut fühlt sich verdickt (infiltriert) an, ihre Oberfläche schuppt ab oder kann sogar flächenhaft nässen. *Dermatopathia cyanotica* (früher Unterschenkelekzem). In anderen Fällen ist die Haut an sich blaß und zeigt, das ist aber durchaus nicht immer der Fall, eine oder einige erweiterte Venen mittleren Kalibers. Eingelagert finden sich verstreute, mehr oder weniger dicht stehende orange- oder chromgelbe Pigmentflecke von Pfefferkorngröße. Zuweilen können sie zu einem Fleck von unterschiedlicher Ausdehnung zusammenfließen, aber auch dann ist noch ihre Entstehung aus Einzelelementen erkennbar. Das gilt allerdings nur für die Haut der weiteren Umgebung des Geschwürs, denn in der Annäherung an dieses findet sich dann meist eine dunkelsepiabraune Verfärbung, verbunden mit einer deutlichen Verhärtung (Sklerose), welche sich seitlich bis über die Malleolen, vorn bis in die Gegend des Lisfrancschen Gelenkes am Mittelfuß hinzieht und so, etwa nach Art einer Herrengamasche, den unteren Teil des Unterschenkels und einen Teil des Fußes umfaßt. Ihre Oberfläche ist glatt und glänzend. Diese Sklerosierung ist vielfach so stark, daß man versucht ist, an das Bestehen einer echten Sklerodermie zu denken, zumal auch die entsprechende Behinderung in der Beweglichkeit des Fußgelenkes hinzukommt. Gegen diese Annahme spricht der Umstand, daß bei jener eine Geschwürsbildung als Ausnahme betrachtet werden muß, sie ist aber für uns ein Beweis für eine gewisse „pathogenetische Verwandtschaft" und rechtfertigt somit auch die Einbeziehung des Ulcus cruris in diese Hauptgruppe. — Als weiterer Beweis für diese Auffassung dient ferner der *histologische Befund.* Ob mit oder ohne Ulcus, mit oder ohne Varicenbildung finden sich auch hier wieder gewisse gemeinsame Züge. In erster Linie die Veränderungen an den Gefäßen kleinen und mittleren Kalibers: Endothelwucherung, zellige Infiltration der Media mit - Untergang elastischer Fasern, perivasculäre Lymphocyteninfiltrate. Ferner Quellung des kollagenen Bindegewebes sowie Neubildung von Bindegewebszellen (Fibroblasten) und zuweilen auch von Capillaren, wie sie von Favre beschrieben ist und von uns bestätigt werden kann. Daneben finden sich umschriebene, seltener diffuse Blutaustritte oder — als Residuen dieser — Ablagerungen von Blutpigment (Hämosiderin).

Aus dem klinischen und histologischen Befund läßt sich die hochgradige Chronizität des Verlaufes des Ulcus cruris unschwer ableiten und erklären. Dieser kann Jahre in Anspruch nehmen, ohne daß sich im klinischen Bild wesentliche Änderungen einstellen. *Eine* Komplikation ist allerdings ziemlich häufig: die Phlebitis der tiefen Venen des Unterschenkels. Sie ist durch Exploration der Meyerschen Druckpunkte leicht festzustellen und sollte in keinem Falle unterlassen werden. Nicht selten ist eine weitere Komplikation: das Erysipel. Dies ist verständlich, da ein Eindringen von Streptokokken in die Lymphbahnen vom Geschwür aus leicht möglich ist. — In seltenen Fällen kann sich bei länger bestehendem Ulcus cruris ein Stachelzellkrebs (S. 105) entwickeln, mit allen seinen schweren Folgen.

Die *Differentialdiagnose* ist im Hinblick schon auf das klinische Bild nicht schwer und doch ist sie nicht ohne Fallstricke. Verhältnismäßig einfach ist sie gegenüber „pyogenen" Geschwüren (Streptodermia ecthymatosa). Diese sitzen meist in der oberen Hälfte des Unterschenkels, vielfach an der Außen- oder Hinterseite (Wade). Die Haut der Umgebung zeigt nie die von uns beschriebenen Veränderungen. Sie können allerdings recht hartnäckig sein und monatelang bestehen, da für ihre Genese ein Teil der auch beim Ulcus cruris beteiligten Faktoren in Betracht kommt. — Vor Verwechslung mit Erythema nodosum (S. 56) oder Tuberculosis indurativa (S. 25) schützt die Beachtung der bei beiden Affektionen vorhandenen, bis tief in die Subcutis reichenden Knotenbildung. Ferner der Umstand, daß sie vorwiegend bei der weiblichen Jugend auftreten im Gegensatz zum Ulcus cruris, welches ausgesprochen das mittlere und höhere Alter bevorzugt. — Sehr schwierig ist die Unterscheidung von Geschwüren, welche auf dem Boden der Syphilis entstehen (S. 131). Sie gehören nur dem tertiären Stadium an und weisen infolgedessen recht häufig negative Seroreaktionen auf. Ihr Sitz ist mit Vorliebe da, wo sich Ulcus cruris gern entwickelt, was pathogenetisch verständlich ist. Wenn sie eine nierenförmige oder polyzyklische Gestaltung des Randes aufweisen, so sind sie dem geübten Auge relativ leicht erkennbar. Andernfalls hilft nur die Probebehandlung mit Salvarsan, denn aus der Anamnese ist nur ganz selten ein Verdacht abzuleiten. Die Kranken wissen entweder tatsächlich nichts von einer früheren Infektion oder verschweigen diese, „da sie doch so lange zurückliegt". *Behandlung:* Wir geben im folgenden nur die von uns ausgearbeitete, bestens bewährte Methode wieder, da sie verhältnismäßig einfach und auch in der Allgemeinpraxis durchführbar ist. Sie stützt sich auf die Anschauungen über die Pathogenese und hat daher als Hauptziel: Verbesserung der Gewebsernährung durch Änderung der falschen Blutzirkulation; Beeinflussung der Trophik; Bekämpfung der „Superinfektion". Die Normalisierung des venösen Blutabflusses ist nur durch Änderung der Körperhaltung, also durch Liegen zu erreichen, und zwar bei Hochlagerung der Beine. Dies geschieht am besten durch Hochstellen des unteren Bettendes (je 2 Ziegelsteine unter jeden Bettfuß), nicht durch Kissen! Im allgemeinen ist mindestens 4—6 Wochen Liegen erforderlich und sollte streng durchgeführt werden. Ist das im Einzelfalle nicht möglich, so bleibt nur die Anlegung eines Zinkleimverbandes übrig. Dieser muß so fest angezogen werden, daß gerade noch der arterielle Blutzufluß gewährleistet ist. — Die Bekämpfung der in jedem Falle vorhandenen Infektion geschieht zunächst durch mehrfach am Tage gewechselte feuchte Verbände mit Rivanollösung (1:3000), diese wird nach etwa 1 Woche ersetzt durch Sol. Arg. nitric. ($^1/_4\%$). Alle diese Umschläge werden nicht auf die Geschwürsgegend allein, sondern um die ganze untere Unterschenkelhälfte ausgeführt. Hierdurch scheint eine gewisse Beeinflussung der Trophik veranlaßt zu werden. Nicht verwandt werden Salben irgendwelcher Art. Unter dieser Behandlung reinigt sich das Geschwür binnen kurzem und heilt innerhalb weniger Wochen ab. Dies ist unter Salbenverbänden, auch wenn bactericide Salben verwandt werden, nicht der Fall, denn selbst diese vermögen keine Bakterienfreiheit zu erzielen. Das Vorhandensein von Pyokokken, die sich unter Salbe nur vermehren, verhindert offenbar die Heilung. Eine Ausnahme macht die Penicillinsalbe. An ihrer Stelle kann auch Penicillinpuder verwandt werden, der mehrmals am Tage mit einem Wattepinsel dünn aufgestäubt wird. Nahezu regelmäßig verabfolgen wir Röntgenbestrahlung in kleinen Dosen (3mal 50—100 r ohne Filter, 80 kV). Es ist möglich, daß hierdurch u. a. eine Beeinflussung der „Trophik" statthat, wie dies z. B. Breitländer[1] annimmt. Wir haben schon seit langem diese Methode angewandt und den bestimmten Eindruck, daß unsere Behandlungserfolge zum großen Teil hierauf zurückzuführen sind. Zugleich oder an Stelle der Röntgenbestrahlung sind mehrfache Kurzwellenanwendungen, am besten mittels der Glaselektroden nach Schliephake sehr zu empfehlen. — Nach Abheilung wird für einige Wochen ein Zinkleimverband getragen, der anfangs nach einer Woche, später alle 2—3 Wochen erneuert wird.

Die vielfach angegebene Verödung der Varicen ist an sich oder zur Verhütung von Rückfällen nicht erforderlich. Wenn sie aber (aus kosmetischen Gründen) erwünscht ist, dann sollte sie nach der Methode von Moszkowicz mit Resektion der V. saphena vorgenommen werden.

Angeborene Dysplasien der Haut.

Allgemeines. Wir fassen in diese Gruppe zusammen bestimmte von Geburt an schon vorhandene oder wenigstens in ihrer Anlage bestehende, sich erst später entwickelnde Veränderungen der normalen Haut, die an sich keine Krankheit im engeren Sinne darstellen, sondern allgemein als Entwicklungsstörungen aufzufassen sind. Es bleibt dabei dahingestellt, ob diese erbbedingt oder durch Störungen in der Keimanlage — keimplasmatisch — bedingt sind.

Kongenitale Aplasien und Hypoplasien.

Zu dieser Gruppe werden diejenigen Fälle gerechnet, bei denen von Geburt an Hautdefekte oder Fehlen von Anhangsgebilden der Haut, also der Talg- und Schweißdrüsen, der Haare und Nägel vorhanden sind. Ebenfalls sind hierher zu rechnen die als *Cutis laxa* und *Dermatochalasis* oder Ehlers-Danlosscher *Symptomenkomplex* bekannten Hautveränderungen. Es handelt sich bei ihnen um eine abnorme Dehnbarkeit der Haut. die teils erst auf Zug bemerkbar wird, teils durch Faltenbildung auffällt (z. B. Blepharochalasis). Hierher gehört auch die *Cutis verticis gyrata*, eine Faltenbildung in der Umgebung des Haarwirbels, verbunden mit Schlaffheit der Kopfhaut, die sich zu weiteren Falten zusammenschieben läßt.

Kongenitale Dyskeratosen.

Zu den lokalisierten Formen gehört eine an Handtellern und Fußsohlen auftretende Hyperkeratose, *Keratoma palmare s. plantare congenitum*, oft familiär durch mehrere Generationen nachweisbar. Bereits in den ersten Lebensjahren entwickeln sich an den genannten Stellen hornige Auflagerungen, welche mit der Unterlage fest verbunden sind und nur an den Gelenkfalten Einkerbungen (keine Rhagaden!) zeigen. Es entstehen so einzelne Platten von schmutziggrauer bis

---

[1] Klin. u. Prax. **1946**, H. 4, 54.

graugelber Farbe. Therapeutisch ist das Leiden nicht zu beseitigen, es kann nur versucht werden, durch erweichende Salben (5% Salicylvaseline) eine gewisse Geschmeidigkeit zu unterhalten.

Ebenfalls lokalisiert, aber schon mehr flächenhaft tritt *Lichen pilaris* auf, eine recht häufige Hautanomalie. Hauptsitz sind die Streckseiten der Oberarme und Oberschenkel bei beiden Geschlechtern. Es entwickeln sich etwa von der Pubertät ab an den Mündungen der Haarbälge feine, spitze Hornkegelchen, die meist von einem feinen, bläulich-roten Hof umgeben sind. Hebt man die Hornmasse ab, so findet sich ein zusammengerolltes Haar in der Follikelmündung liegend. Infolge der flächenhaften Ausdehnung des Befalles bietet die Haut ein reibeisenartiges Aussehen und wirkt daher kosmetisch unschön. Eine dauernde Beseitigung des Zustandes ist nicht möglich. Es kann nur versucht werden, durch erweichende Salben (s. oben) die Haut vorübergehend zu glätten.

Ichthyosis.

Diese Affektion wird zuweilen auch mit dem Zusatz „congenita" versehen. Das ist überflüssig, da dieser Zustand stets keimplasmatisch bedingt ist, auch dann, wenn er gelegentlich erst in der späteren Kindheit zur vollen Entwicklung kommt. Andeutungsweise ist er meist schon vorher vorhanden. Er pflegt sich sowieso erst ab 2.—3. Lebensjahr — und zwar allmählich — zu entwickeln. Befallen sein kann der ganze Körper oder nur einzelne Regionen. Die Hornschicht ist zwar von normalem Horn, aber in ihrem Durchmesser stark vermehrt; im Einzelfalle in sehr verschiedenem Maße, auch an den einzelnen Regionen unterschiedlich. Handteller, Fußsohlen und Gesicht bleiben frei. Letzteres zeigt meist vergröberte Hautfelderung und feine, kleienartige Schuppung. Auch die Nägel sind nicht verändert, dagegen ist die Funktion der Talg- und Schweißdrüsen je nach dem Grade der Ausbildung der Veränderungen mehr oder weniger aufgehoben. Der Zustand bleibt nach seiner vollen Entwicklung lebenslänglich bestehen. Er ist durchaus gutartig und zuweilen nur kosmetisch störend, namentlich, wenn bei längerem Bestand die Hornfarbe (vermutlich infolge chemischer Reaktionen) sich in schmutziggrau bis grauschwarz umändert. Die Patienten sehen dann aus, als hätten sie sich monatelang nicht gewaschen. Eine dauernde Beseitigung ist durch Behandlung nicht zu erreichen, wohl aber Besserung durch Anwendung erweichender Salben in Verbindung mit warmen Bädern. Ganz ausgezeichnet wirken die von schwedischer Seite angegebenen Dauerumschläge mit 10%iger NaCl-Lösung für einige Tage, die in gewissen Abständen wiederholt oder durch Salbenanwendung ersetzt werden.

Morbus Darier (früher Psorospermosis follicularis).

Gewöhnlich um die Pubertätszeit herum entwickelt sich ganz allmählich zur vollen Ausbildung diese relativ seltene Erkrankung. Familiäres Vorkommen ist mehrfach berichtet worden. Die Einzelefflorescenz ist ein stecknadelkopfgroßes, stumpfes Hornkegelchen von schmutzig-grauer Farbe. Eine vorzugsweise Lokalisation an den Follikelmündungen, die man früher angenommen hat, ist nach eigenen Untersuchungen nicht nachzuweisen. Auch sonst sind weder an den Hautanhangsgebilden noch in der Cutis wesentliche Veränderungen erkennbar. Trotzdem macht das klinische Bild infolge der zahlreichen, in Gruppen oder Flächen dicht zusammenstehenden Knötchen einen etwas infiltrierten Eindruck. Da die Hornkegelchen selbst, aber auch die sie umgebende Epidermis parakeratotische Veränderungen aufweist, resultiert eine gewisse Abschuppung. Diese vermischt mit den Absonderungen der Haut ergeben dann vielfach schmierige bis krustenartige Auflagerungen, besonders in den Nasolabialfalten, hinter den Ohren, in der vorderen und hinteren Schweißrinne. Prädilektionsstelle für die Affektion sind die

genannten „seborrhoischen Stellen". Aber sie kann sich auch sonst großflächig
ausdehnen (Rumpf) und dem Gesicht ein maskenartiges Aussehen verleihen. Auch
die Nägel sind meist mitverändert, sie werden brüchig und rissig oder zeigen Hornbildung an der Unterseite (subunguale Hyperkeratose). — Nach seiner Ausbildung
bleibt der Zustand lebenslänglich ohne weitere Veränderung und ohne Störung
des Allgemeinbefindens. Eine Beseitigung durch Behandlung ist nicht möglich.
wohl aber kann durch Anwendung erweichender Salben, vor allem aber durch
Röntgenstrahlen eine erhebliche Besserung herbeigeführt werden.

Anhangsweise sind hier noch einige Affektionen zu besprechen, deren Einbeziehung in die vorliegende Gruppe zweifelhaft sein kann, da sie eine Art Über-
gangsstellung zu den Geschwülsten ebenso aber auch zu der folgenden Gruppe
der Naevi einnehmen.

Xanthelasma.

Wahrscheinlich eine Sonderform der Xanthome, jenen durch Speicherung
von Fettsäureestern des Cholesterins in histiocytären Elementen verschiedenster
Gewebe entstehenden tumorartigen Gebilden, deren Vorkommen an der Haut
so selten ist, daß sie hier übergangen werden können. Eine Ausnahme bildet das
Xanthelasma, welches relativ häufig, vorwiegend bei älteren Personen, an den
Augenlidern gefunden wird. Es handelt sich um scharf umschriebene, kissenartige, dicht unter der Epidermis liegende Einlagerungen von mattgelber Farbe.
Bevorzugt befallen sind die medialen Teile der Lider, besonders der oberen. Im Be-
ginn ein stecknadelkopfgroßes Knötchen, entwickeln sie sich langsam zu etwa
Bohnengröße, um dann stationär, und zwar lebenslänglich, zu bleiben. Beschwerden
lösen sie nicht aus, wirken aber kosmetisch störend. Nach eigenen Untersuchungen
ist bei den Patienten das Blutcholesterin meist um ein Erhebliches erhöht. Für die
Behandlung ist die Methode der Wahl die elektrochirurgische Entfernung.
Unter Lokalanästhesie werden die Stellen mit der Kaltkaustiknadel gestichelt, dann
schmilzt das Blutfett „wie Butter". Es resultiert eine narbenfreie, normale Haut.

Morbus v. Recklinghausen (früher Neurofibromatose).

Es handelt sich um eine Systemaffektion, welche nicht lediglich auf die Haut beschränkt ist und mit endokrinen Störungen (Vergrößerung der Nebennieren.
Atrophie der Schilddrüse usw.) vielfach auch mit psychischen Defekten (Schwach-
sinn, geistige Minderwertigkeit) einhergeht. Die Haut weist geschwulstartige
Bildungen aus nicht ausgereiften Nervenzellen auf. Sie finden sich, meist über die
ganze Körperdecke zerstreut, als Tumoren von Erbs- bis Kartoffelgröße, teils aus
der Haut hervortretend, teils unter dieser als bläuliche Flecke durchschimmernd.
Sie fühlen sich außerordentlich weich an; ja man kann sie mit dem Finger nach
innen stülpen, ohne daß der Patient dabei irgendwelche Beschwerden hat. Daneben
sind fast regelmäßig auch Pigmentflecke von wechselnder Größe vorhanden. Die
Entwicklung der Affektion setzt mit der Pubertät ein, der Bestand ist lebenslänglich. Eine Behandlung ist in älteren Fällen kaum möglich, außer etwa chir-
urgischen Eingriffen. Für beginnende Fälle ist eine solche mit Röntgenstrahlen nach
eigener Erfahrung nicht aussichtslos.

Urticaria pigmentosa.

Das Charakteristische dieser Erkrankung ist eine Ansammlung von basophile
Granula speichernden Mastzellen im Stratum papillare und subpapillare der Cutis.
Klinisch sind auf der Haut graubraune bis graugelbliche Flecke von Linsen- bis
Markstückgröße zu sehen. Wird die Haut an diesen Stellen stärker gerieben.
so schwellen sie nach Art einer Urticariaquaddel an, ohne daß Juckreiz auftritt.

Auch nach kalten oder heißen Bädern ist dieses Phänomen zu beobachten. Im allgemeinen erscheint die Affektion schon bald nach der Geburt oder im 1. Lebensjahre. In einem eigenen Falle trat sie erst Ende des 2. Jahrzehntes auf. Im höheren Alter scheint sie von selbst zu verschwinden. Befallen werden vorzugsweise Rumpf und Gliedmaßen, Kopf, Hände und Füße bleiben frei. Eine therapeutische Beeinflussung der an sich gutartigen Affektion ist nicht möglich, auch nicht erforderlich.

Naevi, Mäler.

Nahezu bei jedem Menschen finden sich diese Gebilde in mehr oder minder großer Anzahl und in den verschiedensten Kombinationen. Sie können von Geburt an bestehen oder sich erst später entwickeln, machen nie Beschwerden, können aber kosmetisch unter Umständen störend wirken. Einige können auch teils spontan, teils infolge Einwirkung exogener Faktoren geschwulstartigen Charakter annehmen, sogar bösartig werden.

Epheliden, Sommersprossen.

Stecknadelkopf- bis linsengroße, braungelbe Flecke, welche unter dem Einfluß des Sonnenlichtes an unbedeckten Körperstellen, besonders im Gesicht auftreten. Sie blassen demgemäß im Winter ab, um im Frühjahr wieder hervorzutreten. Sie erscheinen um die Pubertät herum, sind am stärksten im 2. und 3. Jahrzehnt ausgeprägt, um im höheren Alter wieder zu verschwinden. *Behandlung:* Ausbleichen mit Perhydrolsalbe (Rezept 45), eventuell in Kombination mit Tupfungen mit Sublimatspiritus (Rezept 22).

Lentigines, Linsenflecke.

Diese Gebilde sind den Epheliden morphologisch nahezu identisch. Sie finden sich hauptsächlich am Nacken, den oberen Rückenpartien und der Außenseite der Oberarme. Eine gewisse metamerale und daher auch symmetrische Anordnung ist unverkennbar; ihre Auffassung als atavistische Residuen der Tierscheckung leitet sich davon her. *Behandlung*, falls erforderlich, wie vor.

Naevi pigmentosi.

Es handelt sich um scharf umschriebene braune Flecke bis Talergröße und darüber. Sie finden sich wie die meisten Mäler — außer da und dort zerstreut — auch regionär dem Verlaufe bestimmter Hautnerven entsprechend, „systematisiert", dann zuweilen größere Flächen einnehmend. Histologisch sind sie dadurch charakterisiert, daß sich das Pigment meist nur in den Basalzellen der Epidermis findet, höchstens in vereinzelten Chromatophoren der Cutis, also nie in einer Anhäufung derselben.

Naevi spili.

Diese Mäler sind histologisch charakterisiert durch das Vorhandensein der sog. Naevuszellen in den oberen Lagen der Cutis, also nicht ausschließlich im Papillarkörper. Diese Zellen sind rundliche oder vieleckige Gebilde, ein Mittelding zwischen Basalzellen und Stachelzellen (ohne deren Protoplasmafortsätze). Zwischen diesen Zellen findet sich ein schmales bindegewebiges Gerüst. Sie liegen in Nestern oder Strängen verschiedenster Ausdehnung nach der Seite und Tiefe und können auch Pigment enthalten, sowie besonders starke, gruppiert stehende Langhaare. So entstehen morphologisch die verschiedenartigsten Gebilde auf der Haut, die dann als *Naevi verrucosi, papillomatosi, pilosi* (Haarmäler) bezeichnet werden. Die letzteren können so ausgedehnt auftreten, daß sie an ein Tierfell erinnern (Tierfellnaevi).

Naevi ca rulei, blaue Naevi.

Bei ihnen handelt es sich um dichte Ansammlungen von den als Chromatophoren bekannten Bindegewebszellen, die reichlich mit Pigment beladen sind. Wenn sie auch — im Gegensatz zu den normalerweise in der Cutis vorkommenden Chromatophoren — fix, d. h. ortsgebunden sind, so haben sie doch die Eigenschaft, bei traumatischen Einwirkungen, oft sehr geringer Natur, sich abzulösen und Absiedelungen in der näheren und weiteren Umgebung, ja Metastasenbildung in inneren Organen zu veranlassen. Hinzu kommt, daß sie dann die Neigung haben, sich als typische Geschwulstzellen zu verhalten und Anlaß zu ausgesprochen bösartigen Neubildungen *(Naevussarkom)* geben. Das ist sowohl prophylaktisch wie therapeutisch sehr zu beachten. Klinisch präsentieren sich diese Mäler als blaue Flecke von Linsen- bis Markstückgröße, die meist solitär an irgendeiner Stelle sitzen und, solange sie „in Ruhe gelassen" werden, durchaus gutartig sind. Werden sie aber irgendwie gereizt, sei es durch Kratzen seitens des Patienten, durch andauernden Druck oder Scheuern von Kleidungsstücken, durch Ätzversuche mit dem Höllensteinstift seitens des Arztes, so kann sich die geschilderte bösartige Umwandlung einstellen. Ja selbst Kneifen mit der Pinzette bei Ausschneidung kann dazu führen, daß sich einzelne Chromatophoren ablösen und in den Lymphbahnen „abschwimmen", um dann in der Nähe oder an entfernterem Orte sich anzusiedeln und dort zu Geschwulstbildung zu führen. In Rücksicht auf dieses Verhalten ist bei chirurgischer Entfernung weit im Gesunden zu operieren unter Vermeidung jeder Manipulation in unmittelbarer Nähe der Stelle. Weit besser und sicherer ist die gründliche Verkochung mit der elektrokaustischen Methode. Die Anwendung von Röntgenstrahlen oder Radium ist dem Facharzt vorbehalten.

Wir übergehen, also nur von spezialistischem Interesse die seltenen, von den *Hautdrüsen* ausgehenden Naevi und schließen die von dem *Gefäßsystem* der Haut ausgehenden an.

Naevi vasculosi.

Diese gehen von den Capillaren aus und bestehen in einer Erweiterung dieser über eine mehr oder minder große Fläche. Diese nimmt daher eine sattrote bis blaurote Farbe an und hebt sich scharf von der umgebenden Haut ab.

Diese Naevi pflegen von Geburt an zu bestehen und vergrößern sich mit dem Wachsen der Haut. Sie sind meist systematisiert und können erheblichen Umfang annehmen, bei Sitz im Gesicht auch die Mundschleimhaut (Gaumen) mit einbeziehen. Sehr häufig werden sie, besonders bei Frauen, in oder dicht oberhalb der Nackengrube in etwa Handtellergröße gefunden. Sie machen keinerlei Beschwerden, können aber kosmetisch sehr störend wirken und den Träger sozial schwer benachteiligen. Ihre Behandlung ist, wenn überhaupt erforderlich, dann nicht leicht. Manchmal genügen Stichelungen mit dem Glühkauter, wenn der Fleck nicht zu ausgedehnt ist. Andernfalls ist ein Versuch mit Thorium X (als Lack oder Spiritus) in wiederholter, vorsichtiger Anwendung vielfach nicht aussichtslos. Zum mindesten kann eine erhebliche Abblassung erreicht werden.

Hämangiome.

Klinisch werden platten- oder knotenartige Einlagerungen erweiteter Venolen in die Cutis darunter verstanden, von ausgesprochen blauer Farbe. Sie fühlen sich weich bis leicht prall an und machen keine Beschwerden. Ihr Umfang ist in der Regel nicht sehr erheblich, selten über handtellergroß. Sie treten schon meist kurz nach der Geburt in Erscheinung (sog. Blutschwämmchen) und nehmen mit der Zeit an Umfang zu. Voll ausgebildete Formen werden als *kavernöse Angiome* oder *Kavernome* bezeichnet und meist schon den Tumoren, und zwar den Hamartomen zugeordnet. Das ist insofern nicht unberechtigt, als in Einzelfällen auch eine bösartige Umwandlung vorkommt. Histologisch handelt es sich um Fehlbildungen, die von den Gefäßanlagen ausgehen, ohne speziellere Differenzierung derselben. — *Behandlung:* Diese ist zur Vermeidung späterer kosmetischer Schäden nicht leicht, besonders wenn es sich um schon länger bestehende Affektionen handelt. Das Wirksamste ist Radium- oder Röntgenkontaktbestrahlung, je früher, desto besser.

Erwähnt seien schließlich noch die sog. *senilen Angiome*, die bei älteren Leuten vorwiegend am Rumpf (Scrotum) oder an den Gliedmaßen, auch am Lippenrot auftreten. Es sind bis etwa erbsgroße Gebilde von eigentümlich sattroter Farbe, die völlig gutartig sind und meist keiner Behandlung bedürfen. Ist diese im Einzelfall erwünscht, so kommt Elektrokoagulation in Frage.

Nicht zu verwechseln sind diese Bildungen mit den als *Naevi aranei* (Spinnenfußnaevi) bezeichneten. Diese entwickeln sich ebenfalls erst in vorgerückteren Jahren, besonders auf der Nase oder den Vorderpartien der Wangen. Es handelt sich um mäßig erweiterte Haargefäße, die sich, von einer Stelle aus der Tiefe kommend, reiserartig in deren Umgebung ausbreiten. Gleichzeitiges Vorkommen bei Acne rosacea nicht selten. Ihre Entfernung kann aus kosmetischen Gründen angezeigt sein. Sie erfolgt am leichtesten durch Stichelung mit der glühenden Nadel.

Die Geschwülste der Haut.

Die gutartigen Geschwülste.

Die Zahl der gutartigen Hautgeschwülste ist gering. Ein Teil derselben wurde bereits in der Naevusgruppe besprochen. Am häufigsten sind die vom Bindegewebe ausgehenden. Zu diesen gehören die *Fibrome*.

Das sind fast ausnahmslos etwa erbs- bis bohnengroße, harte, runde Einlagerungen mit glatter Oberfläche und normaler Hautfarbe, die an den verschiedensten Stellen, meist an den Gliedmaßen auftreten. Sie machen keinerlei Beschwerden, verändern sich nicht und bleiben lebenslänglich bestehen. Die Behandlung, falls überhaupt erforderlich, kann nur in chirurgischer Entfernung bestehen. Das gilt auch für eine Abart derselben, die als *weiche Fibrome* bezeichnet werden. Sie kommen meist gestielt *(Fibromata pendulantia)* vor, besonders an den Achselhöhlen und der Innenseite der Oberschenkel. Sie imponieren als etwa $1/_2$ cm lange, fadenartige Hautanhängsel und sind öfter in der Mehrzahl vorhanden. Sie können durch Abbinden leicht entfernt werden.

Das Keloid.

Keloide entstehen nur auf einer besonders disponierten Haut. Man unterscheidet herkömmlich Spontankeloide und sekundäre Keloide. Es muß jedoch dahingestellt bleiben, ob die ersteren nicht doch durch Einwirkung eines, wenn auch leichten und daher unbemerkten Traumas entstehen, wie das bei den sekundären der Fall ist. Lieblingslokalisation für die spontan entstandenen ist die obere Brusthälfte. Die sekundären Keloide entstehen, und zwar gar nicht so selten, im Anschluß an eine operativ gesetzte Wunde, eine Verletzung oder Verbrennung.

Histologisch handelt es sich bei beiden Formen um die Wucherung von Bindegewebszellen (Fibroblasten) und in geringerem Maße auch von Gefäßen bzw. Angioblasten. In der gleichen Weise wie bei jeder Narbenbildung wandelt sich das anfangs zellreiche Gewebe in ein zellarmes, aus kollagenen Fibrillen (ohne elastische Fasern) um und verbleibt so ohne eine Weiterbildung. *Klinisch* präsentiert sich das Keloid als verschieden breiter hautfarbener, harter Strang, der fest mit der Haut verbunden und nur mit dieser verschieblich ist. Beschwerden bestehen nicht, außer wenn bei Sitz über einem Gelenk dieses in seiner Beweglichkeit beeinträchtigt wird. — *Behandlung:* Für frisch entstandene Keloide ist die Methode der

Wahl Röntgenstrahlentherapie. Das ist erklärlich, da die dann noch vorhandenen kernhaltigen Zellen zu den hoch strahlenempfindlichen gehören. Bei älteren Keloiden ist dagegen diese Behandlung gänzlich aussichtslos, da das kernarme, fibrilläre Gewebe den Röntgenstrahlen keinerlei Angriffsmöglichkeit bietet. Prophylaktisch kann die Röntgenstrahlentherapie ebenfalls sehr empfohlen werden für solche Fälle, wo Keloidbildung zu befürchten ist (nach chirurgischer Entfernung eines Keloids z. B.). Allerdings muß die Bestrahlung schon bald nach der Operation einsetzen. — Ältere Keloide werden am besten ausgeschnitten unter Vermeidung jeder Quetschung der Wundränder (beim Nähen nicht klammern, da an den Ansatzstellen der einzelnen Klammern wieder kleine Keloide entstehen), danach vorbeugende Bestrahlung. — Da, wo chirurgische und Röntgenstrahlenbehandlung nicht möglich ist, kann bei nicht zu alten Fällen eine Behandlung mit Pankreassalben (Pankrederma) oder Thorium-X-Salben, eventuell in Kombination beider oft noch wesentliche Besserung bringen.

Die bösartigen Geschwülste.

Sarkome der Haut sind außerordentlich selten und können daher übergangen werden. Verhältnismäßig häufig sind dagegen die Carcinome. Histologisch werden drei verschiedene Formen unterschieden: Basalzellencarcinom, Stachelzellencarcinom und gemischtzelliges Carcinom. Letzteres ist klinisch nicht mit Sicherheit zu diagnostizieren, da lassen sich nur die beiden anderen Formen mit einer gewissen Sicherheit auseinanderhalten.

Basalzellencarcinom.

Histologisch ist dieses charakterisiert durch Stränge und Nester in der Cutis, welche aus Zellen bestehen, die den Basalzellen der Epidermis oder embryonalen Epithelien gleichen, dazwischen befindet sich ein bindegewebiges Stützgerüst, das viele Fibroblasten enthält; auch besteht stärkere zellige Infiltration bis in die nähere Umgebung. — *Klinik:* Gefunden wird diese Form hauptsächlich in den oberen zwei Dritteln des Gesichtes, namentlich an den Augenwinkeln, den Schläfen und den Nasenflügeln, manchmal auch am Kinn. An anderen Körperstellen ist sie nur selten anzutreffen. Eine gewisse örtliche und allgemeine Disposition ist unverkennbar. Letztere insofern, als das Auftreten erst im mittleren und höheren Lebensalter statthat. Dieses vollzieht sich so, daß zunächst eine kleine perlenartige Einlagerung in der Haut bemerkbar wird, die durch ihre eigenartige Transparenz auffällt. Im Verlaufe von mehreren Jahren vergrößert sich die Stelle, die Mitte flacht sich infolge Narbenbildung ab oder sinkt sogar unter das Niveau der Haut ein, während der Rand sich wallartig peripher fortschiebt, aber dabei immer die eigentümliche Transparenz beibehält. In anderen Fällen kann die Mitte flachwarzigen Charakter annehmen oder oberflächlich ulcerieren, so daß sie bei geringen Traumen (Rasieren) leicht blutet. Während in den meisten Fällen die horizontale Ausdehnung nach Erreichung einer gewissen Größe (höchstens talergroß) sistiert, besteht in manchen Fällen die Neigung zum Fortschreiten, so daß größere Flächen befallen werden (früher *Ulcus rodens*). Auch nach der Tiefe zu kann sich der Prozeß verschieben und zu erheblicher Zerstörung des unterliegenden Gewebes (Knochen) führen *(Carcinoma terebrans)*. Neigung zu Drüsenmetastasen ist sehr gering, auch tritt keine Krebskachexie ein. Diese relative Gutartigkeit hat früher zur Bezeichnung *Cancroid* (= krebsähnlich) oder *Epitheliom* geführt. Beide sind abzulehnen, da an dem echten Krebscharakter nicht gezweifelt werden kann.

Stachelzellencarcinom.

Histologisch: Wucherung von atypischen Stachelzellen in der Cutis. Trotz ihrer offenbaren Atypie, welche sich schon durch die Ungleichartigkeit der Zellen nach Form und Größe kundgibt, haben diese doch die Neigung zur Verhornung nicht verloren. Daher finden sich in den Nestern und Strängen in der Cutis stets mehr oder weniger reichlich hornige Gebilde, sog. Krebsperlen, eingestreut. Sie geben dem histologischen Bilde eine besonders charakteristische Note. — *Klinisch* beginnt die Affektion auf der Haut mit einer warzenartigen Bildung; auf der Mundschleimhaut (Lippen) mit leukoplakieartigen Flecken. Die weitere Entwicklung geht ziemlich rasch vor sich. Die warzige Bildung nimmt an Umfang zu und zerfällt schließlich von der Mitte aus. Es entsteht ein flaches Geschwür, welches sich scharf gegen die Umgebung absetzt. Der Grund ist von frisch-roten, an wuchernde Granulationen erinnernden Gewebe bedeckt, die Unterlage auffallend derb. Neigung zu Metastasenbildung in den regionären Lymphdrüsen ist schon früh vorhanden, der Gesamtcharakter also durchaus bösartig. Das trifft besonders für die auf dem Boden einer Röntgenstrahlenschädigung entstehenden Carcinome zu. — Während das Stachelzellencarcinom im Gesicht, wo es häufiger vorkommt, anscheinend spontan entsteht, ist das Auftreten an anderen Körperstellen meist durch Einwirkung mechanischer, chemischer oder physikalischer Reize mitbedingt: Druck von Arbeitswerkzeugen bei bestimmten Gewerben: z. B. Schuhmacher, Tischler (an den Händen). Bei Schornsteinfegern (am Scrotum durch Rußwirkung). Als sekundäre Carcinome sind die auf Lupus- oder Erythematodesherden, auf Ulcus cruris und Röntgengeschwüren auftretenden zu bezeichnen. Sie können erheblichen Umfang annehmen und zu geradezu abschreckenden Verstümmelungen, besonders im Gesicht, führen.

Die Diagnose beider Formen ist im ausgebildeten Zustande meist leicht, im Beginn schwierig. In verdächtigen Fällen ist Probeausschnitt zu empfehlen. — *Behandlung:* Für beginnende Fälle ist Röntgenkontaktbestrahlung, speziell beim Basalzellencarcinom, die Methode der Wahl. Für ältere und ausgedehntere Fälle ist dagegen die gründliche Elektrokoagulation vorzuziehen.

Präcanceröse Affektionen.

Eine Reihe von Hautveränderungen, welche an sich, mindestens klinisch, noch nicht krebsiger Natur sind, die aber bei längerem Bestande in Carcinom übergehen können, werden als präcancerös bezeichnet. Hierzu gehören Morbus Paget, Morbus Bowen und Erythroplasie (Queyrat). Die beiden letzteren können als sehr selten vorkommend übergangen werden.

Morbus Paget (Pagets disease of the nipple).

Diese Erkrankung kommt nahezu ausschließlich an der Brustwarze der Frau vor. Es entsteht dort, zunächst auf das Gebiet des Warzenhofes beschränkt, eine erodierte, nässende, teilweise von Krusten oder Schuppen bedeckte Fläche, welche große Ähnlichkeit mit einem Mammaekzem hat, aber nie mit so heftigem Juckreiz verbunden ist wie jenes. Allmählich vergrößert sich die erkrankte Fläche immer mehr und kann beträchtlichen Umfang annehmen, wobei die Ränder guirlandenförmig gestaltet sein können. Sie heben sich stets scharf gegen die Umgebung ab. Die vorher ebene Erosionsfläche kann, braucht es aber nicht, einen feinwarzigen Charakter annehmen. Im weiteren Verlauf, der sich über mehrere Jahre hinziehen kann, treten in der Haut und darunter Knoten bis Haselnußgröße auf, die dann den Übergang in Krebs darstellen. In diesem Stadium sind dann auch oft schon in den regionären Drüsen Metastasen nachweisbar. — Histologisch

zeigt sich zunächst eine Degeneration und Vakuolisierung im Bereiche der Basal-
und Stachelzellenschicht, denen sich dann eine Abhebung der Hornschicht an-
schließt. Von einzelnen Autoren wird die Entwicklung von carcinomatös entarteten
Zellen in der Epidermis und eine intraepidermidale Ausbreitung beschrieben, von
anderen bestritten. — *Behandlung:* Zur Wahl stehen Röntgenbestrahlungen oder
Elektrokoagulation für beginnende Fälle. Für länger bestehende ist die Amputatio
mammae wohl das Sicherste mit Ausräumung der Axillardrüsen.

Als in gewissen Sinne präcanceröse Affektionen sind auch die bei alten Leuten
auftretenden *Verrucae seniles (Keratomata senilia)* anzusprechen. Sie unterscheiden sich von den Verrucae vulgares durch ihr Aussehen, ihren Sitz, ihren histologischen Befund. Sie entwickeln sich als linsengroße, gelbe oder bräunliche Flecke,
welche zunächst kaum das Niveau der Haut überragen, jedoch eine leicht gekörnte
Oberfläche tragen. Mit der Zeit vergrößern sie sich, auch können näher oder ent-
fernter neue Gebilde erscheinen. Die Oberfläche nimmt nun einen deutlich höckerigen
bis warzigen Charakter an. Eine weitere Veränderung tritt zunächst nicht ein.
In Einzelfällen kann sich jedoch, namentlich bei unzweckmäßigem Verhalten
der Patienten (Kratzen, Scheuern), ein Stachelzellencarcinom entwickeln. Zuweilen
ist heftiger Juckreiz vorhanden und gibt dann zu dem genannten Verhalten der
Patienten Anlaß. Hauptsitz ist das Gesicht (Schläfen, Nase), Handrücken und
Rücken. — *Behandlung:* Elektrokoagulation. Auch Röntgenstrahlen können versucht werden.

Anhang.

Anzureihen sind hier einige seltenere Affektionen, die heute mehr oder minder
zu den bösartigen Geschwülsten gerechnet werden, obwohl sie sich nicht durch
Metastasenbildung im Körper ausbreiten, sondern durch die autochthone Entstehung
von multiplen geschwulstartigen Bildungen charakterisiert sind. Die Genese ist
bei ihnen noch weitgehend ungeklärt.

Mycosis fungoides.

Dieses Leiden beginnt mit einem Prodromalstadium (prämykotisches Stadium),
welches dem Ausbruch der eigentlichen Krankheitserscheinungen viele Jahre
vorausgehen kann. Diese Periode kann beherrscht sein von einem heftigen Haut-
jucken, für dessen Entstehung sich keinerlei Anhaltspunkte finden lassen. Weiterhin
treten ekzemartige Herde von wechselnder Größe auf, welche neben mäßiger
Rötung und Infiltration eine feine, silbrige Abschuppung aufweisen. Ihr Bestand
ist verschieden lang, sie können ebenso schnell verschwinden, wie sie gekommen
sind. Der Ausbruch der eigentlichen Erkrankung gestaltet sich verschieden: entweder entwickelt sich ein erythrodermischer Zustand mit universeller Rötung und
Abschuppung oder es treten plattenartige Infiltrate von intensiv roter Farbe und
höckeriger Oberfläche auf. Dieses Stadium leitet über zu dem der Knotenbildung.
Diese gehen von der Cutis und Subcutis aus und können erheblichen Umfang
annehmen. Beide Stadien können auch nebeneinander bestehen. Im weiteren
Verlauf können die Knoten zerfallen und schmieriges, übelriechendes Sekret ab-
sondern. Gleichzeitig treten nunmehr auch an inneren Organen ähnliche Bildungen
auf (Lungen, Milz, Nieren, Knochenmark usw.). Unter dem Bilde fortschreitender
Kachexie erfolgt dann schließlich der Exitus. Das prämykotische Stadium kann
gelegentlich fehlen, man spricht dann von *Mycosis fungoides d'emblée.* — *Histologisch* findet sich in allen Stadien in der Cutis und Subcutis ein sog. polymorph-
zelliges Infiltrat, bestehend aus Zellen verschiedenster Art und Größe. — *Behandlung:*
Ein sicher wirkendes Mittel gibt es nicht. Die Tumoren werden anfänglich durch

Röntgenstrahlen sehr gut beeinflußt und bilden sich rasch zurück. Leider nur für kurze Zeit, dann rezidivieren sie. Mit jedem Rezidiv nimmt dann ihre Strahlenempfindlichkeit immer mehr ab, bis sie schließlich gar nicht mehr ansprechen.

Kurz zu erwähnen sind anschließend die zuweilen bei *Leukämie* und *maligner Lymphogranulomatose (Morbus Hodgkin)* auftretenden Hauterscheinungen. Außer Juckreiz finden sich Ausschläge nach Art des Ekzems, der Urticaria, sogar vom Charakter der Erythrodermie. Auch Tumorbildung ist beobachtet worden. Die Diagnose ist bei Leukämie durch die Blutuntersuchung relativ leicht, bei M. Hodgkin nur durch die histologische Untersuchung (Haut, Lymphdrüsen) möglich. — Auf Röntgenstrahlen reagieren diese Affektionen ganz ähnlich wie Mycosis fungoides.

Hautkrankheiten ungeklärter Genese.

Vorbemerkung. In diesem Kapitel werden eine Anzahl Hautkrankheiten beschrieben, deren Ätiopathogenese teils noch völlig unklar ist, teils wohl ihrer Klärung entgegengeht, ohne daß es heute schon möglich wäre, sie mit einer gewissen Sicherheit in eines der vorhergehenden Kapitel einzureihen. Der Aufgabe dieses Buches entsprechend wird davon Abstand genommen werden, die für die einzelnen Affektionen bisher aufgestellten Theorien und Vermutungen bezüglich ihrer Genese zu erörtern. Bei der Besprechung der klinischen Bilder und der Behandlung wird sich jedoch mancher Hinweis auf diese von selbst ergeben. Die Reihenfolge in der Anordnung ist nach dem Gesichtspunkt der praktischen Wichtigkeit getroffen, ohne Beziehung zur Morphe.

Psoriasis, Schuppenflechte.

Obwohl diese Erkrankung mit zu den in der Praxis häufigsten Hautaffektionen zählt und sehr viel Forschungsarbeitet geleistet worden ist, bleibt ihre Genese nach wie vor dunkel. Es ist nicht ausgeschlossen, daß Psoriasis ätiogenetisch gesehen überhaupt keine einheitliche Erkrankung (entité morbide) ist, sondern, daß es auf Grund ganz verschiedener ätiologischer Faktoren zu dem gleichen klinischen Bilde kommt. Wir sahen Ähnliches schon bei den idiosynkrasischen Hautleiden. Während dort aber verschiedene Morphen auf Grund derselben Genese entstehen, könnte hier umgekehrt die gleiche Morphe auf Grund verschiedener Ätiologie entstanden gedacht werden. Diese Vorbemerkung erschien uns deshalb wichtig, weil die unterschiedliche Reaktion auf die neueren therapeutischen Methoden sonst nicht erklärlich wäre. Möglich ist es aber auch, daß die Genese letzten Endes ein „zentrales" Problem ist und daß eine entsprechende Beeinflussung eines cerebral gelegenen Zentrums im Einzelfalle auf verschiedenem Wege erreicht werden muß.

Klinik. Befallen werden alle Altersklassen, nicht jedoch Säuglinge und — kaum — sehr alte Leute. Im Kindesalter bis zur Pubertät, sowie jenseits des 5. Jahrzehntes ist sie selten, häufig dagegen vom 20.—40. Jahre. Ein Unterschied zwischen den Geschlechtern besteht nicht. Familiäres Vorkommen ist sicher, aber nicht dominant. Abhängigkeit von Schwangerschaft wird beobachtet, allerdings in paradoxer Weise: sowohl Auftreten wie Verschwinden mit Eintritt derselben bzw. post partum. Beziehungen zum Kohlehydratstoffwechsel sind nachweisbar: Vielfach Blutzuckergehalt an der oberen Grenze der Norm oder atypisches Verhalten der Blutzuckerkurve bei intravenöser Glucosebelastung (Rost-Ottenstein).

Grundefflorescenz ist die Psoriasispapel, ein rosa- bis lachsroter Fleck, der mit einer matt silberfarbigen Schuppe bedeckt ist und — wenn auch nicht ganz regelmäßig — einen schmalen anämischen Hof erkennen läßt. Eine Infiltration der Cutis ist weder sicht- noch tastbar. Ritzt man mit dem Fingernagel über die Oberfläche des Fleckes, so brechen die Hornlamellen der Schuppe ein und die Silberfärbung nimmt zu (Kerzenfleckphänomen). Schabt man mit dem Nagel oder Skalpell in tangentialer Richtung über den Fleck, wobei die Schuppe entfernt wird, so treten feine, punktförmige Bluttröpfchen aus (sog. siebförmige Blutung). Erklärung für beide Phänomene ergibt sich aus dem histologischen Bild: Starke Verlängerung und Verbreiterung der Reteleisten (Acanthose) mit entsprechender Verlängerung der Papillen, keine Verbreiterung der Epidermis über diesen, ja eher eine Verschmälerung. Beim Kratzen der Stelle wird die schmale Epidermisdecke über den Papillen abgestreift und die dort vorhandenen Capillarschlingen werden an ihrer Spitze eröffnet. Die leichte Abhebbarkeit der Epidermis ist ihrerseits wieder bedingt durch die Störungen im „Verhornungsablauf", die sich durch Fehlen des Stratum granulosum und das Persistieren von Kernen in der Hornschicht (Parakeratose) kundgibt. Die hierdurch entstandene Schwächung des Gefüges der Hornlamellen erklärt wiederum das Auftreten des Kerzenfleckphänomens, da infolge des konsekutiven Eindringens von Luft zwischen diese eine silbrige Färbung entsteht. — In der Cutis finden sich außer perivasculären Infiltraten sonst keine bemerkenswerten Veränderungen.

Die Psoriasispapeln treten fast stets in größerer Anzahl an den verschiedensten Körperstellen auf, besonders gern da, wo Druck oder Reibung der Kleidung (Rockbund) angreifen. So sind die Ellbogen und Knie, sowie die Gürtelgegend in gewissem Sinne bevorzugt. Auch die „seborrhoischen Stellen" sind hier anzuführen (Reizung durch den Hauttalg?), ferner Hautverletzungen (Kratz- und Schußwunden).

Der Charakter der Weiterentwicklung ist nun nicht nur durch die im Einzelfalle ganz verschiedene Ausbreitung, sondern auch durch zwei weitere Momente bestimmt. Erstens durch das Tempo des Auftretens. Dies kann im Einzelfalle ausgesprochen akut sein. Binnen wenigen Tagen können sich die ausgedehntesten Hauterscheinungen entwickeln. Es kann aber auch, und das ist häufiger der Fall, sehr langsam sein, so daß eine deutliche Chronizität vorliegt. In wieder anderen Fällen kann ein bisher chronisch verlaufender Fall, meist im Anschluß an eine Reizung, plötzlich in ein akutes Stadium übergehen. (Daher die Regel: chronische, lokalisierte Formen möglichst in Ruhe lassen zu.) Das klinische Bild wird zweitens bestimmt durch die Form des Einzelherdes. Diese kann variieren von Linsengröße *(Psoriasis punctata s. lenticularis)* über Münzengröße *(Psoriasis nummularis)* zu Herden von Handtellergröße und mehr. Vielfach kommt es auch durch Zusammenfließen mehrerer Einzelherde zum flächenhaften Befall. In anderen Fällen wieder können die Einzelherde guirlandenförmig angeordnet sein *(Psoriasis gyrata)*. Schließlich kann eine Kombination aller dieser Formen in beliebiger Mischung vorhanden sein. Das klinische Bild ist also von einer überaus großen Mannigfaltigkeit, wie sie kaum eine andere Hautkrankheit aufweist. — Bei Psoriasis des behaarten Kopfes, die gelegentlich isoliert auftritt und dann diagnostisch Schwierigkeiten macht, ist die sog. Pinselstellung der Haare recht typisch. Sie entsteht durch das büschelartige Zusammenhalten der Haare eines Herdes durch die ihn bedeckende Schuppe.

An den Handtellern und Fußsohlen äußert sich Psoriasis in einer abweichenden Art: es fehlt völlig die Schuppung, dagegen finden sich in der nur leicht geröteten Haut punkt- bis linsenförmige weißliche Verfärbung der Hornschicht. An den Nägeln sieht man teils mehr oder minder zahlreiche Grübchen, teils subunguale Hyperkeratosen, manchmal auch Brüchigkeit der Nagelplatte.

Besondere Erwähnung verdient eine gar nicht so seltene Miterkrankung der großen Gelenke *(Psoriasis arthropathica)*. Sie wird nach einigen Autoren in einem Viertel der Fälle gefunden. Wenn das auch wohl etwas zu hoch gegriffen ist, so ist doch diese Kombination keineswegs selten. Nach eigener Erfahrung werden auf internen Abteilungen Fälle lange Zeit — meist erfolglos — wegen Rheuma behandelt und der gleichzeitig vorhandenen Psoriasis keine besondere Aufmerksamkeit geschenkt.

Der Verlauf der Psoriasis ist, auch bei den zunächst akut aufgetretenen Fällen, ausgesprochen chronisch. Er kann sich über Jahre und Jahrzehnte hinziehen. Spontaner Rückgang kann mit Rückfällen abwechseln, kurz, auch hier ein individuell ganz verschiedener Charakter. Ähnlich wie Schwangerschaft können interkurrierende schwere Organerkrankungen plötzliches Verschwinden im Gefolge haben. Auffallend ist, daß bei Tuberkulose aller Formen Psoriasis praktisch nicht vorkommt. Das gleiche gilt, mit gelegentlichen Ausnahmen, auch für maligne Tumoren.

Die *Diagnose* der Psoriasis ist meist leicht. Im Beginn kann, namentlich bei isoliertem Auftreten auf dem behaarten Kopf, die Unterscheidung vom seborroischen Ekzematoid auch dem Erfahrenen Schwierigkeiten bereiten. Noch mehr ist das bei den glücklicherweise sehr seltenen Fällen der Fall, bei denen die Erkrankung den ganzen Körper ergriffen hat und typische Einzelefflorescenzen nicht erkennbar sind, bei denen also das Bild der Erythrodermie vorhanden ist. Hier wird zunächst schon die Vorgeschichte Aufklärung bringen (früherer Bestand von Einzelherden). Versagt diese, so bleibt nur die histologische Untersuchung eines Probeausschnittes übrig.

Behandlung. Die früher ausschließlich geübte örtliche Behandlung ist bei uns seit längerem erheblich gegenüber einer neueren, internen zurückgetreten. Auf Grund der Arbeiten von Grüneberg und besonders meiner Schülerin B. Ottenstein (in Verbindung mit Incedayı) wurde folgende Methode angewandt: strikte kalifreie Ernährung, d. h. namentlich Ausschaltung jeder Kartoffelnahrung, ferner von Erbsen und Bohnen. Dazu 2—3mal wöchentlich intravenös 1 ccm Pancortex (genuiner Nebennierenextrakt) oder Cortidyn (das synthetische Cortiron erwies sich als wirkungslos). Gleichzeitig ebenfalls 2—3mal wöchentlich Vitamin C in großen Dosen intramuskulär (Redoxon oder Cebion forte 5 ccm). Vom ersteren insgesamt mindestens 30 ccm insgesamt, von letzterem etwa 60—80 ccm. Örtlich: Salicylvaseline, steigend von 2% auf 5—10%, bei Auftreten von Hautreizungen wieder absteigend. Auf diese Weise gelingt es vielfach, selbst schwere Fälle in überraschend kurzer Zeit zur Abheilung zu bringen und sie auch vor Rückfällen zu bewahren, *wenn* sie die kalifreie Diät konsequent weiter durchführen. Besonders bemerkenswert ist die ausgezeichnete Wirkung auf die arthropathische Form. Selbst in lange bestehenden Fällen gelang es, völligen Rückgang der Gelenkerscheinungen oder wesentliche Besserung zu erzielen.

Die Anwendung von Chrysarobin- oder Cignolinsalben oder -pasten (Rezept 37), ebenso die Anwendung von Röntgenstrahlen wird von uns als Regelbehandlung nicht mehr durchgeführt. Wir wenden sie nur noch zur Behandlung besonders refraktärer Stellen an, wie sie gelegentlich an den Händen oder Unterschenkeln auftreten. — Bei den seltenen Fällen, in denen diese Behandlung nicht anschlägt, ist bei Frauen ein Versuch mit hohen Dosen von Follikelhormon (Pyrogynon 50000 IE u. a.) 2mal wöchentlich intramuskulär, etwa 4 Wochen lang, zuweilen erfolgreich.

Die — von uns regulär nicht mehr geübte — ausschließliche Salbenbehandlung vollzieht sich so, daß zunächst mit Salicylsalbe (2%) die Schuppen erweicht und entfernt werden, anschließend wird Cignolinsalbe steigend von $^1/_8$—$^1/_2$%, selten stärker angewandt. Sobald eine Reizung der Haut auftritt, die bis zu einem gewissen Grade derselben durchaus erwünscht ist, wird zu blanden Salben (Zinköl, weiche Zinkpaste) übergegangen. Dieser Turnus wird so lange wiederholt,

bis die Erscheinungen verschwunden sind. Für besonders hartnäckige Herde ist
Dreuwsche Salbe (Rezept 40) zu empfehlen. — Auf dem behaarten Kopf und im
Gesicht werden statt aller der genannten Salben nur Ungt. praecipit. alb. ohne
oder mit Salicylzusatz angewandt. — Isolierte Einzelherde können vorteilhaft
mit Cignolinbezol (Rezept 26) täglich gepinselt werden, bis Reizerscheinungen
auftreten.

Unter der Sammelbezeichnung *Parapsoriasis* werden eine Anzahl Affektionen
zusammengefaßt, welche morphologisch eine gewisse Ähnlichkeit mit Psoriasis
aufweisen, aber sonst kaum mit ihr verwandt sind. Es sind dies unter anderem
Pityriasis lichenoides chronica, Erythrodermie pityriasique en plaques disseminées
(Brocq) usw. Wegen ihrer großen Seltenheit sind sie nur von rein dermatologischem
Interesse und können hier übergangen werden.

Lichen ruber, Knötchenflechte.

Tritt zuweilen familiär auf; der Befall kann symmetrisch sein und dem Verlauf bestimmter Hautnerven entsprechen. Beide Geschlechter erkranken gleichmäßig, Kindheit und Senium sind praktisch verschont, bevorzugt das mittlere
Lebensalter. — Grundefflorescenz ist ein stecknadelkopfgroßes Knötchen von
sattroter bis gelbroter Farbe. Die Form des Knötchens ist ausgesprochen viel-
kantig, polygonal, die Oberfläche glatt, wachsartig glänzend, mit einer angedeuteten Delle in der Mitte. Betastung bietet das Gefühl einer gewissen Festigkeit (Infiltration). Diese ist histologisch bedingt durch eine dichte Lymphocyten-
ansammlung besonders in den Papillen und eine mäßige Erweiterung der
Papillarcapillaren. Daneben finden sich am Bindegewebe der Cutis sowie in der
Epidermis gewisse Veränderungen, aber keine Parakeratose, und daher auch keine
Schuppenbildung. — Ausbreitung und Verlauf sind sehr variabel. Die Knötchen
können isoliert und verstreut über kleine oder große Hautbezirke, ja universell
auftreten, können aber auch ganz dicht gruppiert stehen und zu plattenartigen
Gebilden zusammenfließen. Treten diese am Unterschenkel auf, so verändert
sich die Oberfläche, sie wird rauh und feinhöckerig und bekommt dann ein
warziges Aussehen *(Lichen ruber verrucosus)*. Gelegentlich, besonders am Penis,
tritt Lichen ruber als Kranz- oder in Guirlandenform auf. Stets vorhanden ist
Juckreiz, der sich krisenartig zu verstärken pflegt. Recht regelmäßig ist ferner
das Auftreten von weißlichen Flecken an der Wangenschleimhaut, auch der Zunge.
Diese sehen wie feine Netze oder Spritzer von Porzellanglasur aus, nehmen oft
eine relativ große Fläche ein, machen aber keine Beschwerden. Die Patienten
wissen von ihrem Vorhandensein fast nie etwas. Differentialdiagnostisch sind sie
oft entscheidend. Verwechslungen mit syphilitischen Papeln (S. 129) oder Leuko-
plakia oris wird durch die Vorgeschichte und die Eigenartigkeit des Befundes
vorgebeugt.

Zwei Sonderformen an der Haut, *Lichen ruber acuminatus* und *Lichen ruber
atrophicans* oder *sclerosus*, sind nur von spezialistischem Interesse.

Behandlung. Am wirksamsten sind intramuskuläre Injektionen von As
(Solarson 2 ccm jeden 2. Tag) im ganzen 10—12, dann 6 Wochen Pause, danach
Wiederholung. As in Pillenform (Pilul. asiaticae 1 mg) 30—60 Stück, 3mal täglich 1 Pille, ist weniger sicher wirksam. Örtlich können Teerpräparate versucht
werden. Bei universellem Lichen ruber ist Röntgentiefenbestrahlung der Grenz-
stränge (Paravertebralbestrahlung) oft überraschend wirksam. — Zuweilen sieht
man Spontanheilung eintreten, wenn die Patienten für längere Zeit körperliche
und vor allem auch seelische Ruhe haben.

Pemphigus.

Mit dieser Bezeichnung werden eine Reihe seltener, morphologisch wie verlaufsmäßig voneinander verschiedener Krankheitsbilder bezeichnet, deren Ätiologie durchweg noch völlig ungeklärt ist. — Sie sollen hier nur kurz abgehandelt werden. — Von einer sehr seltenen, wahrscheinlich infektiösen Form, die ganz akut mit Bildung von Blasen auf der Haut besonders bei Schlächtern und Schäfern auftritt, wird eine etwas häufiger vorkommende, chronisch verlaufende unterschieden: *Pemphigus vulgaris.* Diese entwickelt sich schleichend, anfangs meist recht harmlos aussehend, manchmal zunächst gar nicht auf der Haut, sondern auf der Mund- oder Genitalschleimhaut (bei Frauen). In diesem Stadium von isoliert im Munde auftretendem Erythema exsudativum multiforme (S. 57) schwer zu unterscheiden, verdächtig nur durch die Hartnäckigkeit des Bestandes. Auf der Haut treten zunächst verstreut einzelne erbs- bis bohnengroße, schlaffe Blasen auf, die mit einer trüb-serösen Flüssigkeit gefüllt sind. Platzen diese, so liegt eine erodierte Fläche zutage, die sich mit mißfarbenen Schuppenkrusten bedeckt. Diese Stellen können spontan abheilen und neue an anderer Stelle auftreten, können sich aber auch peripher vergrößern. Dann entstehen erodierte, nässende Flächen, die infolge der freiliegenden Hautnerven bei Berührung oder Druck erheblich schmerzen. In manchen Fällen geht dem Auftreten von Blasen ein solches von erythemoder quaddelartigen Efflorescenzen voraus. Im weiteren Verlauf bilden sich immer neue Blasen, so daß allmählich morphologisch ein sehr buntes Bild entsteht. Zuweilen kommt es durch das Zusammenfließen mehrerer benachbarter Herde auch zur Bildung guirlandenartiger Figuren *(Pemphigus serpiginosus).* Fast stets, aber nicht immer, ist das Nikolskische Phänomen vorhanden: bei mittelstarkem, tangential zur Hautoberfläche gerichtetem Fingerdruck läßt sich die Hornschicht der Epidermis von der Unterlage fortschieben. Dieses Phänomen wird *nur* bei Pemphigus beobachtet und ist im positiven Falle diagnostisch sehr wichtig. Ebenso wichtig ist die Lokalisation, da es drei Prädilektionsstellen für die Affektion gibt: die Mundschleimhaut, die Nabelgegend und das Genitale. Daneben kann aber auch der Rumpf und die Gliedmaßen befallen sein, Hände und Füße bleiben in der Regel frei. Das Allgemeinbefinden ist meist sehr gestört. Die Patienten sind matt und kraftlos bei relativ gutem Appetit, magern aber trotzdem ab. Erscheinungen an inneren Organen werden nur sub finem beobachtet. Das Blutbild ist wenig charakteristisch, die Senkung meist erhöht. Der Verlauf ist fast stets chronisch und führt in der überwiegenden Mehrzahl der Fälle zum Tode durch Erschöpfung oder eine interkurrente Erkrankung. — Morphologisch etwas abweichend, aber sonst im Auftreten und Verlauf ähnlich sind die als *Pemphigus foliaceus* und *vegetans* bezeichneten, sehr seltenen Formen.

Behandlung. Örtliche feuchte Verbände mit Rivanollösung (1:3000) oder Rivanolsalbe ($^{1}/_{2}$—1%), Puderbett. Warme Bäder mit Kleieabkochung oder Kalipermanganatlösung. Häufiges Umbetten und Lagewechsel. Mundschleimhaut: Pinseln mit 1% Sol. acid. Chromici. Spülungen mit Salbeitee. Innerlich: Chinin in hohen Dosen (3mal täglich 1 g), zugleich Vitamin C ebenfalls in hohen Dosen; am besten täglich 5 ccm Redoxon forte oder dgl. intramuskulär. Falls nach einer Woche keine Änderung, Versuch mit Sulfonamidbehandlung (Badional i.v.) oder Normalserum (Homoseran). Neuerdings werden Leberpräparate (Pernaemyl usw.) empfohlen. — Von Germaninbehandlung ist nicht viel zu erwarten, sie macht zuweilen erhebliche Verschlimmerung. Versuch mit Penicillin in hohen Dosen ist angezeigt, auch wiederholte große Bluttransfusionen sind gelegentlich anscheinend sehr wirksam.

Pityriasis rosea (Gibert).

Im Gegensatz zur vorbesprochenen Erkrankung ist Pityriasis rosea ein nicht allzu seltenes Leiden. Es tritt vielfach nach dem Tragen neuer Wollwäsche auf und ist dann genau deren Sitz am Körper angepaßt. Sonst ist — trotz vielfacher Untersuchungen — über die Ätiologie nichts Sicheres bekannt.

Beispiel. Ein 17jähriges Mädchen legt einen eben gekauften wollenen Badeanzug an. Nach einigen Tagen zeigt sich der Ausschlag am Rumpf und an den Gliedmaßen, hier scharf mit den Ärmeln bzw. den Hosen abschneidend, den vorderen und hinteren Halsausschnitt freilassend.

Die Einzelefflorescenz ist ein münzen- oder medaillonförmiger Fleck bis etwa Talergröße. Seine Mitte zeigt eine zigarettenpapierartige, feine Fältelung und hellsepiabraune Farbe. Der Rand ist dagegen hellrosarot und trägt eine zarte Schuppenkrause, deren freies Ende *nach innen* gerichtet ist. Daneben bestehen auch Herde aus flachen roten Papeln ohne Schuppung. Gemeinsam ist allen, daß ihre Hauptachse in der Spaltrichtung der jeweiligen Hautstelle liegt. Die Zahl der Herde ist unbegrenzt und variiert im Einzelfalle. Befallen ist hauptsächlich der Rumpf. Beschwerden bestehen nicht. Fast stets geht dem eigentlichen „Ausbruch" die Entwicklung eines Einzelherdes voraus, der besonders typisches Aussehen hat (Plaque mère, herald patch). Eine Um- oder Weiterbildung der Herde findet nicht statt, nach 2—3 Wochen verschwinden sie von selbst.

Die Kenntnis dieses Leidens ist wichtig für die Differentialdiagnose gegenüber Syphilis, da die morphologische Ähnlichkeit zu bestimmten Exanthemen der Sekundärperiode sehr groß sein kann (S. 129).

Behandlung. An sich nicht erforderlich, vor allem ist Baden möglichst zu vermeiden. Örtlich Puder oder 2%ige Salicylvaseline. Innerlich sollen Sulfonamide wirksam sein.

Prurigo.

Allgemeines. Unter dieser Bezeichnung ist bisher eine Gruppe von Erkrankungen zusammengestellt worden, denen zwei Symptome gemeinsam sind: das Auftreten von Papeln oder Knötchen auf der Haut und der Juckreiz. Im übrigen unterscheiden sie sich durch die Art des Auftretens, des Sitzes, des Verlaufes und der Reaktion auf die Behandlung. Bezüglich der Ätiologie sämtlicher Formen ist man bisher über Vermutungen nicht hinausgekommen. Herkömmlich werden folgende Gruppen unterschieden: Prurigo Hebra, mit den Untergruppen Prurigo ferox sive agria und Prurigo mitis, Prurigo Besnier, Prurigo Hyde, Prurigo vulgaris und Prurigo lymphadénique (nach französischer Einteilung). Sieht man von dem sehr seltenen Prurigo nodosus Hyde ab, so ist nach den Untersuchungen des Verfassers und seiner Schule heute schon folgendes mit einer gewissen Sicherheit festzustellen: Prurigo mitis, Prurigo Besnier und Prurigo vulgaris sind identisch mit dem von uns als exsudatives bzw. spätexsudatives Ekzematoid beschriebenen Affektionen. Prurigo lymphadénique ist die von Symmers beschriebene und als Giant follicular lymphadenopathy bezeichnete Erkrankung (s. unten). Übrig bleibt nur der Prurigo ferox sive agria Hebras[1]. Diese Erkrankung ist in ihrer klassischen Form seit Jahrzehnten[2] nicht mehr zur Beobachtung gekommen. Worauf dies beruht, läßt sich zur Zeit nicht sagen. Ein Teil der Fälle sind vielleicht mit dem spätexsudativen Ekzematoid identisch. Dem Zwecke dieses Buches entsprechend wird auf eine Beschreibung dieser Form verzichtet, dagegen kann eine solche der Symmersschen Krankheit nicht übergangen werden.

---

[1] Die — nur im deutschen Schrifttum — vielfach gebrauchte Bezeichnung Prurigo Hebrae ist abzulehnen, da sie weder philologisch korrekt ist, noch den Bezeichnungsregeln entspricht: Autorennamen bei Krankheitsbezeichnungen werden im Nominativ beigefügt.

[2] Vgl. Winkler: Handbuch der Haut- und Geschlechtskrankheiten, Bd. VI/1, S. 307.

Morbus Symmers (Symmers disease, Giant follicular lymphadenopathy).

Diese Erkrankung ist — wenigstens unter den obigen Bezeichnungen — in Deutschland kaum bekannt. Wie bereits erwähnt, dürfte sie mit dem Prurigo lymphadénique identisch sein. Wenn man sie einmal in ihrer Typizität erfaßt hat, ergibt sich die Tatsache, daß sie durchaus nicht zu den sehr seltenen Hautaffektionen gehört. In einer noch nicht veröffentlichten Studie des Verfassers wird über etwa $^1/_2$ Dutzend Fälle berichtet werden.

Charakteristisch für die Erkrankung ist das Auftreten von einer starken, indolenten Schwellung der fühlbaren Lymphdrüsen, verbunden mit meist sehr heftigem, oft krisenhaft auftretendem Juckreiz. Als weiteres, allerdings nicht ganz konstantes Symptom findet sich eine hohe Eosinophilie. Äußerst variabel sind dagegen die Erscheinungen von seiten der Haut. Es werden die verschiedensten Morphen beobachtet: Sie können erinnern an Dermatitis, Ekzem, spätexsudativem Ekzematoid, Psoriasis, Dermatitis herpetiformis, Mycosis fungoides, Leukaemia cutis, Morbus Hodgkin, discoide lichenoide Dermatitis, Erythrodermie usw. Diese Hauterscheinungen können dauernd bestehen, gelegentlich aber auch von der einen Morphe zur anderen übergehen. Der Beginn der Erkrankung ist schleichend, selten akut, mit Remissionen und Exacerbationen. Das Allgemeinbefinden ist fast stets stark gestört. Komplikationen von seiten innerer Organe sind relativ selten, häufig dagegen Sekundärinfektionen der Haut infolge des dauernden Kratzens. In einem Teil unserer Fälle war eine deutliche Nahrungsmittelidiosynkrasie nachweisbar, mit Besserung durch Eliminationsdiät. Allergie scheint in der Ätiopathogenese eine wesentliche Rolle zu spielen, darauf deuten alle die geschilderten Symptome hin. Welche sonstigen Faktoren in Frage kommen, bleibt vorerst dunkel. Übergang in Lymphosarkom ist beschrieben. Die Behandlung ist im wesentlichen symptomatisch; Röntgenstrahlen haben sich mehrfach als nützlich erwiesen.

Die Sarkoide.

Unter diesem Sammelnamen wird eine Gruppe klinisch recht verschiedener Affektionen zusammengefaßt, welche nicht nur an der Haut, sondern auch an inneren Organen gefunden werden. Histologisch sind sie sämtlich dadurch charakterisiert, daß umschriebene Anhäufungen von typischen Epitheloidzellen, in geringerem Maße auch Riesenzellen, angetroffen werden bei nur geringer oder fehlender peripherer Lymphocytenanhäufung. Irgendwelche Erreger sind bisher mit Sicherheit nicht nachgewiesen. Eine Um- oder Weiterbildung der ursprünglich vorhandenen Gewebsveränderungen kommt nicht vor, insbesondere keine Verkäsung. Bei der histologischen Ähnlichkeit mit Tuberkulose ist vielfach auf die Anwesenheit sonstiger tuberkulöser Veränderungen im Organismus geachtet worden, ohne daß positiv verwertbare Befunde gewonnen wurden. Die Tuberkulinhautreaktionen können schwach positiv ausfallen, werden aber meist als negativ beschrieben. Schwere Allgemeinerscheinungen treten in der Regel nicht auf.

Soweit die Haut in Frage kommt, sind heute folgende Affektionen als zu dieser Gruppe gehörig anzusehen: Boecksches Sarkoid, benignes, multiples Miliarlupoid (Boeck), Lupus pernio (Besnier) sowie die cutanen und subcutanen Sarkoide vom Typ Darier-Roussy. Außer der Haut wird die Erkrankung in folgenden Organen gefunden: Knochen (Ostitis cystica tuberculosa [!] multiplex, Jüngling), Parotis (Mikuliczsche Krankheit), Lungen („Lungenboeck"), Augen (Uveitis bzw. Iridocyclitis), Milz, Tränendrüsen, Brustdrüsen, Nebenhoden, Zentralnervensystem usw.

Soweit die an der Haut auftretenden Veränderungen in Frage kommen, sind als gelegentlich, wenn auch selten vorkommend, lediglich die unter dem Namen *Lupus pernio* gehende Form sowie die als *Boecksches Sarkoid* bezeichnete hier zu erwähnen. Die erstere tritt besonders im Gesicht (Wangen, Ohren, Nase) sowie an Händen und Füßen in Form blauroter, umschriebener Infiltrate auf, die stark an Frostbeulen erinnern. Sie unterscheiden sich von diesen jedoch durch den fehlenden Juckreiz in der Wärme sowie durch das Persistieren auch im Sommer. — Das *Boecksche Sarkoid* ist durch platten- oder knotenartige Infiltrate in der Cutis charakterisiert, die sich deutlich gegen die umgebende Haut abgrenzen lassen. Ihre Farbe ist im Gegensatz zur Pernioform rötlichbraun, auch fühlen sie sich derber als jene an, sind auf Druck ebenso schmerzlos wie jene. — Beide Formen können jahrelang bestehen, ohne sich wesentlich zu verändern. Pulmonale oder extrapulmonale tuberkulöse Affektionen werden in der Regel nicht beobachtet.

Gegen Behandlung sind beide Formen außerordentlich refraktär, auch gegen Strahlenbehandlung (Röntgen- und Ultraviolettstrahlen).

Zur Pathogenese sei abschließend noch bemerkt, daß vieles dafür spricht, daß es sich um allergisch-hyperergische Reaktionen auf der Basis einer bestehenden Infektionsallergie handelt. Es würde sich also — pathogenetisch betrachtet — um ähnliche Verhältnisse handeln, wie sie von uns für die Genese des Erythematodes angenommen werden. Im Sinne der kausalgenetischen Betrachtungsweise wäre dann die Einwirkung gewisser weiterer Faktoren anzunehmen, die zur Ausbildung dieses besonderen klinischen Bildes führen.

Erkrankungen der Anhangsgebilde der Haut.

Unter Anhangsgebilden der Haut werden herkömmlich die Talg- und Schweißdrüsen, Haare und Nägel verstanden. Erkrankungen der Schweißdrüsen und deren Ausführungsgänge kommen in der Hauptsache nur im Säuglingsalter in Form der Schweißdrüsenabscesse vor. — Diese wurden bereits in anderem Zusammenhange besprochen (S. 40). Ob der in den Tropen auftretende *Rote Hund (Miliaria papulosa, Lichen tropicus, prickly heat)* eine an deren Ausführungsgängen lokalisierte Affektion ist, ist noch nicht völlig geklärt. Es handelt sich um das Auftreten von stecknadelkopfgroßen, roten Papelchen oder Knötchen besonders am Rumpf, die heftig jucken. Sie entstehen besonders gern nach Baden in Salzwasser, wenn diesem keine Abspülung mit Süßwasser folgte. Mit der Zeit tritt eine gewisse Gewöhnung ein, Neulinge sind daher am meisten davon heimgesucht.

Acne.

In den gemäßigten Breiten, im auffallenden Gegensatz zu den Tropen, ist dagegen eine Erkrankung der *Talgdrüsen*, die *Acne*, auch *Acne juvenilis* genannt sehr häufig. Sie tritt bei jugendlichen Individuen etwa im 16.—18. Jahre in Erscheinung, bleibt einige Jahre bestehen, um gegen das 30. Jahr zu verschwinden. Im Alter wird sie nicht mehr gefunden. Bei Frauen ist ihr Auftreten außerdem noch zyklisch, dergestalt, daß deutliche Beziehungen zum Eireifungsvorgang vorhanden sind. 8—10 Tage vor Eintritt der Menses, also zur Zeit des Follikelsprunges, tritt eine merkbare Verstärkung des Leidens ein, das nach etwa einer Woche wieder auf den früheren Stand zurückgeht. Es kommt aber noch ein zweiter Zyklus hinzu: nicht gar selten tritt, nach einem Intervall von 2—3 Jahrzehnten, um das 40. Jahr herum, erneut Acne in Erscheinung. Es gibt auch Fälle, wo in der Jugend — angeblich — keine Erscheinungen vorhanden gewesen sind.

Es verdient darauf hingewiesen zu werden, daß dieses Phänomen koinzidiert mit einem psychologischen, dem als „gefährliches Alter" der Frau beschriebenen (Karin Michaelis, Dänemark).

Auch beim Manne tritt Acne in dieser Zeit gelegentlich, allerdings nur in Verbindung mit dem als Rosacea bezeichneten Hautzustand auf. Während die Beziehungen zur Funktion der Keimdrüsen offenkundig sind, kann dies von den vielfach angenommenen zu anderen Blutdrüsen (Thyreoidea) oder zu Störungen im Verdauungstractus nicht behauptet werden. Besonders letztere erscheinen mir sehr problematisch. Daß nach innerlicher Zufuhr von Halogenen (J, Br) Acne entstehen kann, ist eine bekannte Tatsache. Cl, aber auch andere Stoffe (Acridin, Teere) können bei äußerlicher Einwirkung ebenfalls Acne hervorrufen (für die Gewerbepathologie wichtig). In vielen Fällen scheint sogar die häufigere Anwendung von Seife auslösend zu wirken. — Nicht für die Entstehung der Acne kommen Bakterien (Staphylokokken) in Frage, das ist durch eigene und andere Untersuchungen einwandfrei festgestellt und sollte endlich, namentlich auch von der Industrie akzeptiert werden. *Ein* endogener Faktor ist als essentiell für die Entstehung, der Acne hervorzuheben, das ist der Status seborrhoicus. Dieser bezeichnet die Eigenschaft bestimmter Regionen der Haut zu einer im Vergleich zu anderen vermehrten Absonderungen von Talg (Seborrhöe). Daß dieser Zustand nicht von rein lokaler Genese ist, sondern zentral gesteuert wird, läßt sich aus dem Auftreten des sog. Salbengesichtes bei Encephalitis lethargica schließen.

Auf dem behaarten Kopf tritt bei vielen jüngeren Individuen die vermehrte Talgabsonderung als *Seborrhoea oleosa* in Erscheinung und ist dann mit vermehrter Abschuppung verbunden. Wie die Genese der *Seborrhoea sicca*, welche zwar auch mit Schuppenbildung, aber ohne vermehrte Talgabsonderung verbunden ist, zu deuten ist, muß vorläufig dahingestellt bleiben. Bei der als *Acne rosacea* bezeichneten Erkrankung handelt ·es sich um eine fleckige oder flächenhafte Rötung der Gesichtshaut in Kombination mit Acneknötchen und reiserartigen Gefäßerweiterungen. Diese Form wird fast nur im 4. und 5. Jahrzehnt gefunden, oft mit gleichzeitiger Blepharitis und Conjunctivitis.

Pathogenetisch betrachtet vollzieht sich die Entwicklung des Acneknötchens so, daß der im Übermaß gebildete Hauttalg im Follikelausführungsgang stecken bleibt. Er bildet dort ein kleines, wurstförmiges Gebilde, das sich auf seitlichem Druck aus dem Follikel herausbefördern läßt. Dieses wird als *Comedo* bezeichnet; sein freies Ende trägt einen schwarzen Punkt, der auf der Reduktion der Fettsäuren beruht und fälschlich als Schmutz gedeutet wird. In manchen Fällen ·wird die Talgentleerung aus dem Follikel durch eine Hornschuppe verschlossen, dann weist der Comedo kein schwarzes Köpfchen auf. Durch seine Bildung im Ausführungsgang wirkt der Comedo anscheinend als Fremdkörper, vielleicht auch durch seinen Gehalt an Fettsäuren. Als Reaktion tritt eine perifollikuläre Entzündung auf, kenntlich an umschriebener Schwellung und Rötung. Im Ausführungsgang selbst kommt es zu Eiterbildung, die allmählich so stark wird, daß der Talgpfropf in dieser eingebettet ist. Äußerlich wird dieses Stadium erkennbar durch das Auftreten eines gelben Bläschens. Wird jetzt das Knötchen unter seitlichen Druck gesetzt, so entleert sich ein Tröpfchen Eiter, in dem das Talgpfröpfchen schwimmt. Nach dessen Entleerung pflegt sich das Knötchen rasch zurückzubilden und ohne Narbenbildung abzuheilen. In nicht seltenen Fällen wird allerdings auch Narbenbildung beobachtet, mit wenig erfreulichem kosmetischem Effekt.

Das *klinische Bild* ist nach alledem leicht verständlich: Die Grundefflorescenz ist das Acneknötchen, mit oder ohne Comedobildung als Vorstadium. Sitz sind vor allem Stirn, Wangen, Nase, Kinn; weniger häufig Brust und Rücken, hier auffallenderweise besonders die Schultergegend. Die Knötchen sind von hellroter Farbe, von der Größe eines Hirsekorns oder mehr und machen keine Beschwerden. Sie treten nie gruppiert, sondern stets flächenhaft zerstreut, allerdings verschieden dicht auf. Infolge der Vorliebe für das Auftreten im Gesicht wirkt Acne vielfach kosmetisch störend, in sehr ausgesprochenen Fällen sogar berufshindernd.

Eine Sonderstellung nehmen zwei relativ selten vorkommende Formen ein: *Acne conglobata* und *Acne necroticans*. Die letztere wird nur in der Stirn- und Nackenhaargrenze gefunden. Sie bietet an sich durchaus das Bild der Acne, fällt aber dadurch auf, daß sie Follikel befällt, die mit Langhaaren besetzt sind, was bei der typischen Acne nicht der Fall ist. Sie heilt ferner stets unter Bildung einer linsengroßen, leicht eingesunkenen Narbe und mit Untergang der betreffenden Haarpapille ab. Aus der guten Wirkung bactericider Mittel (Präcipitatsalbe, Sublimatspiritus) kann geschlossen werden, daß bei der Genese dieser Affektion, falls sie überhaupt der Acne zuzurechnen ist, eine bakterielle Infektion in Frage kommt. Das gleiche gilt auch für die *Acne conglobata*, die, wenn sie am Kopfe auftritt, vermutlich mit der *Perifolliculitis suffodiens et abscedens* (E. Hoffmann) identisch ist. Hier verläuft der Krankheitsprozeß zwar auch perifollikulär, aber mit einer deutlichen Neigung zur Lokalisation in den tieferen Schichten der Cutis bis in die Subcutis. Es entstehen so etwa bohnengroße Knoten mit deutlicher Fluktuation. Auf Anstich entleert sich eine fadenziehende, schleimige Flüssigkeit, kein Eiter. Die Affektion ist sehr hartnäckig und resistent gegen Behandlung. Am besten wirken Röntgenstrahlen, eventuell in mehrfach wiederholten Serien.

Behandlung der Acne. Diese muß zum Ziel haben, der übermäßigen Talgproduktion zu steuern und zugleich die Haut vor irritierenden Einflüssen zu bewahren. Das letztere wird erreicht durch die Ausschaltung jeglicher chemisch, mechanisch oder physikalisch bedingter Reizung. Zu verbieten ist daher zu häufiges Waschen, statt dessen Abwischen mit Abkochung von Mandelkleie, Regenwasser oder abgekochtem Wasser. Seife ist überhaupt nicht zu verwenden. Das so häufig vom Patienten oder ärztlicherseits angewandte Ausquetschen der Comedonen ist zu verwerfen. Auch die Acnepusteln selbst sind erst nach vollständiger „Ausreifung" vorsichtig an der Spitze zu öffnen und sanft auszudrücken. Einwirkung von Wärmestrahlen (beim Kochen) ist zu vermeiden. Sonne scheint in manchen Fällen vertragen zu werden, wirkt oft aber auch reizend. Zur Behebung der vermehrten Talgabsonderung gibt es nur ein Verfahren: die Anwendung von Röntgenstrahlen. In der Hand des Geübten lassen sich damit selbst in sehr schweren Fällen ganz ausgezeichnete Erfolge erzielen. Bedingung ist dabei, daß die Haut während und nach der Bestrahlung für längere Zeit vor Schädigungen (Sonne, Kälte) unbedingt geschützt wird. Örtlich wird sonst nicht behandelt außer Reinigung mit Salicyl-Resorcinlösung (Rezept 18). Alle anderen Behandlungsarten, insbesondere Schälkuren, lehnen wir als unphysiologisch grundsätzlich ab.

Die Behandlung der *Acne rosacea* ist am besten dem Facharzt zu überlassen. Außer feuchten Umschlägen mit Salicyl-Resorcinlösung (3mal täglich 15 Min.) kommt Röntgenbestrahlung sowie Stichelung der erweiterten Gefäße mit der Glühnadel in Betracht.

Haarerkrankungen.

Alopecia areata, kreisförmiger Haarausfall.

Wie diese recht häufige Erkrankung entsteht, ist vorläufig noch rätselhaft. Es gibt zwei Haupttheorien: die infektiöse Genese und die auf der Basis neurohormonaler Störungen. Für beide lassen sich Beweise anführen, so daß die Möglichkeit nicht ganz ausgeschlossen ist, daß die klinischen Erscheinungen nur als Symptom zu werten sind, die zu ganz unterschiedlichen krankhaften Prozessen gehören. Eine Auffassung, der wir schon früher bei anderen Affektionen begegnet sind. — Die *Alopecia areata* wird vor der Pubertät nur selten gefunden, kommt aber gelegentlich doch vor, ebenso bei älteren Leuten. Die beiden Geschlechter sind gleichmäßig beteiligt. Beziehungen zu inneren Störungen sind nicht nachweisbar außer zu Migräne. Sie tritt hauptsächlich am Kopf- und Barthaar auf, seltener an den Augenbrauen, den Achsel- und Schamhaaren. Ist der Kopf weitgehend ergriffen, und eventuell auch die anderen Stellen, so spricht man von *Alopecia areata maligna.* Nicht mit Unrecht, denn die Behandlungsaussichten sind bei ihr nicht günstig. — *Klinisches Bild:* An einer Stelle der Kopfhaut entsteht zunächst ein münzengroßer haarloser Fleck. Die Hautfarbe ist dort normal oder leicht rosa. Vielfach besteht gelindes Jucken. Am Rande dieses Fleckes finden sich Haarstümpfe, die an der Basis schmäler als am freien Ende sind

(Ausrufezeichenform). Allmählich vergrößert sich der Herd, daneben treten neue auf, die dann zusammenfließen und große Teile des Schädels einnehmen können. Spontaner Stillstand oder Remission kommt vor. Die neu nachwachsenden Haare sind zunächst meist pigmentlos, erst später erscheinen auch normalfarbige Haare. Die Diagnose ist im ausgebildeten Falle nicht zu verfehlen, schwieriger im Beginn, vor allem gegenüber der folgenden Form.

Die *Behandlung der Alopecia areata* besteht in kräftiger Reizung der Haut der Herde durch Ultraviolettstrahlen, Pinselung mit 1% Cignolinbenzol oder $1^1/_2$% (!) Sublimatspiritus. Daneben innerlich As über längere Zeit in Tropfen (Rezept 53) oder Pillen (Rezept 55).

Folliculitis atrophicans, Pseudopelade Brocq.

Auch hier treten haarlose Stellen auf, zugleich aber auch eine Atrophie der Haarpapillen (und auch der Kopfhaut), so daß an den erkrankten Stellen ein Nachwaschen von Haaren ausgeschlossen ist. Am Rande der Herde lassen sich die Haare büschelweise ausziehen und tragen am unteren Ende eine glasig-weiße Umhüllung (gequollene innere Wurzelscheide). Eine ähnliche Affektion, aber nicht mit Atrophie, sondern lediglich mit *vorübergehendem* Haarausfall einhergehend, ist die *Folliculitis decalcvans*. Hier treten münzenförmige haarlose Herde auf, die durch einen flohstichartigen, roten Fleck in der Mitte charakterisiert sind. Behandlung beider Affektionen durch Einmassieren 10%iger Xeroformvaseline (Rezept 39 und Abreiben mit Sublimatspiritus (Rezept 22).

Alopecia praematura bzw. senilis.

Hier spielen teils Erbfaktoren, teils hormonale Einflüsse eine besondere Rolle. So wird die sog. *Calvities frontalis*, das Zurückweichen der Haare an den Stirnecken („Geheimratsecken") als „keimplasmatisch bedingte Minusvariante des männlichen Haarkleides" bezeichnet. Die *Behandlung* ist meist wenig aussichtsvoll, außer As sind spirituöse Haarwässer, die aber nicht zu stark reizend wirken dürfen (sonst zu starke Talgproduktion), angezeigt. Außerdem As-Behandlung (s. vorstehend).

Nagelerkrankungen.

Als Begleiterscheinungen innerer Störungen treten vielfach Veränderungen an den Nägeln auf, obwohl im Einzelfalle vielfach nicht klar ist, wo diese lokalisiert sind. Die bei Ekzem und Psoriasis auftretenden wurden bereits dort erwähnt. Trophische Störungen mögen — außer bei Syringomyelie, Morbus Raynaud, Lepra usw. — namentlich für die an den Zehen gar nicht seltenen Verbildungen schuld sein. Eine Erkrankung durch Fadenpilze, die an sich möglich ist, dürfte durchaus nicht so häufig sein, wie das vielfach angenommen wird. — Oft vorkommend' (Hausfrauen) sind dagegen die durch Nagelwallentzündung (Paronychie) bedingten Veränderungen (Furchenbildung, Aufsplitterung). Diese sind entweder infektiöser Natur, nach eigenen Untersuchungen meist Streptokokken, oder lokalisierte Ekzeme. Erstere heilen unter bactericiden Salben rasch ab, letztere sind am besten durch Röntgenstrahlen zu beeinflussen. — In seltenen Fällen scheinen Störungen im Vitaminhaushalt (Vitamin A und D.), ferner gastrische Affektionen (Allergie?) in Frage zu kommen, wie uns Abheilung bzw. Besserung nach Beseitigung derselben gelehrt haben.

Hautkrankheiten an den Genitalien.

Das Genitale und seine Umgebung nimmt bei beiden Geschlechtern eine gewisse Ausnahmestellung ein. Sie können bei manchen Affektionen bevorzugt befallen sein (Scabies, Pemphigus) oder häufig mitergriffen sein (Lichen ruber), andererseits aber auch auffällig verschont bleiben (alle Formen der Hauttuberkulose, Mykosen). Die nachfolgend besprochenen Erkrankungen kommen *nur* am Genitale vor.

Balanitis.

Beim *männlichen* Geschlecht, oft schon in der Kindheit, tritt die Affektion auf. Es handelt sich um Entzündungserscheinungen mäßigen Grades charakterisiert durch oberflächliche Epidermisabhebung und Entstehung erodierter, meist auch nässender Stellen *(Balanitis erosiva)*. Da fast immer zugleich auch eine Phimose besteht, ist das entstehende Sekret eine Mischung von Serum mit Absonderung der Talgdrüsen. So kommt es, zumal noch Leukocyten und Bakterien beigemischt sind, zu einer dem Trippersekret sehr ähnlichen Absonderung, daher die alte Bezeichnung „Eicheltripper". Meist, ja regelmäßig ist nicht nur die Glans ergriffen, sondern der ganze Vorhautsack, daher die zutreffendere Bezeichnung *Balanoposthitis*. Auf dem Boden dieser Affektion entwickelt sich im Alter gelegentlich ein Stachelzellenkrebs. Die *Behandlung* besteht in Spülungen des Vorhautsackes mit schwach bactericiden Lösungen (Rivanol, Zephirol, Kali permangan. usw.) und Einstäuben ebensolcher Puder. Falls die Vorhaut rückstreifbar ist, sind Pinselungen mit Sepsotinktur (nicht Jodtinktur!) empfehlenswert, andernfalls ist Dauerheilung nur durch Operation (Circumcision) zu erreichen.

Ulcus vulvae acutum.

Akut auftretende, oberflächliche Geschwüre von Pfennig- bis Talergröße, die meist an der Innenseite der großen oder kleinen Labien, aber auch sonst im Bereiche des Vestibulums, bis in den Anfangsteil der Vagina hinein, auftreten können. Die Ränder sind unregelmäßig gestaltet, scharf gegen das Gesunde abgesetzt, aber nicht infiltriert. Der Geschwürsgrund ist öfter mit einer „pseudodiphtherischen" Membran belegt oder frischrot. In dem spärlichen Sekret sind Erreger meist nicht nachweisbar, jedoch ist im Abschabsel der Döderlein-Bacillus (Bacillus grassus) nachweisbar und stellt vermutlich den Erreger dar. Als weitere Faktoren kommen anscheinend Reibung oder Scheuern von Kleidungsstücken, Binden usw., besonders beim Radfahren, Tennisspielen hinzu. Befallen werden nahezu ausschließlich Virgines (bzw. jüngere Personen mit wenig oder keinem Geschlechtsverkehr). Es besteht von Anfang an erhebliche Schmerzhaftigkeit, aber nie regionäre Drüsenschwellung. Dies ist differentialdiagnostisch wichtig gegenüber Ulcus molle (S. 143) und Primäraffekt (S. 127). *Behandlung:* Ätzen mit Phenol, danach Jodoform-, Xeroform- oder Rivanolpuder.

Kraurosis vulvae.

Es handelt sich um eine der Leukoplakie der Mundschleimhaut ähnliche Erkrankung, von der sie sich vor allem durch die Neigung zur Schrumpfung der befallenen Stellen und den außerordentlich starken Juckreiz unterscheidet. Die Ätiologie der Affektion ist bisher nicht befriedigend geklärt. Auffallend ist das Auftreten fast ausschließlich bei älteren Frauen, insbesondere nach dem Klimakterium. Anfangssymptom ist der Juckreiz, ihm schließt sich eine weißliche Verfärbung der Haut-Schleimhaut-Übergangsgegend an den großen und kleinen Labien sowie der Klitoris an, bald begleitet von einem Schrumpfungsprozeß der Cutis. Dieser erstreckt sich dann meist auch auf den Introitus vaginae und eventuell auch auf den Damm. Die Oberfläche zeigt ein porzellanartiges, glänzendes Weiß, ist dabei aber aber nicht durchaus glatt, sondern eher „schrumpelig" („bratapfelartig"). Trotz des unausgesetzten Kratzens seitens der Patienten sind Sekundärinfektionen sowie Schwellung der regionären Drüsen in der Regel nicht vorhanden. Ähnlich wie bei der Leukoplakie kann sich auf dem Boden dieser Affektion ein Carcinom

entwickeln, braucht es aber nicht unbedingt. — *Behandlung:* Örtlich außer juck-
reizstillenden Salben usw. Versuch mit Thorium-X-Alkohol oder -Salbe. Röntgenstrahlen wirken unsicher. Innerlich Follikelhormon in hohen Dosen.

Hautkrankheiten im Säuglings- und Kindesalter.

Vorbemerkung Allgemein gesehen gibt es — mit ganz wenigen Ausnahmen —
keine besonderen, diesem Alter angehörenden Hautaffektionen, das wird auch
von pädiatrischer Seite anerkannt. Die abweichenden Eigenschaften des anatomischen Baues der Haut in den frühesten Jahren und die ebenfalls abweichenden
Ernährungsbedingungen, insonderheit des Säuglings, machen es verständlich, daß
doch Hauterscheinungen vorhanden sind, welche schon morphologisch von denen
der späteren Jahre abweichen. So sahen wir bereits, daß die Staphylokokken-
infektionen beim Säugling anders lokalisiert sind als beim Erwachsenen, ferner,
daß der Status seborrhoicus beim Säugling und Kleinkind nicht vorhanden sein
kann, da es noch keine oder wenigstens keine funktionierenden Talgdrüsen gibt.
Wir sahen, daß der Eintritt der Geschlechtsreife die Disposition zu einer Anzahl
Hauterkrankungen mit sich bringt, die im Kindesalter nicht vorkommen. Daß
auch die von der des Erwachsenen abweichende Lebensführung einen bestimmenden
Einfluß haben muß, braucht kaum nähere Begründung. Die grundlegenden
Unterschiede bezüglich der Allergielage zwischen Kindes- und Erwachsenenalter
wurden schon in verschiedenen Zusammenhang gestreift. Es ist weiter anzunehmen,
daß die Schleimhaut des Säuglingsdarmes für gewisse Nahrungsproteine als Allergene durchlässig ist im Gegensatz zu später. Kurzum, wir dürfen annehmen,
daß außer dem anatomischen Unterschied der Haut auch solche physiologischer
und pathophysiologischer Art vorliegen, die dem Kindesalter eine besondere
Note geben.

Pemphigoid der Neugeborenen.

Eine nur bei Säuglingen vorkommende Hauterkrankung, die durch Infektion
mit Staphylococcus aureus, gelegentlich auch vielleicht durch Streptococcus
haemolyticus hervorgerufen wird. Wenn sie in Gebäranstalten auftritt, kann sie
Anlaß zu kleinen Endemien geben, deren Abstoppung in jedem Falle dringlich ist.

Beispiel. In der Gebärabteilung des städtischen Krankenhauses in O. wurden mehrere
Wochen lang fortlaufend Fälle von Pemphigoid beobachtet, ohne daß es gelang, den Infek-
tionsweg aufzufinden. Vom Magistrat hinzugezogen, konnte ich folgendes feststellen: die
Erkrankung war erstmals aufgetreten, nachdem eine Schwangere mit einem großen Furunkel
am Knie zur Aufnahme gekommen war. Als erstes erkrankte deren Kind, anschließend
dann eine ganze Reihe Kinder, zum Teil mit letalem Ausgang. Alle getroffenen Vorsichts-
maßnahmen blieben erfolglos. Es gelang, als vermutliche Quelle der Infektionen ein zum
Baden der Säuglinge an Stelle einer Wanne benutztes großes Waschbecken zu ermitteln, dessen
fortlaufende Desinfektion unterlassen worden war. Nach Ausschaltung desselben hörten die
Erkrankungen schlagartig auf.

Klinisches Bild. Auf der Haut, besonders des Rumpfes, entwickeln sich Bläschen und Blasen von unterschiedlicher Größe und Anzahl. Ihr Inhalt ist trüb-
serös bis dünn-eitrig. Die Decke dieser Gebilde hebt sich leicht ab, entsprechend
der Zartheit der Epidermis, und es liegt eine rote, nässende Fläche zutage,
die von einer Schuppenkrause umgeben ist.

Das Allgemeinbefinden ist anfangs kaum gestört, erst im weiteren Verlauf
und bei Zunahme der Efflorescenzen tritt allmählich Verschlechterung ein und
daran können sich Komplikationen anschließen, die lebensgefährdend sind. —
Die Diagnose ist leicht. Das eventuell in Betracht kommende syphilitische
Pemphigoid (S. 135) ist schon durch die andersartige Lokalisation (Handteller

und Fußsohlen) sowie durch die sonstigen Zeichen (Schniefen, Schleimhautpapeln, positive Wa.R.) leicht abzutrennen. — *Behandlung:* Örtlich Abtragen der Blasen mittelst Cooperscher Schere und Pinseln der Erosionen mit 1% Rivanolspiritus oder -lösung. Anschließend Verband mit 10% Xeroformsalbe oder -paste, Penicillinsalbe oder -lösung. Innerlich Sulfamidstoß oder Penicillin intramuskulär (5000 IE alle 3 Stunden). Daneben sorgfältige Desinfektion der Wäsche und Gebrauchsgegenstände, der Hände des Pflegepersonals sowie Isolierung von gesunden Kindern.

Dermatitis exfoliativa (Ritter von Rittershain) ist bezüglich ihrer Genese noch unklar. Von manchen wird sie als eine Abart der vorgenannten Affektion, von anderen als besondere Krankheit angesehen. Sie findet sich ebenfalls nur beim Säugling, fällt aber schon im Anfang durch den schlechten Allgemeinzustand auf. Auch hier entwickeln sich zunächst pemphigusartige Blasen oder Bläschen, bald aber hebt sich die Epidermis stellenweise in toto ab, und es entstehen teils nässende, teils trockene Erosionen. Die Kinder nehmen Nahrung schlecht auf und gehen meist innerhalb weniger Tage oder Wochen zugrunde. — Eine spezifische Behandlung ist nicht bekannt, ein Versuch mit der oben beschriebenen Behandlung ist anzuraten.

Erythrodermia exfoliativa (Leiner) darf mit der vorgenannten Affektion nicht verwechselt werden, da sie gewisse gemeinsame Merkmale aufweist, sich aber schon durch etwas gutartigeren Verlauf von ihr unterscheidet. Sie tritt gewöhnlich nur bei Brustkindern im 1.—3. Monat auf. Auf der mäßig geröteten Haut entwickelt sich eine gelblich-weiße bis grauweiße Abschuppung, die zunächst auf dem Kopf beginnt. Weiterhin wird das Gesicht, dann Rumpf und Gliedmaßen in den Krankheitsprozeß einbezogen, bis schließlich das Bild einer universellen exfoliierenden Erythrodermie vorliegt: Rötung der Haut mit mäßig starker Infiltration und großlamellöser Abschuppung. Die Ränder der einzelnen Lamellen sind aufgebogen. Stets sind zugleich ernste Ernährungsstörungen vorhanden: Durchfälle käsiger Massen oder Bröckel, selten Verstopfung. Die Kinder fiebern und verfallen ziemlich rasch. Die Vermutung liegt nahe, daß es sich ätiologisch um eine Art Autointoxikation, möglicherweise auch um allergische Vorgänge handelt. Die Behandlung hat neben einer Regelung der Ernährung in Kleiebädern und Verbänden mit weicher Tumenolzinkpaste zu bestehen.

Urticaria chronica infantum (früher Strophulus).

Diese Erkrankung tritt erst nach dem 6. Lebensmonat in Erscheinung, von da abnehmend bis etwa zum 4. Jahr, ausnahmsweise noch bis zum Beginn der Pubertät. Die Pathogenese ist noch sehr umstritten, insbesondere läßt sich die naheliegende Annahme, daß es sich um idiosynkrasische Reaktionen handelt, nicht einwandfrei stützen.

Klinik. Anfallsweise treten am Rumpf, einschließlich Gesäß und den oberen Teilen der Gliedmaßen, hellrote, pfennig- bis markstückgroße *Quaddeln* auf, die stark jucken. Manchmal ist *eine* Körperregion besonders befallen oder die Quaddeln stehen gruppiert. Nach kurzem Bestehen, das einige Stunden bis 1 oder 2 Tage dauern kann, bilden sich diese unter Abblassen zu linsengroßen, hautfarbenen *Papeln* um, die zuweilen ein zentrales Bläschen häufiger noch eine Blutkruste tragen. Diese juckenden Papeln bleiben einige Tage bestehen, um dann spurlos oder unter Hinterlassung einer leichten Pigmentierung zu verschwinden. Das Allgemeinbefinden der Kinder leidet infolge der mit dem Juckreiz verbundenen Schlafstörung, der Ernährungszustand geht zurück. An sich ist das Leiden aber durchaus gutartig. — *Behandlung:* Bei überfütterten Kindern Ausschaltung der Milch und Fette. Vorwiegend Pflanzennahrung mit Citronensaft, Obst und Gemüse. Innerlich Kalk. Zur Dämpfung des Juckreizes Tupfungen mit Menthol-Thymolspiritus (Rezept 25) oder 10% Heliobromspiritus. Abwaschen mit verdünnter Essiglösung oder Einreiben mit Liq. alum. acet.-Salbe (Rezept 47). Bei Kliniksaufnahme heilt das Leiden oft von selbst

Erythema papulosum glutaeale.

Diese Erkrankung tritt nur beim Säugling auf. Sie entsteht infolge Reizung der Haut durch den ammoniakalischen Urin in Verbindung mit mangelhafter Hautpflege, auch der Druck des kindlichen Körpers mag als weiterer Faktor hinzukommen.

Klinisches Bild. Auf der meist nur leicht geröteten Haut der Nates, aber unter Freilassung der Afterumgebung, treten Papeln von Erbs- bis Pfenniggröße auf. Ihre Oberfläche ist glatt, die Farbe mittel- bis dunkelrot. Einer Um- oder Weiterbildung unterliegen sie nicht. Ihre Zahl ist oft recht groß, isoliertes Auftreten ist selten. Erkennbare Beschwerden werden anscheinend nicht ausgelöst. — *Differentialdiagnostisch* ist die Affektion wichtig wegen eventueller Verwechslung mit einem papulösen Erythem bei Syphilis connatalis (S. 135). Genaue Untersuchung auf die für jene charakteristischen Symptome ist dringend geboten. — *Behandlung:* Peinliche Sauberkeit, Bäder, Wäschewechsel, Puder bringen meist baldige Abheilung. In schweren Fällen kann zusätzlich Urotropin (0,1—0,2 g 3mal täglich) nützlich sein zur Ansäuerung des Urins.

Zweiter Teil

Geschlechtskrankheiten.

Syphilis.

Allgemeines. Die Syphilis ist eine Erkrankung, welche bis zum Mittelalter in der alten Welt nicht bekannt war. Mit größter Wahrscheinlichkeit haben die Matrosen des Columbus, als sie Anfang März 1493 in Europa wieder landeten, diese Krankheit aus Westindien eingeschleppt. Wie E. Hoffmann neuerdings eingehend dargetan hat, spricht sehr vieles dafür, daß diese Matrosen sich bei den farbigen Frauen mit dem Erreger der *Framboesie*, der Spirochaete pertenuis, infizierten, einer heute noch in den Tropen endemischen Krankheit. Bei der Übertragung auf europäische Frauen entwickelte sich, vermutlich infolge der andersartigen Immunitätsverhältnisse, dann ein Krankheitsbild, welches in vieler Beziehung von dem der Framboesie abwich und welches im Laufe der nächsten Jahrzehnte den Namen *Syphilis* oder *Lues* erhielt. Die Krankheit hat sich dann von Spanien aus nach Osten (Italien) und Norden (Frankreich), später auf Deutschland, Rußland und weiter östlich bis Japan ausgebreitet. Alles Länder, in denen sie vorher nicht bekannt war. Im Laufe der Jahrhunderte hat sich die Syphilis in ihren Manifestationen in vieler Beziehung verändert. Während früher vor allem geschwürige Prozesse an der Haut im Vordergrund standen, ist heute bei der frischen Infektion der exanthemartige Charakter vorherrschend. Der Erreger hat ferner eine bei der Framboesie nicht bekannte Eigenschaft angenommen: die Fähigkeit zur Ansiedlung im Gehirn und Rückenmark. Die hierdurch erzeugten Erkrankungen sind als progressive Paralyse bzw. Tabes dorsalis bekannt. Ihre Beziehungen zur syphilitischen Infektion sind jedoch erst nach Entdeckung des Erregers erkannt worden. Die Verbreitung der Syphilis in Deutschland war bis in die neuere Zeit auf Groß- und Hafenstädte konzentriert, während ländliche Bezirke stets verhältnismäßig davon frei waren. Bereits im Laufe bzw. Anschluß an den ersten Weltkrieg, besonders aber während und nach dem zweiten Weltkrieg hat sich dieser Zustand wesentlich geändert. Heute ist auch in ländlichen Bezirken die Zahl der Erkrankungen erschreckend hoch. Die Auswirkungen dieses Zustandes auf die allgemeine Volksgesundheit, auf den Geburtenausfall und auf die Nachkommenschaft sind als sehr schwerwiegend zu bezeichnen. Sie erfordern eine umfassende Bekämpfung. Daß durch die heutigen diagnostischen und therapeutischen Möglichkeiten die Syphilis eingedämmt, ja ausgerottet werden kann, ist dadurch bewiesen, daß frische Syphilis eine Zeitlang selbst aus dem Krankenmaterial des Facharztes nahezu verschwunden war.

Spirochaete pallida.

Der Erreger wurde 1905 von dem Protozoologen Fritz Schaudinn in Zusammenarbeit mit dem Dermatologen Erich Hoffmann entdeckt. An Stelle des von Schaudinn gewählten Namens *Spirochaete pallida* wurde von ihm später die Bezeichnung *Treponema pallidum* als wissenschaftlich richtiger vorgeschlagen.

Im Sprachgebrauch hat sich jedoch die Bezeichnung „Spirochaete pallida" erhalten und wird auch hier weiter verwandt werden. Die Spirochäte hat eine Länge von 6—14 μ bei einer Dicke von 0,2—0,25 μ. Sie zeigt 6—24 steile, gleichgroße Windungen. Bei der Lebendbeobachtung erweist sie sich als lebhaft beweglich, teilweise pendelnd, teilweise rotierend mit Knickbewegungen. Die gleichzeitig vielfach vorkommende Spirochaete refringens ist gröber, hat wesentlich flachere Windungen und bewegt sich schneller.

Von sonstigen Spirochäten, welche sehr ähnlich aussehen, ist außer der Spirochaete pertenuis noch die Spirochaete dentium zu erwähnen. Die Übertragung des Erregers auf die üblichen Laboratoriumstiere (Kaninchen, Meerschweinchen, Mäuse), sowie auf Affen gelingt verhältnismäßig leicht, während die Züchtung in der Kultur bis heute einwandfrei nicht gelungen ist.

Im Hinblick auf die Erfahrungen im Tierversuch, bei welcher eine Anzahl biologisch voneinander unterscheidbarer Stämme isoliert worden sind (z. B. Stämme von Truffi und Nichols) muß angenommen werden, daß auch bei der menschlichen Infektion Stämme mit verschiedenen biologischen Eigenschaften übertragen werden. Wenn auch die Reaktion des befallenen Organismus bei der Ausbildung der klinischen Erscheinungen eine wesentliche und nicht wegzudenkende Rolle spielt, so muß doch auch an die Möglichkeit gedacht werden, daß Stämme verschiedener Eigenart sich bei der Entwicklung des Krankheitsbildes auswirken. Ob es allerdings ausgesprochen „neurotrope" Stämme gibt, ist zur Zeit noch umstritten.

Nachweis des Erregers. Im Frühstadium der Infektion wird dieser durch Gewinnung von „Reizserum" aus dem Primäraffekt oder Papeln, oder durch Punktion einer vergrößerten Lymphdrüse (nach E. Hoffmann) geführt, in welchem sich die Spirochäten oft sehr reichlich finden. Die beste Methode ist die *Dunkelfeldmethode.* Die Kenntnis derselben muß hier vorausgesetzt werden. Sie gestattet, den Erreger im lebenden Zustande oft für mehrere Stunden zu beobachten.

Steht eine Dunkelfeldapparatur nicht zur Verfügung, so ist als nächstbeste Methode die von Burri angegebene zu erwähnen.

Methodik. Auf einen Objektträger wird ein Tröpfchen Reizserum mit je einem Tropfen flüssiger Tusche und Aqua destillata gemischt und danach mit der Kante eines Deckglases nach Art eines Blutausstriches ausgezogen. Auf dunklem Grund sind dann die Spirochäten als weiße Gebilde deutlich erkennbar.

Die anfangs ausschließlich geübte Methode der Färbung nach Giemsa ergibt gegenüber den vorgenannten Methoden keine besseren Resultate und kommt wegen ihrer umständlichen Anwendung für die Praxis kaum in Frage.

Pathogenese.

Allgemeines. Wie bei den meisten ansteckenden Krankheiten vollzieht sich der Ablauf der Infektion im Organismus in bestimmten Phasen. Bei Syphilis werden diese als Stadien bezeichnet, wir ziehen es vor, von *Perioden* zu sprechen, um den Charakter des Transitorischen des Ablaufs dadurch mehr zu betonen. Bei der unbehandelten Syphilis sind drei pathogenetisch und klinisch deutlich voneinander abgrenzbare Perioden zu unterscheiden, deren zeitliche Begrenzung gegeneinander durchaus verschieden ist: die Primärperiode, von der Infektion ab gerechnet bis zum Ablauf des 2.—3. Monats. Daran schließt sich die Sekundärperiode an bis zum Ablauf des 4. Jahres post infectionem. Danach folgt der Übergang in die Tertiärperiode, welche lebenslänglich bestehen kann. Daneben steht als Sonderform des Ablaufs in der Tertiärperiode diejenige der sog. metasyphilitischen Erkrankungen, Tabes und Paralyse. Welche Faktoren zu ihrem Zustandekommen führen, ist heute noch nicht völlig geklärt.

Daß die Syphilis in seltenen Fällen von selbst ausheilen kann, steht außer Zweifel. In weniger seltenen Fällen kann sie zeitweise oder dauernd in einen Zustand

der Symptomenfreiheit übergehen (sog. *Lues latens*), der mit negativer oder positiver
Wa.R. einhergehen kann. Während dieses Zustandes besteht eine Immunität
gegen Neuinfektionen. Ist die Syphilis dagegen — unter dem Einfluß der Behandlung oder eventuell spontan — ausgeheilt, so ist Immunität nicht mehr vorhanden
und Neuinfektion möglich. Durch *Überstehen* der Syphilisinfektion wird also eine
dauernde Immunität nicht erworben.

Primärperiode. Schon innerhalb weniger Stunden nach der Infektion finden
sich Erreger im Blute. Dies ist in den letzten Jahren durch gehäufte Über-
tragungen der Syphilis von seiten *seronegativer* Blutspender einwandfrei erwiesen.
Diese *primär* eingedrungenen Erreger rufen jedoch keine klinischen Erscheinungen hervor. Sie fallen anscheinend teilweise der Vernichtung durch die Abwehrkräfte des Blutes anheim, teilweise kriechen sie auch in Schlupfwinkeln,
insbesondere im Bindegewebe unter. Eine Vermehrung findet hier anscheinend
nicht statt. Dies geschieht jedoch am Infektionsort, von welchem aus die Spirochäten in den Lymphbahnen zu den regionären Lymphdrüsen fortschreiten, welche
infolgedessen anschwellen. Dieser Prozeß dehnt sich über einige Wochen (3 bis
6 Wochen) aus. Am Infektionsort entsteht der Primäraffekt. Die Zeit von der
Infektion bis zum Auftreten des Primäraffektes wird als *erste Inkubationszeit*
bezeichnet.

Sekundärperiode. Während dieser Zeit nimmt die Spirochäte anscheinend eine
neue Eigenschaft an, indem sie sich gegenüber den Abwehrkräften des Blutes
(Antikörper) als gefestigt erweist. Sie hat sich also an den Wirt angepaßt. Es
entsteht sozusagen ein *neuer* Stamm, der nach L e v a d i t i als *serumfester Rezidivstamm* bezeichnet wird. Hat sich dieser Stamm bisher ausschließlich im Gebiet
der Lymphbahnen entwickelt und aufgehalten, so erfolgt nunmehr von den letzteren
aus über den Ductus thoracicus eine Art Masseneinbruch in die Blutbahn. Es entsteht damit eine echte Spirochätämie, klinisch durch das Auftreten eines Exanthems
gekennzeichnet. Der Zeitpunkt dieses Einbruchs liegt etwa 10—15 Tage vor Erscheinen des Exanthems. Er erfolgt im allgemeinen nicht vor dem 60. Tag post
infectionem. Die Zeit vom Auftreten des Primäraffektes bis zu dem des Exanthems
heißt *zweite Inkubation*.

Es gibt eine Sonderform des Ablaufs, welche dadurch zustande kommt, daß der Erreger durch mechanische Verletzungen direkt in die Blutbahnen eingebracht wird. Hierbei
entwickelt sich kein Primäraffekt, sondern die Ausbildung des serumfesten Rezidivstammes
erfolgt offenbar in den Lymphdrüsen oder im Bindegewebe. Diese Form wird *Syphilis
d'emblée* genannt. Der Infektionsverlauf ist bei dieser Form abgekürzt.

Dieses erste Exanthem bleibt etwa 2 Wochen bestehen, um danach wieder
zu verschwinden. Nach etwa 2—4 Wochen erscheint ein neues Exanthem, das
sog. „Rezidivexanthem", welches morphologisch anders aussieht (s. später). Das
Zustandekommen desselben wird verschieden gedeutet. Entweder beruht es auf
einer Neueinschleppung von Spirochäten oder auf Vermehrung von solchen, welche
sich an Ort und Stelle im ruhenden Zustande befanden. Auch dieses Exanthem
verschwindet nach relativ kurzem Bestand. In der Folgezeit können noch mehrere
solcher Exantheme im Abstand von einigen Wochen bis Monaten auftreten. Ihre
Zahl nimmt jedoch mit dem Alter der Infektion ab. Nach dem 4. Jahre post
infectionem treten keine Exantheme mehr auf. Grundsätzlich kann gesagt werden,
daß in dieser ersten 4-Jahresperiode die Syphilis den Charakter einer *Allgemeininfektion* hat, welche durch die Anwesenheit von reichlichen Spirochäten in den
Geweben sowohl wie im Blut charakterisiert ist.

Tertiärperiode. Nach dieser Zeit ändert sich der Charakter der Infektion.
Nunmehr steht nicht die Allgemeinerkrankung im Vordergrunde, sondern diejenige

bestimmter *Organsysteme* (Haut, Knochen, Gefäßsystem, Cerebrospinalsystem). Jetzt finden sich auch in den Organveränderungen nur wenig Spirochäten und an Stelle des exanthemartigen Charakters tritt jetzt eine durch Granulombildung und Nekroseneigung charakterisierte Form auf. Die Ansteckungsfähigkeit ist infolge der Verminderung des Erregers wesentlich herabgesetzt und vielfach als nicht mehr bestehend zu bezeichnen. Die jetzt auftretenden Gewebsveränderungen sind vermutlich als allergisch-hyperergische Reaktionen des Gewebes aufzufassen. Diese Periode kann sich über Jahrzehnte, bis zu 50 Jahren und mehr erstrecken.

Die Seroreaktionen.

Die Wassermannsche Reaktion. Wie viele Infektionen löst auch die Spirochäteninfektion im Organismus gewisse allgemeine Veränderungen aus, welche sich durch bestimmte Reaktionen im Serum des Patienten nachweisen lassen. Der Ruhm, das als erster erkannt zu haben, gebührt August v. Wassermann (1906). Ausgangspunkt seiner Untersuchungen bildete die „Komplementablenkungsmethode" der belgischen Forscher Bordet und Gengou. Es war bekannt, daß die Bindung eines Bakterienantigens mit dem spezifischen Antikörper nur bei Gegenwart eines weiteren Stoffes statthat, dem sog. Komplement. Dies ist im menschlichen Serum zwar vorhanden, aber in stark schwankendem Maße. Man verfährt daher in der praktischen Durchführung besser so, daß man das im Menschenserum vorhandene Komplement durch gelindes Erwärmen entfernt, inaktiviert, und statt dessen frisches Meerschweinchenserum zusetzt. Dieses Kombinat möge im folgenden als „spezifisches System" bezeichnet werden. Bei der Bindung von Antigen und Antikörper wird also Komplement verbraucht, besser noch *auf*gebraucht, wenn man die zugesetzte Menge entsprechend gestaltet. Um nun den Aufbrauch des Komplements in dem „spezifischen System" zu erkennen, kamen Bordet und Gengou auf die Idee, ein anderes Kombinat zu dem ersteren hinzuzufügen, das sog. „hämolytische System". Dieses beruht auf folgendem: Wenn man ein Tier (Kaninchen) mit Hammelblutkörperchen intravenös vorbehandelt, so entwickelt sich in dessen Serum ein Stoff, der sog. Amboceptor, welcher bei Gegenwart von Komplement fähig ist, zugesetzte Hammelblutkörperchen aufzulösen (Hämolyse). Bringt man zu einem „spezifischen System", nachdem man ihm Zeit gegeben hat, daß sich die Antigen-Antikörperbindung vollzogen hat, nunmehr Hammelblutkörperchen und das diese auflösende Serum (Amboceptor), so sind zwei Möglichkeiten vorhanden: 1. Antigen und Antikörper haben sich unter Aufbrauch des Komplements gebunden, dann ist für Auflösung der zugesetzten Hammelblutkörperchen durch den Amboceptor keine Möglichkeit mehr gegeben. Diese Blutkörperchen werden daher als rote Masse (sog. Kuppe) am Boden des Reagensröhrchens liegen; 2. Antigen und Antikörper haben keine Bindung eingegangen, also auch kein Komplement verbraucht. Die nunmehr zugesetzten Blutkörperchen verfallen der Auflösung, sobald jetzt Amboceptor zugesetzt wird. Der Inhalt des Reagensröhrchens wird demgemäß durchweg rot gefärbt sein.

Die geniale Idee v. Wassermanns bestand nun darin, daß er Spirochätenantigen mit dem inaktivierten Serum von Syphilispatienten unter Zufügung von Meerschweinchenkomplement zusammenbrachte. Fügte er dann später die beiden Bestandteile des hämolytischen Systems, Amboceptor und Blutkörperchen hinzu, so mußte Hämolyse ausbleiben, wenn das Komplement für die Bindung des Antigens mit dem von ihm angenommenen syphilitischen Antikörper aufgebraucht war: positive Wa.R. War hingegen im Serum des Patienten der spezifische Antikörper nicht vorhanden, so konnte auch ein Komplementverbrauch nicht eingetreten

sein. Dieses stand also dem hämolytischen System zur Verfügung und führte zu
Auflösung der Blutkörperchen: negative Wa.R.

Als Antigen benutzte v. Wassermann einen Extrakt aus den Lebern connatal
syphilitischer Säuglinge, da einwandfreie Spirochätenextrakte — aus Kulturen —
bis heute nicht zur Verfügung stehen.

Die Folgezeit hat nun allerdings die Erkenntnis gebracht, daß die Annahme
v Wassermanns bezüglich des Antigens nicht zutraf, da auch lipoidhaltige
Extrakte von gewissen nichtsyphilitischen Organgeweben (insbesondere Rinder-
herz) dieselbe Funktion wie der Leberextrakt ausüben können. Es handelt sich,
wie heute feststeht, um eine „Lipoidantikörperreaktion".

Wir verzichten auf die theoretische Erklärung dieses Phänomens und wenden
uns der *diagnostischen Bedeutung* der Wa.R. zu. Da ist zunächst zu bemerken,
daß die Wa.R. bei einer Reihe von Erkrankungen nichtsyphilitischer Natur
positiv ausfällt. Hierzu gehören Framboesie, Rückfallfieber, Fleckfieber, Trypano-
somiasis (besonders Schlafkrankheit), Lepra, Malaria, Scharlach, Endocarditis
lenta; gelegentlich auch Ulcus molle und Plaut-Vincentsche Angina. *Ausnahmsweise* positiv wird die Wa.R. gefunden bei Tuberkulose und bösartigen Geschwüren.
Ein vorübergehender negativer Ausfall, also eine Verschleierung, kann vorkommen
bei Influenza, Röteln sowie Penicillinbehandlung. Dieses letztere ist äußerst
wichtig und erschwert die Erkennung von Syphilis bei gleichzeitiger Penicillinbehandlung einer Gonorrhöe.

Ein positiver Ausfall der Wa.R. tritt im allgemeinen erst geraume Zeit nach
der Infektion ein. Allerdings unterliegt das individuellen Schwankungen, da der
einzelne Organismus sehr verschieden lange Zeit für die Bildung der Antikörper
braucht. So ist es klar, daß bei Auftreten des Primäraffektes die Wa.R. zunächst
negativ ist und erst nach längerem Bestehen desselben positiv wird. Dies vollzieht
sich etwa 5—6 Wochen nach der Infektion.

Mit dem Auftreten der Sekundärerscheinungen wird die Wa.R. nahezu regelmäßig positiv gefunden. Es ist allerdings zu bemerken, daß es auch Fälle gibt,
welche trotz ausgedehnter sekundärer Erscheinungen eine negative Wa.R. aufweisen. Ihre Zahl ist jedoch außerordentlich gering.

Nach Abheilung der Sekundärerscheinungen bleibt, wenn keine Behandlung
erfolgte, die Wa.R. in einem Teil der Fälle dauernd positiv. Mit Eintritt in das
tertiäre Stadium wird sie jedoch bei einem anderen Teil der Fälle (etwa 50%) negativ.
Von den sog. metaluischen Erkrankungen ist die Wa.R. bei progressiver Paralyse
nahezu stets (100%) positiv, während bei Tabes der positive Ausfall zwischen 50 bis
60% schwankt.

Einen wesentlichen Einfluß auf das Fortbestehen der positiven Wa.R. hat
die Behandlung. Je nach der Intensität derselben sowie dem Zeitpunkte, an welchem
sie einsetzte, pflegt sie früher oder später negativ zu werden. Dieser negative
Ausfall kann jedoch bei ungenügender Behandlung nur vorübergehender Natur
sein und wieder in positiv umschlagen (serologisches Rezidiv). Nach heute kaum
noch umstrittener Anschauung muß aus dem positiven Ausfall der Wa.R. der
Schluß gezogen werden, daß die Syphilisinfektion im Organismus — wenn auch
latent — vorhanden ist *(Lues latens)*.

Aus allem ergibt sich folgendes: Obwohl die Wa.R. eine hervorragende Methode
zur Entdeckung der syphilitischen Infektion ist, muß doch vor einer Überbewertung
derselben gewarnt werden. Insbesondere ist bei negativer Wa. R., aber verdächtigem
klinischen Befund, auch wenn die Vorgeschichte keinerlei Anhaltspunkte ergibt,
die Diagnose Syphilis nicht ohne weiteres auszuschließen. Die Untersuchung des

Primäraffektreizserums oder des Drüsenpunktates ergibt oft sehr viel früher einen positiven Ausfall, ehe die Wa.R. positiv wird. Umgekehrt muß man sich sehr davor hüten, in einem Falle, wo weder der klinische Befund noch die Vorgeschichte eine syphilitische Infektion möglich erscheinen lassen, einen einmaligen positiven Ausfall ohne weiteres als für Syphilis beweisend anzusehen.

Die Ersatzreaktionen. Nachdem als Prinzip, auf dem die Wa.R. beruht, eine besondere Affinität des syphilitischen Serums zu Lipoiden erkannt worden war, ergaben weitere Forschungen folgendes: Eine Mischung syphilitischen Serums mit einem Lipoidextrakt besonderer kolloidaler Struktur erzeugt in diesem Gemisch verschiedene Phasen. Diese können bestehen in Trübung, Flockung, Ballung, eventuell mit nachfolgender Klärung. Auf Grund dieser Beobachtungen wurden eine Anzahl Reaktionen ausgearbeitet, welche nach den verschiedenen Autoren benannt sind, z. B. Takata-Trübungsreaktion, Müller-Ballungsreaktion, Meinicke-Klärungsreaktion usw.

Diese Reaktionen sind zwar in vieler Hinsicht der Wa.R. ebenbürtig, erreichen sie jedoch an Feinheit des Ausfalls nicht völlig. Sie werden daher als *Ersatzreaktionen* bezeichnet und heute üblicherweise neben der Original-Wa.R. angestellt. Ihr Wert liegt besonders darin, daß sie zum Teil *früher als die Wa.R. positiv* ausfallen, ferner, daß sie in den seltenen Fällen, wo bei einer manifesten Lues die Wa.R. negativ ist, einen positiven Ausfall ergeben und somit die klinische Diagnose sichern helfen. Es würde zu weit gehen, die verschiedenen Unterschiede dieser Reaktionen gegenüber der Wa.R. hier zu diskutieren, zumal aus technischen Gründen ihre Bewertung nicht durchaus unumstritten ist. Dies gilt ganz besonders von der Kahn-Reaktion, deren alleiniger positiver Ausfall unter keinen Umständen als beweisend angesehen werden kann.

Klinik der Syphilis der Haut[1].

Primärperiode. Als erstes Anzeichen der Infektion mit dem Erreger erscheint der *Primäraffekt.* Dieser wird in den meisten Fällen im Bereiche des Genitales gefunden, kann aber auch an anderen Stellen des Körpers auftreten. Das hängt von der Art der Übertragung seitens der Infektionsquelle ab.

Im allgemeinen entsteht nur *ein* Primäraffekt. Das Vorkommen mehrerer solcher ist jedoch durchaus keine Seltenheit. Der Sitz des genitalen Primäraffektes ist beim Manne in der überwiegenden Mehrzahl der Fälle die Vorhaut bzw. die Haut des Penis, ferner die Glans, seltener die Harnröhrenmündung, das Scrotum oder die Peno-Scrotalfalte. In sehr seltenen Fällen kann der Primäraffekt auch in dem Anfangsteil der Harnröhre sitzen. Während der Primäraffekt beim Manne nahezu regelmäßig und leicht gefunden werden kann, ist dies beim weiblichen Geschlecht nicht die Regel. In vielen Fällen gelingt es nur durch genaueste Untersuchung, und auch da nicht immer, den Sitz des Primäraffektes festzustellen. Am häufigsten wird er noch am Introitus vaginae gefunden, insbesondere der hinteren Commissur, weniger häufig an den kleinen oder großen Labien sowie der Klitoris. Verhältnismäßig recht häufig ist auch der Sitz am Muttermund.

Der *extragenitale* Primäraffekt wird in abnehmender Zahl gefunden an den Lippen, den Mandeln, der Zunge, dem Kinn, der Mamma, den Fingern. Es ist aber auch in sehr seltenen Fällen mit dem Vorkommen eines Primäraffektes an allen möglichen anderen Stellen des Körpers zu rechnen. Die Erzeugung des

---

[1] Die Syphilis innerer Organe gehört nicht in das Fachgebiet des Dermato-Venerologen. Ihre Besprechung würde den Rahmen dieses Buches überschreiten.

extragenitalen Infektes braucht nicht unbedingt durch den Geschlechtsverkehr stattzufinden. Sie kann durch Übertragung spirochätenhaltigen Materials von Trinkgeschirren, Tabakspfeifen, Glasbläserpfeifen und ähnlichen Instrumenten erfolgen, ferner durch berufliche Verletzungen, welche sich Ärzte oder Hebammen bei der Behandlung syphilitischer Frauen zuziehen können. Die Entstehung eines Primäraffektes an der Mamma kommt gelegentlich bei Ammen zustande, welche einen Säugling anlegen, der konnatal syphilitisch ist.

Die Entwicklung des Primäraffektes vollzieht sich in den meisten Fällen so, daß an der Infektionsstelle eine etwa linsengroße Verdickung der Haut entsteht, über welcher sich die Epidermis bald abhebt und eine erodierte, kreisförmige Stelle erkennen läßt. Diese Erosion sowie das unterliegende Infiltrat vergrößern sich rasch bis zu durchschnittlich Pfennig- oder Markstückgröße. In seltenen Fällen wird diese erheblich überschritten, und es entsteht ein sog. *Riesenschanker*. Im Gegensatz zum Ulcus molle kommt es *nicht* zur *Geschwürsbildung*, sondern der Charakter der Erosion bleibt dauernd gewahrt. In dieser beschriebenen Form kann der Primäraffekt 2—3 Wochen oder länger bestehen, um dann spontan abzuheilen. Wenn im Sonderfall ein geschwüriger Zerfall vorhanden ist, so handelt es sich um eine Superinfektion mit Streptobacillen, und es liegt dann ein sog. *Mischschanker* (Ulcus mixtum) vor.

An Stelle der soeben beschriebenen Form kann eine bandartige Infiltration der Haut ohne Erosion vorkommen. Da sich diese verdickte Haut wie Pergament anfühlt und auch denselben grauweißlichen Farbton besitzt, wird diese Form als *Pergamentschanker* bezeichnet. In etwas abgewandelter Form tritt, besonders beim weiblichen Geschlecht, an Stelle der mehr oder minder gut abgrenzbaren pergamentartigen Infiltration eine ödematöse Schwellung von oft beträchtlichem Umfang auf, so daß etwa eine der Schamlippen vollkommen davon ergriffen wird. Diese Form wird als *induratives Ödem* bezeichnet. Im Zentrum derselben kann sich gelegentlich dann auch noch eine Erosion entwickeln. — In sehr seltenen Fällen kommt es — ohne Induration und Ödem — zu einer unscharf begrenzten Erosion am Innenblatt der Vorhaut, ähnlich der Balanitis erosiva: *Erosivschanker*.

In seltenen Fällen kann an Stelle der beschriebenen Formen eine Gruppe von etwa 3—4 Bläschen mit nur geringer Infiltration der Cutis gefunden werden. Die Ähnlichkeit mit einem Herpes genitalis ist in diesem Fall außerordentlich groß und es entstehen erhebliche differentialdiagnostische Schwierigkeiten *(herpetiformer Schanker)*. Klarheit ist jedoch in den meisten Fällen durch den positiven Ausfall der Untersuchung des Reizserums auf Spirochäten zu gewinnen. Auch diese Schankerform pflegt nach relativ kurzem Bestande von selbst abzuheilen. Eine Umbildung zu einem typischen Primäraffekt gehört zu den Seltenheiten.

Differentialdiagnose. Abgesehen von dem bereits besprochenen Mischschanker kommen in Betracht: Ulcus phagedaenicum; beginnendes Carcinom der Vorhaut; ferner als sehr selten Erythroplasie Queyrat oder Morbus Bowen. Neben der Vorgeschichte ist der positive Ausfall der Untersuchung des Reizserums oder das Punktionsergebnis etwa vorhandener regionärer Drüsenschwellung ausschlaggebend

Schon bald nach der Entwicklung des Primäraffektes tritt ein- oder doppelseitig eine *Anschwellung der Lymphdrüsen* (Bubo) im Bereiche desselben auf. Im Gegensatz zu der bei Ulcus molle entstehenden ist diese nicht schmerzhaft (indolent). Bei Sitz des Primäraffektes am Penis wird vielfach zugleich auf dem Dorsum penis eine ebenfalls nicht schmerzhafte Verdickung des sog. dorsalen Lymphstranges beobachtet. Dieser fühlt sich unter der Penishaut liegend etwa wie eine Federspule an.

Die regionäre Drüsenschwellung tritt bei Sitz des Primäraffektes im Bereiche des Genitale in den Leistendrüsen auf. Wenn bei Frauen der Primäraffekt in der

Vagina oder an der Portio sitzt, fehlt naturgemäß die Leistendrüsenschwellung, da die genannten Stellen jenseits des „Einzugsgebietes" der Lg. inguinales liegen.

Sekundärperiode. Etwa in der 6.—8. Woche nach der Ansteckung treten bei dem Patienten infolge Einbruchs des serumfesten Rezidivstammes (s. oben) die Erscheinungen der *Allgemeininfektion* des Organismus auf. Diese äußert sich in Anzeichen von Müdigkeit oder Abgespanntheit sowie vielfach auch im Auftreten von auffallenden Kopfschmerzen und klopfenden Schmerzen in den Röhrenknochen (Dolores osteocopi). Gleichzeitig schwellen die fühlbaren Lymphdrüsen im Nacken, der Ellenbeuge und Achselhöhle in Erbs- bis Bohnengröße an, ohne jedoch auf Druck schmerzhaft zu sein. Eine gewisse Anämie macht sich durch bleiche Gesichtsfarbe und Abblassen der Schleimhäute (Lippen usw.) bemerkbar. Es tritt ferner an der Haut, insbesonders am Stamm sowie den Oberarmen und Oberschenkeln ein kleinfleckiger Ausschlag *(Exanthem)* von Kupfer- oder Schinkenfarbe auf, ohne daß damit besondere subjektive Beschwerden verbunden wären. Dieser Ausschlag pflegt nach 1—2 Wochen von selbst zu verschwinden, um nach weiteren 3—4 Wochen erneut aufzutreten (Rezidivexanthem). Dieses unterscheidet sich von dem Erstaufgetretenen dadurch, daß die vorher befallenen Hautstellen von dem Ausschlag frei sind. Es entstehen Fleckengruppen, welche sich ringförmig um die vorgenannten Hautstellen ausbilden. Die Entstehung dieses Phänomens wurde bei der Pathogenese (s. oben) besprochen. Auch dieser Ausschlag verschwindet nach 1—2 Wochen von selbst.

Zu gleicher Zeit mit dem Auftreten der Hauterscheinungen finden sich meist auch solche an den *Schleimhäuten* bzw. den Übergängen von der Haut zur Schleimhaut. Im Mund steht im Vordergrund eine Rötung und Schwellung der Mandeln *(Angina specifica)*, verbunden mit dem Erscheinen von grauweißlichem Belag auf der Oberfläche derselben. An den Lippen, insbesondere den Mundwinkeln, der Zunge, sowie an Stellen der Wangenschleimhaut, welche durch Zahndruck gereizt werden, finden sich ebenfalls diese grauweißlichen Auflagerungen, häufig begleitet von einer leichten umschriebenen Schwellung, sog. *Papeln.*

Im Bereiche des Anus sowie des Genitales, letzteres besonders beim weiblichen Geschlecht, treten ebenfalls Papeln von Erbs- bis Pfenniggröße auf. Sie heben sich relativ scharf von der umgebenden Haut ab, auf der sie breitbasig aufsitzen *(Condylomata lata)*. Ihre Oberfläche ist meist leicht erodiert und sondert ein übelriechendes Sekret ab. In dem von diesen Papeln gewonnenen Reizserum, welches man nach Abreiben mit einem Mulltupfer oder Abschaben mit einem stumpfen Skalpell erhält, findet sich stets reichlich Spirochaete pallida, daneben allerdings häufig auch Spirochaete refringens bzw. Spirochaete dentium, soweit es sich um Papeln der Mundschleimhaut handelt. Diese Gebilde sind neben dem Primäraffekt diejenigen, durch welche die Übertragung der Syphilis auf einen Partner am häufigsten statthat.

An Stelle des oben beschriebenen fleckigen Ausschlages kann, in allerdings selteneren Fällen auch ein andersgearteter auftreten: so von glatten, roten Papeln von Linsengröße und darüber *(papulöses Exanthem)*.

Gelegentlich können die Papeln auch gleichzeitig mehr oder minder stark abschuppen *(papulo-squamöses Exanthem)*. In ganz seltenen Fällen können sich auch Pusteln auf oder an Stelle der Papeln entwickeln *(papulo-pustulöses* bzw. *pustulöses Exanthem)*. Nicht ganz selten ist auch das Auftreten von sehr kleinen Papeln, welche Hirsekorngröße nicht überschreiten und an die Knötchen des Lichen ruber erinnern *(lichenoides Exanthem)*.

Es kann auch vorkommen, daß die vorbeschriebenen verschiedenen Formen bei demselben Patienten in beliebiger Mischung vorhanden sind (z. B. maculopapulo-pustulöses Exanthem).

Fast gleichzeitig mit dem Auftreten des ersten Exanthems pflegt ein fleck-
förmiger Ausfall des Kopf- (und eventuell Bart-)Haares) aufzutreten *(Alopecia
specifica)*. Der Vergleich mit einem Mottenfraß liegt sehr nahe und ist differentialdiagnostisch wichtig gegenüber anderen mit Haarausfall verbundenen Erkrankungen (S. 117).

Nach Rückbildung des Exanthems, gleich welcher Art es war, pflegt sehr häufig
an den von diesen befallen gewesenen Hautstellen eine fleckige Depigmentierung
aufzutreten, welche ziemlich langen Bestand haben kann und *Leukoderma syphiliti-
cum* genannt wird.

Differentialdiagnose. Von *fleckförmigen* Ausschlägen anderer Ätiologie kommen
in Betracht: die sog. Arzneiexantheme (S. 74), ferner Pityriasis rosea (S. 112)
und die sehr seltene Erythrodermie pityriasique en plaques disseminées Brocq
(nicht besprochen); von *papulösen* Ausschlägen: Pityriasis lichenoides chronica
(selten, nicht besprochen), eventuell auch Lichen ruber (S. 110). Neben sorgfältiger
Erhebung der Vorgeschichte wird die Auswertung des klinischen Bildes, ferner der
Ausfall der Seroreaktionen vor Verwechslungen schützen. Auf jeden Fall darf
die Diagnose Syphilis erst gestellt und den Patienten bekannt gegeben werden, wenn
sie nach jeder Richtung hin gesichert ist. In Zweifelsfällen muß unbedingt rechtzeitig der Facharzt zu Rate gezogen werden. Das folgende Beispiel führt die große
Verantwortung des Arztes bei Stellung der Diagnose auf Syphilis deutlich vor
Augen:

Aus einem Gebirgsort wird die etwa 50jährige (!) Frau des Bürgermeisters, Mutter
mehrerer Kinder, vom dortigen Arzt mit der Diagnose frische Syphilis in die Klinik ein-
gewiesen. Das ganze Dorf ist darüber in Aufregung geraten, der Ehemann hat bereits Schritte
zur Ehescheidung eingeleitet, obwohl die Patientin jede Infektionsmöglichkeit negiert.
Die klinische Untersuchung ergibt einwandfrei *Pityriasis rosea*.

Falls keine Behandlung erfolgt, pflegen im Verlaufe der nächsten Monate und
eventuell Jahre (bis etwa 4 Jahre) post infectionem in unregelmäßigen Zeitabständen
neue Schübe von Haut- und Schleimhauterscheinungen aufzutreten, und zwar
meist in Form papulöser Ausschläge. Diese sind jedoch nie so ausgedehnt wie beim
erstmaligen Erscheinen und meist nur auf bestimmte Hautbezirke beschränkt.
Besonders häufig werden sie an den Handtellern und Fußsohlen gefunden.

Kurz zu erwähnen ist schließlich noch eine *Sonderform* der Syphilis, für welche
das Entstehen von Haut*geschwüren* an Stelle des Exanthems charakteristisch ist.
Diese Geschwüre können Pfennig- bis Talergröße annehmen und zerstreut besonders
am Stamm auftreten. Vielfach bedecken sie sich mit Krusten. Da diese Geschwüre die Neigung haben, sich peripher zu vergrößern, wachsen auch die Krusten
entsprechend mit und es entstehen so austernschalenförmige Gebilde. Diese
Form der Syphilis, welche besonders bei irgendwie geschwächten Individuen
auftritt, wird als *Lues maligna* bezeichnet.

Tertiärperiode. Mit Eintritt in die Spätperiode ändern sich die Formen der
klinischen Erscheinungen der Syphilis auch an der Haut wesentlich. Zwei Sonderformen stehen im Vordergrunde: Die Bildung von kleinen Knoten (Tubera) in
der Cutis und von großen Knoten in der Subcutis (Gummata).

Beide Formen sind histologisch betrachtet dasselbe: Anhäufungen von Epitheloidzellen, auch Plasmazellen und Riesenzellen, verbunden mit starken perivasculären Lymphocyteninfiltraten und Veränderungen an den Gefäßen, insbesondere Wucherung des Endothels. Was sie klinisch unterscheidet, ist der Sitz
und — wenigstens bis zu einem gewissen Grade — die Neigung zum geschwürigen
Zerfall. Diese ist, wie schon die Bezeichnung erkennen läßt, bei der ersten Form,
dem *tubero-ulcerösen Syphilid*, mehr oder minder die Regel, beim Gumma nicht
unbedingt. Der Sitz des letzteren ist, wie schon erwähnt, die Subcutis, während

ersteres cutan lokalisiert ist. Das gilt jedoch nur für die „klassische" klinische
Form, denn Übergangs- bzw. Mischformen kommen gelegentlich vor.

Die Entwicklung des *Gumma* vollzieht sich so, daß sich an irgendeiner Stelle
der Körperdecke, praktisch *ausgenommen* sind Handteller und Fußsohlen, in der
Subcutis ein scharf umschriebenes Knötchen bildet, welches auf Druck völlig
schmerzlos ist. Allmählich vergrößert sich der Knoten und erreicht etwa Kirsch-
bis Pflaumengröße. Mit dem Wachstum nähert sich die Geschwulst der Cutis,
um sich schließlich mit ihr zu „verlöten". Die überliegende Haut ist nun nicht
mehr verschieblich und verändert auch ihre Farbe. Sie nimmt einen blauroten
bis braunroten Farbton an. Zu gleicher Zeit ändert sich auch die Konsistenz des
Knotens, diese wird teigig und läßt allmählich eine zentrale Erweichung erkennen.
Dies ist durch Einschmelzungsvorgänge im Inneren des Gumma (Verkäsung)
bedingt. Haben diese Vorgänge ein gewisses Maß erreicht, so brechen die aufgestauten Massen durch die nunmehr stark verdünnte Haut und entleeren sich
nach außen. Als Folge dieses Vorganges entsteht in der Haut eine Fistel oder
häufiger noch ein scharfrandiges Ulcus, „wie mit dem Locheisen geschlagen".
Das so entstandene klinische Bild ist außerordentlich charakteristisch für die Spezifität dieser Form und differentialdiagnostisch sehr wichtig gegenüber anderen
mit Einschmelzung einhergehenden Knotenaffektionen der Haut (Erythema
nodosum, Tuberculosis indurativa, Sporotrichose usw.).

Die *cutane* Form beginnt ebenfalls mit der Bildung von Knötchen. Diese
sitzen jedoch viel oberflächlicher, kommen — im Gegensatz zum Gumma — fast
stets in der Mehrzahl vor und bilden dann meist guirlandenartige Figuren *(tubero-
serpiginöses Syphilid)*. Dieses Stadium besteht jedoch gewöhnlich nur kurze Zeit,
da relativ bald Zerfall der „Tubera" einsetzt. Es entsteht das *tubero-(serpiginös-)
ulceröse Syphilid*. Im Gegensatz zum Gumma hat diese Form eine ausgesprochene
Neigung zu peripherer Ausbreitung mit gleichzeitiger narbiger Abheilung der erkrankt gewesenen Partien. So können weite Flächen der Haut „abgegrast" und
ausgedehnte Veränderungen hervorgerufen werden. Bei dem nicht seltenen Sitz
dieser Form in der Umgebung von Nase und Mund werden meist auch die unterliegenden Weichteile, einschließlich des Knorpelgewebes, mitergriffen. Auch wenn
eine spontane Abheilung eintritt, sind die einmal gesetzten Zerstörungen so groß,
daß schwerwiegende Folgen für den kosmetischen Aspekt resultieren.

Eine besondere Besprechung erfordern noch die an den *Unterschenkeln* auftretenden tertiär-syphilitischen Hauterscheinungen. Entsprechend den von uns
schon wiederholt betonten besonderen physiologischen Verhältnissen dieser Körper-
gegend ist auch die Entwicklung der genannten Formen etwas abweichend. Zwar
kann auch am Unterschenkel das typische subcutane Gumma gefunden werden,
viel häufiger ist aber, wie wir jetzt auf Grund des großen uns zur Verfügung stehenden
Materials sagen können, eine abgewandelte Form, die man als *Ulcus cruris syphiliti-
cum* bezeichnen könnte.

Die klinische Ähnlichkeit mit dem typischen Ulcus cruris ist außerordentlich
groß, und es besteht für uns heute kein Zweifel mehr darüber, daß die Zahl der
Fehlerkennungen, d. h. des Nichterkennens der syphilitischen Ätiologie, nicht unbe-
trächtlich ist. Als besonders wichtiger Grund hierfür kommt der Umstand in
Betracht, daß in der Tertiärperiode die serologischen Reaktionen in der Hälfte
der Fälle *negativ* ausfallen. Weiter kommt hinzu, daß die fast immer älteren Patienten
bei Aufnahme der Vorgeschichte eine vor langen Jahren überstandene Syphilisinfektion entweder verschweigen oder überhaupt nichts davon wissen. Trotzdem
läßt sich in vielen Fällen — zunächst wenigstens vermutungsweise — die Diagnose auf Syphilis stellen. Eins der wichtigsten Zeichen ist die Form des oder der
Geschwüre. Diese zeigen fast nie die für Ulcus cruris typische kreisförmige oder

ovale Form, sondern eine sog. Nierenform. Auch der Sitz dieser Geschwüre ist abweichend. Sie befinden sich selten an den supramalleolären (seitlichen) Partien
der Unterschenkelhaut, sondern mehr an der Vorder- oder Hinterseite. Auch
sind sie sich nicht so ausgesprochen im unteren Drittel des Unterschenkels, sondern
auch im mittleren, selten dagegen im oberen Drittel lokalisiert.

Ausschlaggebend für die endgültige Diagnose ist in diesen Fällen der Behandlungserfolg. Schon nach wenigen Salvarsaninjektionen tritt vom Rande her
Epithelisierung auf und weist auf die Richtigkeit der Vermutung hin. Die völlige
Abheilung ist dann nur eine Frage weniger Wochen, sie erfordert keinerlei Verstärkung oder Verlängerung der Kur. Wenn irgend möglich, lassen wir die Patienten
Bettruhe mit Hochlagerung des Beines innehalten, um dem Heilungsvorgang
optimale Chancen zu bieten, unbedingt nötig ist dies jedoch nicht.

Die Neurosyphilis.

Allgemeines. Wie oben bereits erwähnt, hat die Spirochaete pallida gegenüber
der Spirochaete pertenuis, dem Erreger der Framboesie, die Eigenschaft erworben,
sich auch im Zentralnervensystem anzusiedeln und dort Krankheitserscheinungen
hervorzurufen. Ob dies bereits in der Primärperiode der Fall sein kann, wenn also
der „serumfeste Rezidivstamm" noch nicht vorhanden ist, muß vorläufig dahingestellt bleiben. Sicher ist jedenfalls, daß mit dem Erscheinen des letzteren und
von da an in allen folgenden Perioden der Infektion syphilitische Erscheinungen
am Zentralnervensystem auftreten *können*, nicht müssen. Ob man diese in ihrer
Gesamtheit als Neurosyphilis bezeichnet, wie wir es tun, oder die sog. metaluischen Erkrankungen Tabes und Paralyse gesondert stellt, ist auch heute noch
eine umstrittene Frage und demgemäß hier nicht weiter zu erörtern. Außer klinisch
erkennbaren Erscheinungen sind ein sehr wichtiges Hilfsmittel zur Feststellung
der Miterkrankung des Zentralnervensystems die im Liquor cerebrospinalis nachweisbaren Veränderungen.

Die Liquoruntersuchungen.

Ein Eingehen auf die Pathogenese dieser Veränderungen würde dem Zwecke
dieses Buches nicht entsprechen. Es soll daher im folgenden lediglich die Gewinnung des Liquor, die Methoden seiner Untersuchung und die Bewertung der gefundenen Veränderungen so kurz als möglich besprochen werden.

Die Liquorentnahme. Zwei Methoden sind hierfür anwendbar: die „klassische"
Lumbalpunktion, wie sie Quincke (1891) angegeben hat, und die *Suboccipitalpunktion:* Einstich in die Cisterna cerebromedullaris durch die Membrana atlantooccipitalis. Obwohl diese Methode zweifellos gewisse Vorteile gegenüber der Lumbalpunktion aufweist, hat sie sich doch — aus hier nicht zu erörternden Gründen —
in der Praxis bisher keinen allgemeinen Eingang verschaffen können.

Methoden der Liquoruntersuchung. Für die Praxis kommen lediglich die Zellzählung, die Bestimmung des Eiweißgehaltes und die serologische Prüfung in
Betracht. Bezüglich der Einzelheiten der Methodik muß auf die speziellen Lehrbücher verwiesen werden, hier kann nur das Grundsätzliche erörtert werden.

Die *Zellzählung* beruht auf der Feststellung, daß bei Syphilis die normalerweise
sehr geringe Menge von Lymphocyten (9/3 nach Fuchs-Rosenthal) in unterschiedlichem Maße erhöht sein kann.

Das gleiche bezieht sich auch auf die *Eiweißkörper* des Liquors. Man unterscheidet eine Vermehrung des *Gesamteiweißes,* nachgewiesen mit der Methode
von Nißl, und einer solchen der *Globulinfraktion* (Methoden von Pandy und Nonne-
Apelt). Neben diesen Methoden haben sich als sehr wichtig und brauchbar die
kolloidchemischen erwiesen: die Goldsolreaktion von Lange, die Mastixreaktionen

nach Emanuel bzw. Kafka, die Schellackreaktion nach Marchionini, um nur einige zu nennen.

Daß auch die *Wa.R.* im Liquor nachweisbar sein müsse, konnte von vornherein angenommen werden. Praktisch brauchbare Resultate wurden jedoch erst nach Einführung der von Hauptmann angegebenen „Auswertungsmethode" erzielt, welche sich steigender Liquormengen (von 0,2—1,0 ccm Liquor) bedient.

Auswertung der Liquoruntersuchung. Alle diese genannten Reaktionen können im Einzelfalle in den verschiedensten „Mischungen" und Abstufungen vorliegen. Ihre Auswertung hinsichtlich des jeweils vorliegenden Krankheitsprozesses kann selbstverständlich nur unter gleichzeitiger Berücksichtigung der Vorgeschichte und des klinischen Befundes, niemals isoliert, erfolgen.

Der Dermatologe wird sich im allgemeinen nur mit den in der Frühperiode der Syphilisinfektion auftretenden Liquorveränderungen zu beschäftigen haben. Hierbei sind einige wichtige Punkte zu beachten: Liquorveränderungen können bereits relativ früh vorhanden sein, ohne daß klinische Anzeichen einer Neurosyphilis vorliegen. Daraus leitet sich die Forderung ab, daß in *jedem* Falle von Syphilis mindestens *einmal* eine „Liquorkontrolle" vorgenommen werden sollte, ehe ein Urteil über die Ausheilung abgegeben wird. Diese Forderung ist um so wichtiger, als es vorkommen kann, daß der klinische owie der serologische Befund (Wa.R.) negativ sind, während die Liquoruntersuchung unter Umständen schwerste Veränderungen aufweist. Andererseits ist zu berücksichtigen, daß sich Liquorveränderungen, welche in der ersten Hälfte der Frühperiode gefunden werden, unter dem Einfluß einer regulären Behandlung restlos zurückbilden können. Unter Berücksichtigung dieses Umstandes hat sich die erstmals vom Verfasser erhobene Forderung, die für die weitere Behandlung und Prognose ausschlaggebende Liquoruntersuchung am Ende des zweiten „Behandlungsjahres" anzusetzen, heute wohl allgemein durchgesetzt.

Fälle, die zu diesem Zeitpunkte noch Liquorveränderungen aufweisen oder die vorher schon ernstere klinische Erscheinungen von seiten des Zentralnervensystems darboten, sollten unbedingt der Mitbehandlung durch den Neurologen zugeführt werden. Das gleiche bezieht sich auch auf Fälle der Spätperiode, welche mehr oder weniger ausschließlich in das Fachgebiet jenes gehören.

Klinik der Neurosyphilis.

Über die Manifestationen der Neurosyphilis in allen Stadien der Infektion sowie in bezug auf gleichzeitig vorhandene Hauterscheinungen gibt die nachstehende Tabelle 1 einen Überblick. Für den Dermatologen kommt von allen aufgeführten Erkrankungen praktisch nur die Meningoneuritis, üblicherweise als „Neurorezidiv" bezeichnet, in Betracht. Diese Affektion muß er unbedingt kennen und — auch ohne Hilfe des Neurologen — *erkennen,* während alle übrigen Formen mehr oder minder außerhalb seines Fachgebietes liegen.

Neurorezidiv. Wie schon die korrektere Bezeichnung „Meningoneuritis" andeutet, spielt sich der Krankheitsvorgang an den Meningen der Hirnnerven ab. Am häufigsten betroffen ist der N. acusticus sowie N. opticus. In weitem Abstande folgen Nn. facialis, oculomotorius, abducens, trochlearis und trigeminus. Kombinationen kommen gelegentlich vor, so besonders N. acusticus und facialis infolge deren benachbarter Lage. Pathogenetisch ist anzunehmen, daß sich speziell an den Durchtrittsstellen der Nerven durch die knöcherne Schädelkapsel (Knochenkanäle) umschriebene Erkrankungsherde an den meningealen Umhüllungen bilden, welche durch die entzündliche Schwellung einen Druck auf das Nervengewebe ausüben und so zu einer Funktionsstörung in dem Versorgungsgebiet des betreffenden Nerven führen. Eine Erkrankung der Nervensubstanz selbst ist nicht anzunehmen,

Tabelle 1. *Die klinischen Erscheinungen der Syphilis, einschließlich Wa.R. und Liquor-veränderungen, in den einzelnen Perioden.*

Periode (Stadium)	Klinisches Bild		Wa.R. (Blut)	Liquorver-änderungen	Beginn (B) und Dauer (D) (durchschnittlich)
	Haut	Nervensystem [1]			
Primär-periode	Primäraffekt, mit regionärer Drüsenschwellung	0	negativ	0	B: ab infectione D: 2—3 Monate
Sekundär-periode	Exanthem bzw. 0 (Lues latens)	Neuromeningitis („Neurorezidiv")	positiv	0	B: ab 4. Monat D: bis Ende
		Lues cerebro-spinalis	eventuell negativ	positiv	des 4. Jahres
Tertiär-periode	Gumma bzw. tuberoserpigi-nöses Syphilid	Meningoence-phalitis gum-mosa, Meningo-myelitis	positiv (50%)	positiv	B: ab 5. Jahr D: lebensläng-lich
Metalues	0	Tabes	positiv (50—75%)	positiv	B: ab infectione: 11.—15. Jahr
	0	Paralyse	positiv	positiv	D: lebenslänglich

da sich sämtliche Erscheinungen unter dem Einfluß der Behandlung restlos zurück-zubilden pflegen. Liquorveränderungen werden, entsprechend der lokalisierten Erkrankung, nicht gefunden. Am häufigsten scheint neben der spontanen Ent-stehung bei unbehandelten Fällen eine unterschwellige Behandlung als ursächlicher Faktor in Betracht zu kommen. Das läßt sich aus dem Umstande schließen, daß unter der heutigen Methodik der Behandlung Neurorezidive kaum noch zur Be-obachtung kommen bzw. durch eine Verstärkung der Behandlung bald wieder zur Rückbildung gebracht werden können.

Syphilis connatalis (*Lues congenita*).

Pathogenese. In der Periode der frischen Syphilis kann in der Schwangerschaft der Erreger vom Blute der Mutter aus auch auf den Fetus übergehen und zu einer Infektion desselben führen. Der Erreger vermehrt sich in fast allen Organen, be-sonders in der Leber, außerordentlich stark. Auch die Placenta pflegt stets mit-erkrankt zu sein. Diese Übertragung auf die Nachkommenschaft wurde früher fälschlich als Lues hereditaria bezeichnet.

Klinik. Vom praktisch-klinischen Standpunkt aus ist die Einteilung der Syphilis connatalis in eine Früh- und eine Spätform zweckmäßig, unabhängig davon, daß eine solche Trennung nach neueren Anschauungen nicht gerecht-fertigt sei. Die Diagnose der Syphilis connatalis kann häufig schon aus der Beschaffenheit der *Placenta* gestellt werden. Schon relativ früh kann sie ver-ändert und bei Aborten das einzige typisch erkrankte Organ sein. Syphilitische Placenten sind größer und schwerer als normale, Farbe und Konsistenz sind ver-ändert. Letztere ist vermehrt, ähnelt der von rohem Fleisch und ist zäher. Die Farbe ist heller (Fleischfarbe). Sehr charakteristisch sind eigentümlich hellweiß-liche Stellen, welche über der Oberfläche verstreut und zum Teil landkartenartig ausgedehnt sind.

Beim neugeborenen *Kinde* finden sich als Symptome der *Frühform* in erster Linie solche der Haut und der Schleimhäute. Die letzteren stehen sogar unmittelbar nach der Geburt im Vordergrunde in Gestalt des Schnupfens (coryza), der ein charakteristisches Schniefen (Schnofeln) bedingt. Die Hauterscheinungen brauchen

---

[1] Nach O. Steiner, Handbuch der Haut- und Geschlechtskrankheiten, Bd. XVII/1.

nicht gleich bei der Geburt vorhanden zu sein, sie können sich auch erst im Verlaufe der nächsten Wochen ausbilden. Wenn sie auch im großen und ganzen denen der Syphilis acquisita (des Erwachsenen) in ihren verschiedenen Formen (Exanthem, Papeln bzw. Condylomata lata) gleichen, so unterscheiden sie sich doch dadurch, daß sie in der Regel heftiger entzündet, größer und ausgedehnter, kurz mächtiger entwickelt sind. So kann die ganze Körperoberfläche des Säuglings ergriffen sein und dem Gesicht ein starres, maskenhaftes Aussehen geben. Die infiltrative Entzündung der Mundumgebung mündet nach ihrer Rückbildung vielfach in Bildung feiner radiärer Narben aus, die zu den charakteristischen Stigmata der Syphilis connatalis gerechnet werden. Vielfach kommt es zu seröser Exsudation in der Epidermis und es entsteht ein Bild, welches an Pemphigus erinnert, das sog. *syphilitische Pemphigoid.* Dieses ist charakterisiert durch das Auftreten von Blasen von Erbs- bis Kirschgröße. Sie finden sich zuerst an Handtellern und Fußsohlen, später auch am Gesicht (Stirn, Augenbrauengegend), Gesäß, Beuge- und Streckseiten der Glieder. Ihr Inhalt ist zunächst klar, trübt sich bald und wird eitrig. Nach Platzen der Blasendecke liegt der Papillarkörper als erodierte, nässende (oder mit Krusten bedeckte) Stelle zutage.

Falls beim Fehlen sonstiger Symptome lediglich ein auf die Nates beschränkter papulöser Ausschlag vorhanden ist, kommt differentialdiagnostisch das Erythema papulosum glutaeale in Frage (S. 121). Auch wenn zunächst keine Haut- oder Schleimhauterscheinungen vorhanden sind, weisen oft andere Momente — neben dem Placentarbefund — auf Syphilis hin: so anämisches, mageres Aussehen mit greisenhaftem Gesicht.

Auffallend ist bei der Frühform das Fehlen einer Beteiligung der Lymphdrüsen, im Gegensatz zur Syphilis acquisita. Es kann also bei Verdachtsfällen aus dem Fehlen dieses Symptoms kein Rückschluß auf Nichtvorhandensein von Syphilis gezogen werden. Das gleiche bezieht sich auch auf den Ausfall der Seroreaktionen. Diese können in den ersten Wochen trotz bestehender Syphilis connatalis negativ ausfallen und erst später positiv werden.

Methodik der Blutgewinnung beim Säugling. Zunächst kann, wenn erhältlich, das Nabelvenen- oder das Retroplacentarblut zur Anstellung der Seroreaktionen benutzt werden. Ist dies nicht mehr möglich, so führt die Scarifikation der Ferse (nicht zu tiefe Einschnitte mit einem feinen, spitzen Skalpell) wohl regelmäßig zum Ziel. Bei einiger Übung ist auch die Punktion des oberen Sinus longitudinalis am Schädel durchaus ungefährlich (Einstich unter etwa 45° Neigung). Sie ist wegen der verminderten Gefahr der Superinfektion der Scarifikation entschieden vorzuziehen. Die Punktion der V. jugularis kommt erst bei etwas älteren Kindern in Frage, falls sie in der Ellenbeuge nicht ausführbar ist. Sie ist technisch nicht besonders schwierig und um so leichter, je kräftiger das Kind schreit (stärkere Füllung der Venen infolge Erhöhung des Druckes im Brustraum).

Von sonstigen klinischen Erscheinungen der Frühform ist als besonders wichtig zu erwähnen die Ausbildung der *Sattelnase.* Sie entsteht entweder als Folge eines tiefgehenden diffusen Entzündungsprozesses der Nasenschleimhaut oder — in späterer Zeit — durch Nekrose des Knorpels und Knochens. Sie ist charakterisiert durch das Einsinken des Nasenrückens unter gleichzeitiger Verbreiterung desselben. Die Spitze der Nase erhält eine Abweichung von etwa 26° zu ihrer Normalstellung. Die Nasenlöcher sind nicht mehr horizontal gerichtet, sondern weichen schräg nach oben ab. — Ob die am Knochensystem sich ausbildenden Veränderungen als direkte Wirkung der Infektion oder als indirekte infolge der sich stets ausbildenden Rachitis (Hochsinger) aufzufassen sind, ist noch nicht völlig klargestellt. Hierher gehören die Osteochondritis, welche vielfach zur Lösung der Epiphyse von der Diaphyse und damit zu der als Parrotsche *Pseudoparalyse* bezeichneten Lähmungserscheinung führt. Auch das Auftreten von starken Verkrümmungen an den langen Röhrenknochen (Säbelscheidentibia) deutet auf rachitische Genese

hin, desgleichen die von Hutchinson beschriebenen Zahnanomalien. Haupt·
merkmal dieser ist ein halbmondförmiger Ausschnitt an der Schneidekante der
mittleren oberen Schneidezähne des bleibenden Gebisses. Aus dem isolierten Vor·
handensein dieser Anomalie darf im Hinblick auf die rachitische Genese die Dia·
gnose auf Syphilis connatalis keinesfalls gestellt werden, sondern nur im Zu·
sammenhang mit anderen typischen Symptomen.

Diese entwickeln sich vielfach erst in der ins Spiel- und Schulalter gehörenden
Spätperiode. Zu ihnen gehören Keratitis parenchymatosa, Taubheit, radiäre Narben
der Mundumgebung. Daneben oder an Stelle können sich aber auch gummöse
Bildungen am Knochensystem, der Haut, seltener an anderen Organen finden.

Als klinische Sonderform sei schließlich noch die als *Lues congenita tarda* be·
zeichnete erwähnt, obwohl ihr pathogenetisch eine Sonderstellung nicht eingeräumt
werden kann. Man versteht hierunter eine Form, bei der die für die Tertiär·
periode charakteristischen Zeichen der Syphilis connatalis erst spät, oft lange nach
der Pubertät auftreten. Der folgende Fall illustriert die Sachlage am besten:

Herr v. W., 45 Jahre, ehemaliger Kavallerieoffizier, erkrankt während einer Mittelmeer-
reise an einer Geschwürbildung im mittleren Drittel der Vorderseite eines Unterschenkels.
Trotz vielfacher Behandlung langsame Vergrößerung. Vorgeschichte: Vater (aktiver General)
während eines Bades am Herzschlag gestorben, Mutter lebt und ist gesund. Ein Bruder
mit 16 Jahren in einem Sanatorium an juveniler Paralyse gestorben. Patient, strenggläubiger
Katholik, ist als „Virgo intacta" die Ehe eingegangen. Ehefrau, langjährige Patientin des
Verfassers, ist sicher nicht syphilitisch. Seit Jahren wird Patient wegen einer Keratitis
von bekanntem Ophthalmologen behandelt, *ohne* Anstellung einer Wa.R., „da eine Syphilisinfektion ja ausgeschlossen sei". Sehschärfe auf dem linken Auge gleich Null. Die sofort
ausgeführte Wa.R. ist stark positiv. Auf spezifische Behandlung alsbaldige Abheilung des
Geschwürs, dessen Aussehen dem oben beschriebenen Ulcus cruris bei Syphilis acquisita
durchaus entsprach.

Die Behandlung der Syphilis.

Allgemeines. Die Behandlung der Syphilis ist bestimmt durch die Kenntnis
ihrer Pathognese und durch die Art der zur Verfügung stehenden Arzneimittel.
Was die letzteren anbetrifft, so war jahrhundertelang Hg das Mittel der Wahl. Es
ist heute zwar noch nicht völlig ausgeschaltet, aber durch neuere Mittel stark
in den Hintergrund gedrängt worden. Seitdem 1910 durch Paul Ehrlich das
Salvarsan in die Therapie eingeführt worden war, hat sich dieses bis heute als
Standardmittel erhalten und bewährt. Daran hat auch, wenigstens bis zum
gegenwärtigen Zeitpunkt, die Einführung des Penicillins nichts grundlegend ge·
ändert. Von einem vollwertigen Ersatz des Salvarsans durch Penicillin kann jeden·
falls zur Zeit noch nicht gesprochen werden. — Als weiteres neues Mittel ist das
Wismut (Bi) anzuführen. Es ist bezüglich seiner Wirksamkeit dem Hg ebenbürtig,
übertrifft dieses aber durch bessere Verträglichkeit. — Das nur für die Behandlung
von Spätformen in Betracht kommende Jod (J) hat zwar ebenfalls an Bedeutung
verloren, ist und bleibt aber vorläufig für gewisse Fälle unentbehrlich.

Nahezu gleichzeitig mit der Einführung des Salvarsans hat sich auch ein grund·
legender Wandel in der Auffassung der Pathogenese vollzogen, bedingt durch
die Auffindung des Erregers und der Entdeckung der Seroreaktionen. Seitdem
setzte sich mehr und mehr die Erkenntnis durch, daß es sich bei Syphilis um eine
chronische Infektionskrankheit handele. Damit wurde die bis dahin geübte Über·
bewertung der sog. Symptomenfreiheit auf das gebührende Maß zurückgeführt
und die *Austilgung des Erregers im Organismus* zum *Hauptziel der Behandlung*
erhoben.

Wie bei der Besprechung der Pathogenese bereits ausgeführt wurde, ist ein
besonderes charakteristisches Merkmal der Syphilisinfektion, daß der Erreger
in gewissen Geweben (Lymphdrüsen, Knochenmark usw.) sich latent aufhalten
kann, ohne daselbst erkennbare Krankheitserscheinungen auszulösen. Ihn dort

zu erreichen und unschädlich zu machen, ist die gestellte Aufgabe. Die klinische Erfahrung hat nun gelehrt, daß diese um so leichter zu lösen ist, je frischer die Infektion ist, und daß sie immer schwerer wird, je länger diese unbehandelt besteht. Als *erste* Forderung ist daher der möglichst *frühzeitige Beginn* der Behandlung aufzustellen.

Die *zweite* Forderung ist die Durchführung der Kur mit einer *maximalen Wirksamkeit.* Das bedeutet, neben absoluter Pünktlichkeit in der Vornahme der Einzelbehandlung, Zuführung des Mittels in einer dem Kräftezustand des Patienten angepaßten Stärke, unter Vermeidung jeder Unterdosierung oder sog. „einschleichender" Behandlung.

Die *dritte* Forderung, auf die leider vielfach kein besonderer Wert gelegt wird, ist die, daß dem Organismus im Anschluß an eine soeben durchgeführte Kur, Zeit und Gelegenheit gegeben werden muß zur *Erholung.* Es sollte also jeder Kur ein behandlungsfreies Intervall folgen, dessen Dauer je nach Lage des Einzelfalles zu bemessen ist.

Die *vierte* Forderung verlangt Durchführung der Behandlung nach einem „*Behandlungsplan*". Bei Aufstellung desselben sind zu berücksichtigen: Alter der Infektion, Vorhandensein klinischer Erscheinungen, Verhalten der Seroreaktionen, Ausfall der Liquoruntersuchung, Allgemeinzustand des Patienten, Vorhandensein etwaiger Kombinationserkrankungen (z. B. Tuberkulose); auch die berufliche Belastung des Patienten muß öfters in Rechnung gestellt werden. Schließlich — und nicht zuletzt — ist die Verträglichkeit der Mittel und ihre Wirksamkeit (Salvarsanresistenz!) wichtig. Sehr wesentlich, namentlich für die Wahl der Behandlungsmittel, ist die Allergielage des Patienten. Idiosynkrasische Reaktionen sind besonders auf Salvarsan durchaus nicht selten. Genaueste Erhebung der Vorgeschichte des Patienten hinsichtlich früher überstandener heterologer Infektionen, auch Kinderkrankheiten, sowie auf das Vorhandensein von Nahrungsmittel- oder Arzneistoffallergie ist dringend zu empfehlen. Die Kontrolle des Blutstatus einschließlich Blutkörperchensenkungsreaktion vor Beginn und im Laufe der Behandlung ist zumindest für alle allergieverdächtigen Fälle unbedingt anzuraten.

Winke für die Aufstellung des Behandlungsplanes.

Wahl der Mittel. Wenn auch durch die ausschließliche Verabreichung von Salvarsan bei entsprechender Dosierung eine völlige Beseitigung der Syphilisinfektion an sich durchaus möglich ist, so hat es sich als zweckmäßiger erwiesen, dieses Mittel mit der gleichzeitig erfolgenden Anwendung von Bi (oder Hg) zu kombinieren. Während nämlich Salvarsan infolge der intravenösen Zuführung relativ schnell aus dem Körper ausgeschieden wird, ist die Zuführung des Bi eine *Depot*behandlung. Dies bedeutet, daß von den angelegten Bi-Depoten aus dem Organismus dauernd Bi zugeführt wird. Wenn diese Mengen auch verhältnismäßig gering sind, so hat doch die klinische Erfahrung gezeigt, daß sie eine nicht unbeträchtliche Wirkung auf die Infektion ausüben. Mit anderen Worten, durch die Kombination mit Bi ist es möglich, die Gesamtdosis des Salvarsans in engeren Grenzen zu halten, als dies bei alleiniger Anwendung jenes möglich wäre. Die „kombinierte Kur" ist also, falls keine Gegenanzeigen vorliegen, als diejenige der Wahl zu bezeichnen. Das bezieht sich auf die Fälle der Primär- und Sekundärperiode sowie von Neurolues aller Formen. In der Spät- (Tertiär-) Periode wird man aus noch zu erörternden Gründen vielfach mit der Anwendung nur eines der Mittel auskommen.

Von den im Handel befindlichen verschiedenen Sorten von Salvarsan ist Neosalvarsan das Gebräuchlichste, daneben kommt Salvarsan-Natrium als gleichwertig und vielfach besser verträglich als jenes in Betracht. Die Anwendung von Silbersalvarsan hat sich trotz mancher Empfehlungen in der Praxis nicht durchgesetzt. Auch diejenige von Myosalvarsan bzw. Solusalvarsan, welche intraglutaeal verabreicht werden, ist wenig üblich und auf solche Fälle beschränkt, bei denen eine intravenöse Zuführung nicht möglich ist.

Die Höhe der Einzelgabe bei Neosalvarsan und Salvarsan-Natrium bewegt sich bei Erwachsenen zwischen 0,3 und 0,6 g. Ein Unter- oder Überschreiten dieser Dosen ist nicht zu empfehlen. Bei zu niedrigen Dosen besteht die Gefahr, daß nur ein Teil der Erreger abgetötet wird, der Rest jedoch salvarsanfest wird, sich vermehrt und dann jede weitere Salvarsanzuführung wirkungslos macht. Daher die Warnung vor „einschleichender Behandlung". Bei Überdosierung ist mit toxischen Schäden des Leberparenchyms sowohl wie des Knochenmarkes zu rechnen.

Als Gesamtdosis für eine Kur wird fast allgemein — maximal — 6,0 angesehen, das bedeutet je Kur 10 intravenöse Injektionen von 0,6 g. Wichtig ist das Intervall zwischen den einzelnen Injektionen. Ein beliebtes Schema ist die Applikation zweimal je Woche, hierbei liegt abwechselnd ein Intervall von 2 und von 3 Tagen zwischen den Injektionen. Wir bevorzugen, wenn immer angängig, ein 3- und 4tägiges Intervall. Hierbei erhält der Patient abwechselnd je Woche 2 und 1 Injektion, etwa nach folgendem Turnus: Montag — Freitag — Mittwoch — Montag usw.

Von den zahlreichen Bi-Präparaten seien, als von uns bevorzugt angewandt. Bismogenol und Bigrol genannt, ohne daß damit ein besonderes Werturteil gegenüber anderen Präparaten ausgesprochen sei. Bismogenol, eine 10%ige ölige Emulsion. enthält je Kubikzentimeter 0,05 g Bi. Einzelgabe 1—2 ccm. Gesamtmenge 10 bis 15 Injektionen. Diese können infolge der Depotwirkung unbedenklich zugleich mit den Salvarsaninjektionen verabfolgt werden. Mit einer Ausnahme: bei frischer. noch nicht behandelter Syphilis wird die erste Salvarsaninjektion grundsätzlich nicht kombiniert verabreicht. Das geschieht aus Gründen der Vorsicht hinsichtlich etwa vorhandener Arzneistoff-Unverträglichkeit.

Die Einspritzung des Bi-Präparates erfolgt in den oberen, äußeren Quadranten der Nates mit einer genügend langen Kanüle, um eine sichere intramuskuläre Deponierung des Mittels zu gewährleisten. Sie ist stets vom *Arzt selbst*, niemals vom Pflegepersonal auszuführen. Es wird jeweils mit den Seiten abgewechselt. Vor dem Einstechen der Kanüle ist durch Betastung festzustellen, daß sich an der gewählten Stelle kein Infiltrat aus einer vorhergehenden Injektion befindet. Es ist ferner durch vorausgängige Aspiration mit der Spritze sicherzustellen. daß sich die Kanülenspitze nicht in einem Blutgefäß befindet, um die Gefahr von Embolien zu vermeiden.

Die *Penicillinbehandlung* der Syphilis befindet sich zur Zeit noch in der Erprobung. Nach ausländischen Autoren werden für eine Kur 2,4—4,8 Mega-E für erforderlich gehalten bei Einhaltung des üblichen 3-Stunden-Intervalls für die einzelnen Injektionen. Vielfach wird auch kombiniert mit Salvarsan und Bi behandelt. dergestalt, daß von diesen Mitteln nur die Hälfte verabreicht wird. Allgemeingültige Vorschriften sind bisher jedenfalls noch nicht aufgestellt worden, aber in Bälde zu erwarten. Für Deutschland kommt vorläufig wegen der relativen Knappheit des Mittels und der hohen erforderlichen Dosen Penicillinanwendung nur in Ausnahmefällen in Betracht.

Für die Behandlung der syphilitischen Veränderungen der *Spät*periode, namentlich solcher innerer Organe (Herz, Gefäße) ist auch heute noch in vielen Fällen die Anwendung von Jod angezeigt. Seine besondere Wirkung auf die gummöse Form der Syphilis steht außer Zweifel, seine Anwendung hingegen für die Frühformen ist völlig zwecklos. Gegeben wird Jod in Form des Jodkali (Rezept 61), täglich 2—3 g etwa 4 Wochen lang. Dieses Mittel sollte nie auf leeren Magen genommen werden und stets mit gleichzeitiger Flüssigkeitszufuhr (Milch, Wasser) verbunden sein. Etwa auftretende Magenbeschwerden können meist durch Gaben von Natrium bicarbonicum behoben werden. Die im Handel befindlichen organischen Jodpräparate haben eine wesentlich mildere Wirkung, müssen also entsprechend höher dosiert und länger zugeführt werden. Als unangenehme Begleiterscheinungen ist das Auftreten einer wäßrigen Sekretion aus der Nase (Jodschnupfen) sowie das Erscheinen von acneartigen Efflorescenzen, namentlich im Gesicht, zu erwähnen (Jodacne). Beide Erscheinungen gehen nach Aussetzen der Medikation von selbst zurück.

Durchführung der Kuren. Die Behandlung hat sofort nach Feststellung der Diagnose zu beginnen, jeder Tag ist, namentlich bei Frühfällen, kostbar. Zwischen die 1. und 2. Kur wird, unabhängig vom Ausfall der Seroreaktionen, ein Intervall von 4—6 Wochen eingelegt. Dieses sollte, wenn irgend möglich, nicht überschritten werden. Der pünktliche Beginn der 2. Kur ist eine der wichtigsten Forderungen für die Behandlung in der Sekundärperiode. Das ganze weitere Verhalten der Infektion und die Höhe des Behandlungsmaßes hängt hiervon ab. Nach der Beendigung der 2. Kur folgt eine etwas längere Pause von 3—4 Monaten, vorausgesetzt, daß die Seroreaktion am Schlusse der Kur, besser etwa 4 Wochen nach Beendigung derselben (in Rücksicht auf die Kurnachwirkung: Depotbehandlung!), negativ ausfiel. Bei positivem Ausfall wird das Intervall um etwa 1 Monat gekürzt. Nach Beendigung der 3. Kur wird, negative Seroreaktion vorausgesetzt, ein Intervall von $^1/_2$ Jahr eingelegt, mit serologischer Kontrolle nach den ersten drei Monaten. Für sichere Fälle der Primärperiode (Seroreaktion dauernd negativ) kann damit die Behandlung als abgeschlossen gelten. Der Patient ist für die nächsten 2 Jahre in regelmäßigen Zeitabständen serologisch und klinisch nachzukontrollieren. In allen anderen Fällen wird, und zwar stets in gleicher Stärke, die 4. Kur angeschlossen. Bleibt der Patient weiterhin erscheinungsfrei (auch negativer Liquor), so folgt nach einem weiteren halben Jahr die 5. Kur und — als eine Art Sicherheitskur — nach 1 Jahr die 6. Kur. Damit kann in der Mehrzahl der Fälle die Behandlung als abgeschlossen und der Patient als geheilt gelten. Eine serologische Nachkontrolle ist jedoch mindestens für die nächsten 2 Jahre sehr zu empfehlen.

Dieses Schema für den „Normalverlauf" unterliegt in allen den Fällen Abwandlungen, bei denen sich durch „serologische" oder — seltener — durch klinische Rezidive das angegebene Behandlungsmaß als nicht ausreichend erwies. Für die in solchen Fällen einzuschlagende Taktik lassen sich allgemeingültige Vorschriften nicht geben, da zahlreiche Umstände, vor allem auch der Ausfall der Liquoruntersuchung, in Rechnung zu stellen sind. Derartige Fälle sollten einem erfahrenen Facharzt überwiesen oder mindestens unter dessen Mitwirkung behandelt werden. Das gleiche trifft für solche Fälle zu, die trotz ausreichend erscheinender Behandlung dauernd seropositiv bleiben, sowie für alle Fälle von Neurosyphilis, mit Ausnahme der „Neurorezidive". Diese sind, wie bereits angedeutet, nur durch Intensivierung der Behandlung zu beseitigen.

Tritt bei einer syphilitischen Frau, gleichviel in welcher Periode sich ihre Erkrankung befindet und ob sie ausreichend behandelt ist, eine *Schwangerschaft* ein, so ist die Durchführung einer kombinierten Kur, am besten mit Beginn des 5. Monats der Schwangerschaft, dringend zu empfehlen. Diese Forderung ist heute in Deutschland wohl allgemein anerkannt. Ich pflege die Salvarsanbehandlung bis zum Partus durchzuführen, nicht jedoch die Bi-Behandlung, um eventuelle Nierenschädigungen zu vermeiden.

Für die Behandlung in der *Tertiärperiode* lassen sich Regeln nur schwer aufstellen, da das Alter des Patienten, der mutmaßliche Zeitpunkt der Infektion, der Zustand innerer Organe (Herz, Leber, Nieren, Knochenmark, Liquor) sehr in

Rechnung zu stellen sind. Vielfach wird man zunächst eine Jodbehandlung ein-
leiten und erst allmählich zu Salvarsan mit oder ohne Bi-Kombination übergehen. —
Beim Vorliegen oder dem Verdacht auf Neurosyphilis kann meist auf Durchführung
einer *Fieberkur* nicht verzichtet werden. Diese muß, wenn immer möglich, bei
stationärer Behandlung durchgeführt werden. Am wirksamsten hat'sich auch heute
noch die ursprüngliche, von Wagner v. Jauregg angegebene *Malaria*behandlung erwiesen, wenn diese mit je einer kombinierten Kur vorher und nachher verbunden wird. Alle seither angegebenen Ersatzmittel reichen in ihrer Wirksamkeit
an jene nicht heran.

Die Behandlung der *Syphilis connatalis* beschränkt sich in den ersten beiden
Lebensjahren auf die Therapie mit einem oral zuführbaren As-Präparat: *Spirocid*
(Oxyacetylaminophenylarsinsäure). Beginn beim Neugeborenen mit $^{1}/_{4}$ Tablette
von 0,25 g täglich, in der 2. und 3. Lebenswoche 2mal täglich, in der 4. Woche
3mal täglich die gleiche Dosis. Nach 8tägiger Gabe 1 Woche Pause. Im ganzen
Dauer $^{1}/_{4}$ Jahr lang. Im 2. Vierteljahr Steigerung auf $^{1}/_{2}$ Tablette. Bei Anzeichen
von Unverträglichkeit sofort absetzen. Wiederholung der Behandlung unter
Erhöhung der Dosis mit eingeschalteten mehrwöchigen Pausen für längere Zeit
bis zum Negativwerden der Seroreaktion. Ab 2. Lebensjahr kann zur üblichen
kombinierten Behandlung unter entsprechender Reduktion der Dosen übergangen werden.

Heiratserlaubnis nach Syphilis. Als Faustregel kann gesagt werden, daß eine
Heirat erst dann in Frage kommt, wenn nach ärztlichem Ermessen das Auftreten
ansteckender Erscheinungen als ausgeschlossen zu betrachten ist. Bei richtig
durchgeführten Kuren und negativem klinischen und serologischen Befund ist das
etwa am Schlusse des 2. Behandlungsjahres der Fall. Ein früherer Termin kommt
lediglich bei den in der Primärperiode mit dauernd negativem serologischen Befund
behandelten Fällen in Frage. — In allen anderen Fällen kann nur von Fall zu
Fall entschieden werden. Die Zuziehung eines Facharztes ist bei ihnen das
Gegebene.

Nebenerscheinungen der Salvarsanbehandlung. Wenn auch im allgemeinen die
Anwendung von Salvarsan in den angegebenen Dosen ohne Schädigung für den
Patienten durchgeführt werden kann, so kommt es doch gelegentlich zum Auftreten von unerwünschten Nebenerscheinungen. Diese können aus den verschiedensten Gründen entstehen.

Zunächst kann schon während der Einspritzung oder kurz nachher Übel-
befinden mit Brechneigung, Pulsbeschleunigung, verbunden mit Rötung und Anschwellung des Gesichts, auftreten. Diese Erscheinungen waren im Anfang der
Salvarsantherapie recht häufig, heute werden sie kaum noch beobachtet. Sie
werden als *angioneurotischer Symptomenkomplex* bezeichnet. In den meisten
Fällen handelt es sich um die Verwendung von Aqua destillata, welches nicht
vollkommen rein, d. h. frei von gewissen chemischen Substanzen war. Da heute
zur Auflösung des Salvarsans Aqua bidestillata unbedingt verwendet wird, wird
auch dieser Symptomenkomplex nicht mehr beobachtet.

Es kommt allerdings vor, daß gelegentlich Patienten ähnlich wie auf andere
intravenöse Einspritzungen (Calcium) mit leichten Beschwerden (Hitzegefühl,
Brechneigung) reagieren. Ob diese durch das Salvarsan selbst oder durch das
Lösungsmittel hervorgerufen werden, läßt sich im Einzelfall schwer feststellen.
Es kann sich gelegentlich empfehlen, zur Auflösung des Salvarsans Traubenzucker-
lösung zu verwenden, was anscheinend besser vertragen wird. Besondere Bedeutung haben diese Erscheinungen nicht. Bei manchen Patienten bleiben die Beschwerden aus, sobald man sie unter Zuhaltung der Nase durch den Mund atmen
läßt. Es scheint, daß in diesen Fällen die in der Ausatmungsluft befindlichen

gasförmigen Substanzen (Äthergeruch) auf die sensiblen Nerven der Nasenschleimhaut einwirken. — Wie die Erfahrung gelehrt hat, ist es empfehlenswert, daß derartige empfindliche Patienten nicht bei vollem Magen sowie unmittelbar nach körperlichen Anstrengungen (Laufen, Treppensteigen) behandelt werden.

In diesem Zusammenhang ist auf eine Erscheinung aufmerksam zu machen, welche nicht als Nebenerscheinung, sondern als normale Reaktion auf die Salvarsangabe aufzufassen ist. Es handelt sich um das einmalige Auftreten einer Fieberzacke (bis etwa 39,5⁰) bei Fällen von frischer, unbehandelter Syphilis im Anschluß an die erste Salvarsaneinspritzung. Dieses sog. „Spirochätenfieber" ist höchstwahrscheinlich bedingt durch die toxischen Substanzen, welche infolge der schlagartigen Vernichtung der Millionen von Spirochäten durch die Salvarsanwirkung entstehen. Diese Fieberreaktion ist recht häufig zu beobachten und kann auch als pathognomonisch für das Vorliegen einer Syphilisinfektion gewertet werden.

Das Salvarsanexanthem (Salvarsandermatitis). Nach Beginn einer Salvarsankur, meist schon bei der ersten, können sich Erscheinungen zunächst nur an der Haut, später eventuell auch an anderen Organen entwickeln, deren Deutung heute noch umstritten ist. Klinisch handelt es sich darum, daß entweder am 9.—10. Tage nach der ersten Salvarsaninjektion bzw. unmittelbar im Anschluß an die inzwischen fällige dritte Salvarsaninjektion ein kleinfleckiger, rosaroter Hautausschlag auftritt. Dieser erscheint meist zuerst an den Oberarmen (Innenseite) sowie an den Seitenteilen des Rumpfes. Auch am Schlusse einer Kur oder einige Zeit danach wird gelegentlich diese Affektion beobachtet.

In den meisten Fällen bildet sich dieser Ausschlag, wenn die Salvarsanzuführung sofort abgesetzt wird und eine entsprechende entgiftende Behandlung angewandt wird, nach dem Bestand von 1—2 Wochen von selbst zurück. Im anderen Fall, namentlich wenn versehentlich die Salvarsanbehandlung fortgesetzt wurde, entwickelt sich ein sehr viel schwereres Krankheitsbild. Außer Allgemeinerscheinungen (Fieber, Kopfschmerzen, starke Abgeschlagenheit) breitet sich der Ausschlag über den ganzen Körper, einschließlich des Gesichtes, aus und nimmt den Charakter einer Dermatitis an. Neben einer ödematösen Schwellung der gesamten Haut kommt es zu Bläschenbildungen, sehr bald zu meist flächenhaftem Nässen. Die Hornschicht der Epidermis hebt sich ebenfalls an vielen Stellen flächenhaft ab, insbesondere an den Handflächen und Fußsohlen. Es ist so das Bild der Erythrodermie entstanden. Dieser Zustand kann wochenlang bestehen. In günstigen Fällen hört allmählich das Nässen auf, die akuten Entzündungserscheinungen der Haut gehen zurück und machen mehr und mehr einer infiltrativen Verdickung Platz. Zugleich tritt eine kleienförmige Abschuppung der Epidermis auf. Auch diese Erscheinungen bilden sich im Laufe einiger Wochen zurück, und es bleibt vielfach als länger bestehendes Zeichen der überstandenen Erkrankung eine mehr oder minder ausgedehnte Pigmentierung des Rumpfes sowohl wie der Gliedmaßen und des Gesichtes zurück.

In besonders ungünstigen Fällen treten mit und ohne gleichzeitigen Hautveränderungen Erscheinungen von seiten des Gehirns auf, welche sich in Benommenheit, gelegentlich auch Nackensteifigkeit äußern. Diese Fälle führen fast ausnahmslos zum Tode. Bei der Obduktion ist als sehr charakteristisch das Vorhandensein von punktförmigen Blutungen, besonders in der weißen Substanz des Gehirns charakteristisch (sog. Encephalitis haemorrhagica). In anderen Fällen wird das Ende durch Hinzutreten von Komplikationen insbesondere Pneumonie, herbeigeführt.

Die Schleimhäute sind im allgemeinen nicht erkrankt. Es kann sich jedoch gelegentlich das Bild einer nekrotisierenden Angina entwickeln.

Das Blutbild zeigt nahezu stets eine relative Leukopenie (etwa 5—6000 Granulocyten), welche im auffallenden Gegensatz zu den ausgedehnten Entzündungserscheinungen der Haut steht. Eine Vermehrung der eosinophilen Zellen ist nur selten anzutreffen, dagegen eine deutliche Linksverschiebung des weißen Blutbildes mit Auftreten von Jugendformen und stabförmigen Granulocyten. Die Lymphocyten können vorübergehend vermindert, vielfach aber auch stark vermehrt sein. Das rote Blutbild zeigt eine deutliche Tendenz zur Verschlechterung und kann im Laufe des Bestehens relativ niedrige Werte annehmen.

Das Auftreten der sog. Salvarsandermatitis ist stets, auch in zunächst anscheinend minder schweren Fällen als ein sehr ernst zu nehmendes Vorkommnis zu bewerten. Sofortige Überführung in klinische Behandlung ist unbedingt erforderlich.

Die Behandlung dieses Zustandes besteht vor allem in der Zuführung von Natrium-Thiosulfatlösung, beginnend mit 0,5 g steigend über 0,75 g bis zu 1,0 g in 10—20 ccm Aqua destillata oder NaCl-Lösung. Daneben können Eigenbluteinspritzungen, Homoseran intramuskulär und in ganz schweren Fällen Bluttransfusionen angezeigt sein. Sehr zweckmäßig haben sich uns etwa 2mal in der Woche vorgenommene Carreltage zur Entwässerung des Körpers erwiesen, ferner kalifreie Diät (S. 5). Neueste Erfahrungen haben uns gezeigt, daß intramuskuläre Penicillineinspritzungen (40000 E alle 3 Stunden, insgesamt 1 Mega E) sehr günstig wirken. — Die örtliche Behandlung besteht lediglich in der Anlegung von feuchten Verbänden (1—3% Borlösung, Tanninlösung 1:1000, Rivanollösung 1:3000.) Auch von Puderanwendung in Form des Puderbettes machen wir vielfach Gebrauch.

Eine weitere, die Salvarsanbehandlung komplizierende Nebenerscheinung ist der sog. *Ikterus*. Die Bedeutung desselben unterliegt augenblicklich im In- und Auslande vielfachen Diskussionen.

Zunächst ist festzustellen, daß im Beginn der Sekundärperiode, wenn durch Einbruch des serumfesten Rezidivstammes eine Spirochätämie entstanden ist, zugleich mit dem Auftreten von Haut- und Schleimhauterscheinungen (Exanthem, Papeln), aber vor Beginn der Salvarsananwendung, ein Ikterus auftreten kann. Dieser *Icterus syphiliticus* kommt allerdings relativ selten (etwa 1—2% der Fälle) zur Beobachtung. Rasche Rückbildung erfolgt mit Einsetzen der spezifischen Behandlung.

Wohl zu unterscheiden hiervon ist der *nach* Einsetzen der Salvarsantherapie auftretende Ikterus. Dieser kann schon nach den ersten Injektionen (sog. Frühikterus) oder 2—5 Monate nach Beendigung der Kur (sog. Spätikterus) erscheinen.

Klinisch ist in beiden Fällen eine Unterscheidung von Icterus catarrhalis bzw. Icterus infectiosus nicht möglich. Im Anschluß an ein dyspeptisches Vorstadium treten Schmerzen in der Leber- und Gallengegend auf, zugleich oder bald darauf entwickelt sich der Ikterus mit beträchtlicher Vermehrung des direkten Bilirubins im Serum. Palpatorisch findet sich eine deutliche Leberschwellung, eventuell auch eine solche der Milz. Der Verlauf ist beim Salvarsanikterus meist gutartig. Der Rückgang der Erscheinung kann sich allerdings über mehrere Wochen hinziehen. Ein Übergang in subakute Leberatrophie ist zwar selten, die Möglichkeit muß aber stets im Auge behalten werden.

Die Pathogenese des Icterus syphiliticus wird teils auf direkte toxische Schädigung des Leberp renchyms, teils auf allergisch-hyperergische Reaktionen infolge der Salvarsanbehandlung zurückgeführt. Das mag für einen Teil der Fälle zutreffen, eingehende Untersuchungen, namentlich von britischer Seite, haben jedoch ergeben, daß in einem hohen Prozentsatz der Fälle *Superinfektion* mit dem Erreger des *Icterus infectiosus* anzunehmen ist. Zur Vermeidung dieser wird für die

Einzelinjektion die Verwendung einer stets frisch sterilisierten Spritze empfohlen. Diesem Vorschlag ist nach eigenen Erfahrungen nur beizupflichten.

Angemerkt sei schließlich noch, daß der Intracutantest mit Salvarsanverdünnungen (1:1 000 000 bis 1:10 000) weder beim Ikterus, noch in anderen Fällen, bei denen Salvarsanidiosynkrasie anzunehmen ist, unbedingt zuverlässig ist. Trotz negativen Ausfalles können schwerste allergische Reaktionen auftreten.

Überstehen von Ikterus schließt eine spätere Weiterbehandlung dann nicht aus, wenn nach Rückbildung der klinischen Erscheinungen und Negativwerden der Reaktionen (Urobilin, Takata-Ara usw.) dem Organismus genügend Zeit zur Erholung gegeben wird. In der Zwischenzeit kann unbedenklich allein mit Bi-Präparaten weiterbehandelt werden.

Wie bei vielen Medikamenten kann auch am Knochenmark eine — in der Hauptsache wohl allergisch bedingte — Schädigung einsetzen. Diese findet ihren klinischen Ausdruck in einer Veränderung des *Blutbildes*. Das weibliche Geschlecht scheint aus noch unbekanntem Grunde hierfür besonders disponiert zu sein. Eine hohe Reaktionsbereitschaft des blutbildenden Gewebes infolge voraufgegangener Infekte (Infektionsallergie) ist als sehr wahrscheinlich anzunehmen. Am häufigsten ist eine starke Abnahme der neutrophilen Granulocyten (bis 10% und weniger), bei gleichzeitigem Absinken der Gesamtleukocyten auf 3000—1000. Vorübergehend kann eine starke Lymphocytenausschwemmung vorhanden sein. Die Erythrocyten- und Thrombocytenwerte können, müssen aber nicht unbedingt, gleichzeitig erheblich vermindert sein. Falls sich der voll ausgebildete Symptomenkomplex der *Agranulocytose* entwickelt, stellen sich neben Fieber und Schüttelfrost die Anzeichen der nekrotisierenden Angina mit oder ohne gleichzeitiger Beteiligung des Zahnfleisches ein. Die Behandlung des stets sehr ernst zu bewertenden Zustandes ist möglichst im Krankenhaus durchzuführen, bei sofortiger Absetzung *aller* Arzneimittel, also außer Salvarsan und Bi auch von solchen, die die Pyrazol- oder Barbitursäure enthalten. Vitamin C in hohen Dosen, daneben Nucleotrat, eventuell Röntgenreizbestrahlung der Röhrenknochen sind neben örtlicher Behandlung mit H_2O_2, Rivanol (1:6000) angezeigt. Das Mittel der Wahl dürfte Penicillin intramuskulär (1 Mega-E und mehr) und örtlich (300—500 E/ccm) sein.

Ulcus molle, weicher Schanker.

Der Erreger. Erreger ist der von Ducrey (1889) entdeckte Streptobacillus. Der Nachweis desselben geschieht im Ausstrichpräparat von Geschwürssekret. Dieses wird am besten mit der Platinöse aus den Randpartien des Geschwürs entnommen und dünn ausgestrichen. Färbung mit Löfflers Methylenblau wie bei Gonorrhöe oder Pyronin-Methylgrün. Die Bacillen sind schlanke Stäbchen mit abgerundeten Ecken und bilden keine Sporen. Gramfärbung fällt negativ aus. Die Anordnung der Bacillen ist vielfach in Fischzugform und in dieser Art sehr typisch.

Da fast stets eine reichliche Mischflora vorhanden ist, kann die Diagnose bei einzelliegenden Bacillen zuweilen sehr schwierig sein. Der Kulturversuch pflegt oft negativ auszufallen. Leichter geht die Autoinokulation an. Es wird ein seichter Impfstrich am Unterbauch angelegt, Geschwürssekret in denselben eingerieben und ein Uhrglas mit Leukoplaststreifen darüber befestigt. Nach einigen Tagen pflegt sich an der Impfstelle ein typisches Ulcus molle zu entwickeln.

Pathogenese und Klinik. Da das Ulcus molle beim weiblichen Geschlecht nur selten festgestellt werden kann, ist die Annahme naheliegend, daß der Erreger sich als Saprophyt im Vaginalschleim aufhält. Dies ist auch durch Untersuchungen nachgewiesen. Beim Verkehr dringt der Erreger durch feinste Einrisse der Epidermis der Vorhaut in diese ein und gelangt von da in die Cutis. Hier erzeugen die von den Bacillen abgesonderten Stoffe, Nekrose des Gewebes und wirken zugleich stark chemotaktisch. So entsteht ein zunächst linsengroßes Geschwür mit unregelmäßig gestalteten Rändern, die fast stets unterminiert sind. Der Grund des Geschwürs ist mit schmierigem Sekret bedeckt. Im weiteren Verlauf vergrößert sich das Geschwür bis etwa Pfenniggröße.

Die Zeit von der Infektion bis zum Auftreten der typischen Erscheinungen ist relativ kurz, durchschnittlich 4—5 Tage, im Ausnahmefall kann sie auch eine Woche und mehr betragen. Eine Neigung des Geschwürs, tiefere Gewebsschichten zu ergreifen, besteht nicht. Die flächenhafte Ausbreitung steht im Vordergrund. Außer mäßigem Brennen werden Beschwerden kaum empfunden. Die Unterlage des Geschwürs pflegt eine gewisse Infiltration aufzuweisen, welche histologisch aus Plasmazellen besteht. Die Palpation läßt jedoch nie die Härte erkennen, welche für den syphilitischen Primäraffekt charakteristisch ist. Daher die Bezeichnung „weicher Schanker" gegenüber jenem, dem sog. harten Schanker.

Sehr häufig pflegt nicht nur ein Geschwür vorhanden zu sein, sondern mehrere. Der Hauptsitz ist die Umschlagfalte der Vorhaut vom äußeren zum inneren Blatt sowie die Gegend des Sulcus coronarius beiderseits des Bändchens.

Es gibt auch eine Sonderform, welche kein Geschwür ist, das sog. Ulcus molle elevatum. Hier hebt sich infolge Wucherung der Cutispapillen die erkrankte Fläche etwa in Form eines Tafelberges etwa 1 mm aus der gesunden Haut heraus, meist von einer gelblichen Kruste bedeckt.

Fast regelmäßig kommt es zu einer *Anschwellung der Leistendrüsen* einseitig, seltener doppelseitig (Bubo). Im Gegensatz zu den Drüsenschwellungen bei Syphilis sind diese Drüsen mehr oder minder schmerzhaft. Auch neigen sie zu zentraler Einschmelzung und Abszeßbildung. Zuweilen entsteht infolge Durchbruch des Eiters eine zentral gelegene Fistel. Infolge Infektion der diese umgebenden Haut mit dem Streptobacillus können sich dann geschwürige Veränderungen ausbilden. Diese haben in seltenen Fällen die Neigung, sich peripher auszubreiten, so daß unter Umständen große Geschwürsflächen entstehen, die sich auf den Unterbauch und den Oberschenkel ausdehnen können *(Ulcus molle migrans* oder *serpiginosum)*.

Sehr wichtig ist, daß eine Mischinfektion mit dem Syphiliserreger vorkommt *(Ulcus mixtum)* (S. 128).

Behandlung. Das Mittel der Wahl sind heute Sulfonamidpräparate. Es wird in der üblichen Weise eine stoßartige Behandlung eingeleitet und hierdurch fast stets rasche Abheilung erzielt, auch die Ausbildung von Bubonen verhindert oder, falls sie schon bestehen, deren Rückbildung eingeleitet.

Stehen Sulfonamidpräparate nicht zur Verfügung, muß das Geschwür mit Phenol (früher Acidum carobolic. liquef.) gründlich geätzt und mit einem desinfizierenden Puder (Jodoform, Dermatol, Rivanol) bestäubt werden. Diese Behandlung muß eventuell nach einigen Tagen wiederholt werden.

Sollte ein Bubo zur Vereiterung gekommen sein, so wird derselbe mit kurzer, weiter Kanüle punktiert, möglichst viel Eiter abgesaugt und eine entsprechende Menge 10%iges Jodoform-Glycerin eingespritzt. Nach Anlegung eines aufsaugenden Verbandes steht der Patient auf und wird angehalten, herumzugehen. Hierdurch wird das Jodoform-Glycerin in die Buchten des Abscesses einmassiert und führt zur Abtötung der dort liegenden Erreger. Das eitrige Sekret wandelt sich bald in ein schleimiges um und in etwa 14 Tagen ist Abheilung eingetreten.

Im Hinblick auf die Möglichkeit einer Mischinfektion mit Syphilis sind die Patienten bis zu 8 Wochen serologisch nachzukontrollieren, d. h. es wird etwa alle 8—14 Tage Blut für die Seroreaktionen entnommen.

Ulcus phagedaenicum.

Allgemeines. Diese relativ seltene Erkrankung gehört nicht eigentlich zu den Geschlechtskrankheiten im engeren Sinne. Ihre Besprechung an dieser Stelle rechtfertigt sich zunächst wegen der — im Beginne — vorhandenen Ähnlichkeit mit Ulcus molle, ferner durch den Umstand, daß die Erkrankung wohl in den allermeisten Fällen durch perverse sexuelle Handlungen (Penilingus) erworben wird. Als essentieller Faktor für die Entstehung ist ein symbiotisches Vorkommen von Spirillen und fusiformen Bacillen festgestellt. Das sind aber dieselben Erreger, die auch bei der Angina ulcero-membranacea (Plaut-Vincent) in Betracht kommen. Es ist daher anzunehmen, daß durch die Übertragung von Speichel, welcher die genannten Mikroorganismen enthält, diese in feine Einrisse der Präputialhaut inokuliert werden, wo sie sich dann vermehren.

Klinik. Die Affektion beginnt mit einem kleinen Geschwür, welches zunächst von einem Ulcus molle nicht zu unterscheiden ist. Dieses Stadium ist allerdings nur sehr vorübergehend. Sehr bald zeigt sich eine ausgesprochene Neigung zum Weitergreifen, sowohl peripher wie nach der Tiefe zu. Der Geschwürsgrund ist zunächst von einer pseudodiphtherischen, grauweißlichen Membran bedeckt, unter der sich dann bald nekrotische Erscheinungen bemerkbar machen. Die Umgebung des Geschwürs ist auffallend reaktionslos, auch die subjektiven Beschwerden sind gering. Trotzdem kann der Zerstörungsprozeß örtlich relativ großen Umfang annehmen. So ist bei ursprünglichem Sitz des Geschwürs im Sulcus coronarius ein Übergreifen auf die Glans fast die Regel und nicht selten wird diese vollkommen zerstört. Erstaunlicherweise bildet sich in solchen Fällen ein neues Penisende einschließlich Urethralmündung, so daß sogar Kohabitationsmöglichkeit wieder vorhanden ist. Eine Miterkrankung der Leistendrüsen wird — im Gegensatz zu Ulcus molle — nicht beobachtet.

Behandlung. Methode der Wahl ist die intravenöse Anwendung von Neosalvarsan. Meist genügt es, 3—4 Tage nacheinander Dosis III oder IV zu geben, um eine rasche und vollständige Heilung zu erzielen. Alle früher empfohlenen Verfahren können damit nicht konkurrieren. Wohl aber neuerdings Penicillin. Nach den guten Erfahrungen, welche bei den durch die gleichen Mikroben erzeugten Ulcera tropica mit Penicillin intramuskulär gemacht worden sind, kann angenommen werden, daß es auch bei dieser Affektion wirksam ist.

Lymphogranuloma inguinale.

Allgemeines. Diese Erkrankung war früher unter dem Namen *klimatischer Bubo* bekannt, und zwar bis vor etwa 40 Jahren nur in den Tropen und Subtropen. Seitdem sind auch aus Ländern gemäßigten Klimas in zunehmendem Maße Fälle berichtet worden. Ob dies eine echte Zunahme ist oder auf der Verbesserung der Diagnostik beruht, muß dahingestellt bleiben.

Man nahm früher an, daß klimatische Einflüsse ursächlich in Betracht kämen. Die Möglichkeit einer Entstehung durch den Geschlechtsverkehr ist nur gelegentlich geäußert worden. Erst seitdem der Verfasser 1912 auf Grund seiner in Westindien gesammelten Erfahrungen den Nachweis erbracht hatte, daß für die Erwerbung der Krankheit ausschließlich der Geschlechtsverkehr in Frage käme, ist das Problem als gelöst anzusehen (Brumpt).

Der Nachweis der Entstehung auf dem Wege des Geschlechtsverkehrs war deshalb schwierig, weil die Erkrankung beim weiblichen Geschlecht fast nie in der Form der Leistendrüsenschwellung in Erscheinung tritt, aus Gründen, auf die später eingegangen werden wird. Verfasser hat damals schon darauf hingewiesen, daß der Erreger vermutlich als Saprophyt in der Vagina der farbigen Frauen

vorhanden sein müsse. Ähnlich wie das später beim Ulcus molle nachgewiesen
wurde (S. 143). 1913 haben Nicolas und Favre (Lyon) eine Studie über die Erkrankung veröffentlicht und ihr die wenig zutreffende Bezeichnung Lymphogranuloma
inguinale beigelegt. Später wurde als Erreger der Erkrankung ein Virus festgestellt
(Miyagawa). Seine Darstellung gelingt am besten mit der Viktoriablau-Färbung
nach Ruge. Daß die Infektion mit dem Virus auch im Gesamtorganismus reaktive
Vorgänge auslöst, wird bewiesen durch die Hautreaktion nach Frei, welche lebenslänglich bestehen bleibt. Diese beruht darauf, daß ein aus Buboeiter hergestellter
Extrakt oder Virushirnemulsion von Mäusen intracutan eingespritzt wird, nach
24—28 Stunden tritt dann bei Erkrankungsfällen eine deutliche allergische Hautreaktion in Form einer geröteten Quaddel auf.

Pathogenese und Klinik. Das Eindringen des Erregers geschieht beim Manne
fast ausschließlich im Bereiche des Genitale (Praeputium). Es bildet sich 8—10 Tage
nach der Infektion eine kleine Erosion, die nur sehr kurzen Bestand hat und vielfach gar nicht vom Kranken bemerkt wird. In den folgenden Wochen entwickeln
sich dann anschließend in einer oder beiden Leistenbeugen Anschwellungen der
Lymphdrüsen, die beträchtlichen Umfang annehmen können. Diese Drüsenschwellung schmerzt zunächst nicht und kann sich auch von selbst im Laufe einiger
Wochen oder Monate zurückbilden. Im anderen Falle kommt es zu einer mäßig
starken entzündlichen Reaktion und Absceßbildung des Drüsengewebes. Diese
pflegt zum Durchbruch durch die überliegende Haut und anschließend zur Fistelbildung zu führen. Ein Übergreifen des Prozesses auf die Haut, wie es gelegentlich
bei Ulcus molle gefunden wird, kommt dagegen nicht vor. Nach der Rückbildung
der Drüsenschwellungen ist in den meisten Fällen die Krankheit als ausgeheilt
zu betrachten.

Bei Frauen wird in seltenen Fällen ein Primäraffekt an der Portio oder im
hinteren Scheidengewölbe gefunden. Zu einer Anschwellung der Leistendrüsen
kommt es demgemäß nicht, wohl aber zu einer solchen der Lymphoglandulae iliacae.

Es hat sich nun herausgestellt, daß schon lange bekannte, eigentümliche, geschwürige Prozesse im Bereiche des Genitale oder des Anus und Rectums auf die
Infektion zurückzuführen sind. Sie wurden früher als *Esthiomène* bezeichnet. Die
Entstehung dieser Affektion wird verständlich, wenn man auf die von mir seinerzeit
bereits beschriebene Schwellung der Lymphoglandulae iliacae zurückgeht, welche
in vielen Fällen gleichzeitig mit derjenigen der Leistendrüsen auftritt. Es muß
angenommen werden, daß der Erreger retrograd in den den Anus bzw. das weibliche
Genitale versorgenden Lymphbahnen abwärts steigt und sich dort über lange Zeit,
bis zu mehreren Jahren hält. Die entstehenden krankhaften Veränderungen
sind teils geschwüriger Natur, zuweilen auch mit Abscedierung und Fistelbildung
einhergehend. Es handelt sich um unregelmäßig gestaltete Geschwüre bis über
Talergröße, welche verhältnismäßig oberflächlich, d. h. im Bereich der betreffenden
Schleimhäute liegen. Sie werden besonders in der Vulva (Gegend der kleinen
Labien und Introitus) ferner perianal sowie auf der Rectumschleimhaut (eventuell
mit Fistelbildung am Damm) gefunden. Sie haben einen relativ langen Bestand,
machen oft erhebliche Beschwerden und sind gegen örtliche Behandlung verhältnismäßig refraktär. Sie werden neuerdings vielfach als *genito-ano-rectaler Symptomenkomplex* nach Jersild bezeichnet. Als Sonderform können neben oder an Stelle der
geschilderten Erscheinungen elephantiasisartige Bildungen auftreten. Nach Abheilung wird infolge Narbenbildung gelegentlich eine Stenosierung der Vulva bzw.
des Anus beobachtet.

Die von mancher Seite behauptete Entstehung der *Induratio penis plastica* durch die
Infektion ist äußerst unwahrscheinlich und bisher nicht bewiesen.

In ganz seltenen Fällen sind auch extragenitale Manifestationen (Tonsillen-, Haut) beschrieben worden. Differentialdiagnostisch kommt bezüglich des Primäraffektes Ulcus molle in Betracht, bezüglich der Drüsenschwellung Morbus Hodgkin, Leukämie und Lymphosarkom.

Behandlung. Im allgemeinen reagiert die Erkrankung prompt auf intramuskuläre Einspritzungen von Fuadin (antimon-brenzcatechindisulfonsaures Natrium), auch auf Sulfonamidbehandlung sind günstige Erfolge berichtet worden.

Gonorrhöe.

Der Erreger. Gonorrhöe, Tripper, ist eine in der ganzen Welt verbreitete, hauptsächlich durch den Geschlechtsverkehr übertragene Erkrankung. Der Erreger, Neisseria gonorrhoea, auch Gonococcus genannt, ist ein Diplococcus etwa von der Form einer Kaffeebohne oder Semmel. Bei der Vermehrung teilt er sich entsprechend, so daß eine typische Stellung der einzelnen Kokken zueinander, wie 4 zu 8, 16 usw. resultiert. Typisch ist seine Lagerung in Eiterkörperchen (Leukocyten), in denen er sich vermutlich sogar vermehrt. Er findet sich ferner sehr häufig auf Epithelzellen (sog. Rasenbildung) und einzeln oder in Gruppen zwischen den Zellen liegend. Der Gonococcus wird nur beim Menschen gefunden, seine Übertragung auf Tiere ist bisher nicht gelungen.

Der *Nachweis* wird durch Abstrich von der erkrankten Schleimhaut geführt und geschieht entweder im Ausstrichpräparat oder in der Kultur.

Das Ausstrichpräparat wird durch Verstreichen des Eiters in dünner Lage auf einen Objektträger angefertigt. Man läßt das Präparat entweder lufttrocken werden oder durch vorsichtiges Erwärmen über der Flamme (Gas- oder Bunsenbrenner) trocknen. Die Färbung geschieht am einfachsten mit Loefflers Methylenblau. Sehr zu empfehlen ist auch die sog. Thiemsche Lösung, etwa $^{1}/_{3}$ Gentianaviolettlösung (s. Gramsche Färbung) und $^{2}/_{3}$ Methylenblaulösung. Die Färbeflüssigkeit wird vorsichtig mit Wasser abgespült, der Objektträger durch Fließpapier in mehrfacher Lage vorgetrocknet und über der Flamme oder durch Luft nachgetrocknet. Nach Auftropfen von Zedernöl wird mit Immersion untersucht ohne Verwendung eines Deckglases. Bei der Methylenblaufärbung sind die Gonokokken schwarzblau, die Kerne der Leukocyten und Epithelien kornblumenblau, das Protoplasma hellblau gefärbt. Bei der Thiemschen Färbung sind die Gonokokken schwarz, die Zellkerne dunkelblau, das Protoplasma der Leukocyten und Epithelien rosa gefärbt.

Die mikroskopische Diagnose kann sehr leicht sein, wenn zahlreiche, namentlich intracelluläre (in den Leukocyten) Gonokokkenhaufen gefunden werden. In den Ausstrichen von der männlichen Harnröhre beherrscht der Gonococcus meistens das Bild allein, eine Mischflora ist selten. Anders dagegen bei Abstrichen von der Cervix, wo diese die Regel ist. In alten Fällen können die Gonokokken oft erst nach sehr langem Suchen ermittelt werden.

Falls sich wenig oder fragliche Gonokokken finden und vor allem, wenn noch andere Kokken vorhanden sind (Mischflora), ist die Gramsche Färbung unbedingt hinzuzuziehen.

Es empfiehlt sich bei derartigen Fällen von vornherein, zwei Präparate anzufertigen. Steht nur eines zur Verfügung, welches schon mit Methylenblau gefärbt war, so kann dieses mit $^{1}/_{4}$%igem Salzsäurespiritus entfärbt werden. Stark schleimhaltige Ausstriche sind mit 1%iger Essigsäure zu behandeln (1—2 Min.). — Gramsche Färbung: $^{1}/_{2}$ Min. färben mit Phenolgentianaviolett (zu 100 g einer $2^{1}/_{2}$%igen Phenollösung werden 10 g einer konzentrierten alkoholischen Gentianaviolettlösung zugesetzt). Abtrocknen mit Fließpapier, anschließend $^{1}/_{2}$ Min. Jod-Jodkalium-Lösung (1:2:300), abtrocknen mit Fließpapier. Beide Lösungen vor Gebrauch filtrieren. Aufgeben von reinem Alkohol (96%) oder Methylalkohol solange Farbwolken abgehen. Abspülen mit Wasser, nachfärben mit Fuchsinlösung (5 Tropfen Phenolfuchsinlösung auf ein halbes Reagensglas Wasser) bis zur deutlichen Rotfärbung des Ausstriches, Abspülen mit Wasser. Abtrocknen mit Fließpapier oder Erwärmen über der Flamme. Die Gonokokken sind hellrot, andere Kokken dunkelviolett gefärbt.

Kulturverfahren. Es werden von dem frisch entnommenen Eiter auf einer an-
gewärmten Platte mit Spezialnährboden mit der Platinöse Striche angelegt und
die Platte möglichst bald in den Brutschrank gebracht.

Versendung von gonokokkenhaltigem Material auf Wattetupfern oder dergleichen ist
unter Einhaltung bestimmter Vorsichtsmaßregeln möglich, aber unsicher.

Die Diagnose auf Gonorrhöe kann auch mittels der *Komplementablenkungsmethode* durchgeführt werden, ist aber im allgemeinen nicht erforderlich. Diese
leistet jedoch namentlich in Fällen mit Verdacht auf Gonorrhöekomplikationen
Gutes, wenn kein Sekret zu gewinnen ist. Die Reaktion wird erst einige Wochen
nach der Infektion positiv.

Für ähnliche Fälle kann auch die Prüfung mittels intracutaner *Vaccine*-Injektion
versucht werden. Am besten eignet sich hierfür Compligon: Es werden 0,2 ccm
intracutan eingespritzt. Die nach 24 Stunden auftretende quaddelartige Reaktion gilt als positiv, wenn der Durchmesser 2 cm überschreitet. Man sieht
gelegentlich auch bei sehr lange zurückliegender Infektion starke Reaktionen
auftreten.

Beispiel. Bei einem etwa 50jährigen Bankdirektor wird vom Augenarzt eine Iritis festgestellt, für welche eine anderweitige Ursache nicht ausfindig gemacht werden kann und der
Verdacht auf Iritis gonorrhoica ausgesprochen wird, obwohl der Patient hartnäckig das
frühere Überstehen einer Gonorrhöe verneint. Auf intracutane Injektionen von Compligon
tritt auf der Vorderseite des Oberschenkels eine diese fast ganz einnehmende Reaktion auf.
Nunmehr bequemt sich der Patient zu dem Geständnis, daß er vor seiner Heirat, d. h. vor
etwa 12 Jahren, tatsächlich an einer Gonorrhöe gelitten habe.

Pathogenese. Die Ansiedlung des Gonococcus erfolgt in erster Linie auf der
Schleimhaut von Urethra, Vagina, Uterus, Rectum, selten dagegen der anderer
Organe (Augen, Nase, Mund). Er lebt allerdings nicht nur auf der Oberfläche der
Schleimhäute, sondern dringt durch die Saftspalten des Epithels und gelangt
bis in das submuköse Gewebe. Unter dem Einfluß der abgesonderten Toxine
entsteht eine starke Gewebsreaktion (Entzündung). Sie äußert sich in Schwellung
und Rötung sowie reichlicher Eiterabsonderung. Diese Entzündung hat die Neigung,
sich weiter auszubreiten und auch andere Teile der Schleimhäute (Drüsen, para-
urethrale Gänge) zu befallen. Eine Zerstörung der Schleimhaut tritt nie ein,
jedoch kommt es gelegentlich in der männlichen Harnröhre zu fleckweißer Umbildung
des an sich kubischen Epithels zu Plattenepithel (Metaplasie).

Von der Submucosa aus kann der Gonococcus, zunächst vermutlich auf dem
Lymphwege, auch in den Blutkreislauf gelangen. Eine Vermehrung im Blut
findet nur in den seltensten Fällen statt, sie führt zur sog. Gonokokkensepsis
(Gonokokkämie). Weitaus häufiger (verhältnismäßig) ist seine metastatische
Ansiedlung in gewissen Organen des Körpers. Die nachfolgende Aufstellung
(Tabelle 2) gibt einen Überblick, welche Organe bevorzugt bzw. überhaupt meta-
statisch befallen werden und welche eine sog. Organimmunität gegen Gonokokken
besitzen.

Tabelle 2.

Bevorzugt befallen:	Selten befallen:	Nicht befallen:	
Gelenke	Conjunctiva	Meningen	Tonsillen
Sehnenscheiden	Iris	Gehirn und Rückenmark	Milz, Leber
Schleimbeutel	Haut	Venen und Arterien	Lunge, Niere
Endo-Myokard		Cornea, Tränendrüse	Seröse Häute
		Mittelohr	Muskeln
		Mamma, Parotis	Knochenmark

Bei metastatischer Ansiedlung kommt es ebenfalls zu Entzündungen mit oder
ohne Eiterbildung (Gelenke, Sehnenscheiden, Augen), mit Ausnahme der Herz-
innenhaut (Herzklappen), wo warzige Wucherungen entstehen können. An der

Haut können in sehr seltenen Fällen krankhafte Erscheinungen (Hyperkeratose) hervorgerufen werden.

Es ist zu vermuten, daß der Übertritt von Gonokokken in den Blutkreislauf, ohne daß es zu Metastasenbildung kommt, wahrscheinlich sehr viel häufiger der Fall ist, als das allgemein angenommen wird. Inwieweit früher überstandene Infektionen anderer Art auf den Ablauf der Gonorrhöe Einfluß haben, ist bisher weder bekannt noch studiert worden.

Eine Immunität des Organismus gegen die Gonokokkeninfektion tritt nicht ein. Dagegen scheint sich vielfach eine Art lokaler Schleimhautimmunität zu entwickeln, welche mindestens gegen den eigenen Stamm gerichtet ist. Das wird daraus geschlossen, daß Reinfektionen vom Partner in vielen Fällen nicht angehen.

Hierdurch wird erklärt, daß z. B. ein Hausfreund sich bei einer Ehefrau infizieren kann, während deren Ehemann, von welchem sie ursprünglich ihre Infektion erhalten hatte, sich nicht mehr reinfiziert.

In diesem Zusammenhang ist zu erwähnen, daß sich Gonokokkenherde latent im Organismus viele Jahre, ja Jahrzehnte, halten können und gelegentlich dann noch zu schweren Komplikationen führen.

Klinik der Gonorrhöe des Mannes.

Beim Manne geschieht die Infektion durch Ablagerung gonokokkenhaltigen Schleims, der meistens aus der Cervix stammt, am Eingang der Harnröhre. Die ersten Anzeichen, leichtes Brennen oder Kitzeln, machen sich nach etwa 3—6 Tagen bemerkbar. Die Infektion breitet sich, wahrscheinlich auf dem Lymphwege, in der Schleimhaut proximal aus und macht zunächst am äußeren Schließmuskel halt. Dies geschieht innerhalb weniger Tage. Äußerlich erkennbar durch die Absonderung reichlichen Eiters, in dem zahlreiche Gonokokken nachweisbar sind. Die subjektiven Erscheinungen bestehen nunmehr hauptsächlich in Brennen und Schmerzen beim Wasserlassen. Wird in diesem Stadium (Urethritis anterior) eine Behandlung nicht eingeleitet, so pflegt die Infektion auch auf die hintere Harnröhre und den Blasenhals überzugehen. Die Einbeziehung der gesamten Blasenschleimhaut erfolgt jedoch nur äußerst selten. Der Prozeß macht an der Plica interureterica halt (Collumcystitis). Dagegen dringt der Erreger in die zahlreichen Ausführungsgänge der Prostata sowie in diejenigen der Samenblasen ein. Sehr häufig kommt es auf diese Weise zu einer Ausbreitung des Erregers in die Prostata (Prostatitis), und zwar zunächst in Form zahlreicher kleinster Abscesse (eigene Untersuchungen). Bei längerem Bestand können die Abscesse sich miteinander verbinden, so daß eine oder mehrere Eiterhöhlen entstehen. Klinisch macht sich die Entzündung der hinteren Harnröhre (Urethritis posterior) dadurch bemerkbar, daß am Ende der Miktion Schmerzen, oft verbunden mit dem Erscheinen von einzelnen Bluttröpfchen (sog. terminale Hämaturie), auftreten mit nachfolgendem Harndrang. Infolge Reizung des Caput gallinaginis treten gehäufte Erektionen auf. Die Betastung der Prostata vom Darm her ergibt ein- oder doppelseitige, etwas teigige Schwellung derselben mit lebhaftem Druckschmerz. Diese Untersuchung wird am besten bimanuell ausgeführt. Zeige- oder Mittelfinger der rechten Hand im Rectum, linke Hand oberhalb der Symphyse nach innen drückend (wie bei gynäkologischer Untersuchung). Hat der Prozeß auch die Samenblasen ergriffen, so sind diese beiderseits am oberen äußeren Rande der Prostata als überfingerdicke, schmerzhafte Wülste fühlbar.

Seltener kommt es zu einer Miterkrankung der Cowperschen Drüse (Glandula bulbourethralis). Diese paarige Drüse sitzt am Übergang der vorderen in die hintere Harnröhre (Bulbus) und mündet mit einem 3—4 cm langen Ausführungsgang in die vordere Harnröhre. Ihre Erkrankung wird klinisch erkennbar durch das Auftreten umschriebener, schmerzhafter Schwellung am Damm rechts und links der Harnröhre, sowie von etwa 3 cm langen Fäden im Urin.

In sehr seltenen Fällen steigt die Infektion den Ureteren entlang, wahrscheinlich auf dem Lymphwege, in das Nierenbecken und erzeugt eine Pyelitis. Klinisch erkennbar durch das Auftreten ein- oder doppelseitiger dumpfer Schmerzen in der Nierengegend, vielfach von Fieber begleitet.

Die topische Diagnose des Sitzes der Infektion wird erleichtert durch die sog. *Zweigläserprobe.* Hierbei wird die volle Blase in zwei Portionen entleert. Solange die hintere Harnröhre frei ist, finden sich im 1. Glase reichlich Schleim- bzw. Eiterwolken, während das 2. Glas klar ist. Bei Erkrankungen der hinteren Harnröhre ist auch das 2. Glas mehr oder weniger stark getrübt, infolge des in die Blase abfließenden Eiters dieses Harnröhrenteiles.

In einem Teil der Fälle kommt es zur Ausbreitung des Prozesses auf einen oder beide Nebenhoden (Epididymitis). Dies geschieht wahrscheinlich meist durch Reizung der Gegend des Caput gallinaginis (z. B. bei der Defäkation). Sie kann sozusagen auch experimentell erzeugt werden, wenn man vom Darm her auf die Mittelpartie der Prostata einen gewissen Druck mit dem Finger ausübt, diese Gegend ist daher bei der Palpation vom Darm her zu meiden. Es pflegt sowohl der Samenstrang sowie der Nebenhoden, aber nie der Hoden selbst, von der Krankheit ergriffen zu werden. Meist entwickelt sich das Krankheitsbild innerhalb weniger Stunden, fast schlagartig. Der oder die Nebenhoden sind vergrößert, ziemlich hart und äußerst schmerzhaft, sowohl spontan wie auf Druck. Der meist miterkrankte Samenstrang ist als überbleistiftstarker, runder schmerzhafter Strang fühlbar. Die Anschwellung ist nur zum Teil durch eine Vergrößerung des Nebenhodengewebes bedingt, meist findet sich noch ein Erguß von serösem Exsudat innerhalb der Tunica albuginea. Eitrige Einschmelzung des Gewebes ist selten, dagegen bleibt gewöhnlich eine Verhärtung mit Verschluß der samenableitenden Kanäle bestehen. Bei doppelseitiger Epididymitis resultiert dann eine Azoospermie.

Falls keine Behandlung einsetzt, bilden sich die geschilderten akuten Erscheinungen im Laufe einiger Wochen zurück und leiten in das Stadium der *chronischen* Gonorrhöe über. Hierfür ist charakteristisch, daß der Krankheitsprozeß zwar an der Oberfläche der Schleimhaut abheilt, sich aber an den Littreschen Drüsen und deren Ausführungsgängen sowie den Krypten der Harnröhrenschleimhaut und in deren Tiefe lokalisiert. Wird in diesem Stadium eine Endoskopie ausgeführt, so sind in der relativ normal gefärbten Schleimhaut die entzündlichroten Ausführungsgänge der Drüsen sichtbar, aus denen sich häufig Eitertropfen entleeren. Die Zweigläserprobe ergibt klaren Urin im 2. Glas, im 1. Glas dagegen leichte Schleimwolken und mehr oder minder zahlreich sog. Fäden. Das sind bis etwa $^1/_2$ cm lange, rundliche Gebilde von der Gestalt eines kleinen Madenwurms. Sie stellen Ausgüsse der erkrankten Drüsenausführungsgänge dar und zeigen mikroskopisch durch Schleim zusammengekittete Eiterkörperchen, selten Gonokokken

Im weiteren Verlauf tritt bei fehlender oder mangelhafter Behandlung im Laufe der nächsten Jahre die Bildung von Narben in der Schleimhaut auf. Sie entstehen durch Ersatz der submukösen entzündlichen Infiltrate durch Bindegewebe. Dieses schrumpft mit der Zeit und erzeugt dann eine Verengung in der Harnröhre, eine sog. *Striktur.* Hauptsitz der Strikturen ist die Bulbusgegend, insbesondere am Angulus penoscrotalis. Dieser Zustand kann jahrelang bestehen und allmählich zu mehr oder minder starker Störung des Urinabflusses führen.

Eine chronische Erkrankung der *hinteren* Harnröhre im strengsten Sinne gibt es nicht, da hier das Epithel auf straffen Bindegewebslagen sitzt und keine Drüsen oder Krypten enthält, dagegen befinden sich die zahlreichen Ausführungsgänge der Prostata und deren Gewebe selbst im Stadium einer chronisch-infiltrativen Entzündung. Diese Erkrankung kann isoliert vorhanden sein, d. h. ohne Mitbeteiligung der vorderen Harnröhre, die unter Behandlung oder spontan ausheilte. Festgestellt wird sie dadurch, daß bei der Zweigläserprobe das 1. Glas klar ist, während das 2. Glas nach vorhergehender Ausmassierung der Prostata zahlreiche Fäden oder Eiterpartikel enthält, in denen gelegentlich Gonokokken nachweisbar sind. Die akute und chronische Erkrankung des Nierenbeckens ergibt bei der Zwei- oder Dreigläserprobe eine ziemlich dichte Trübung des gesamten Urins in allen Gläsern.

Besondere Aufmerksamkeit ist dem Vorhandensein *paraurethraler Gänge* zu schenken, welche sich gelegentlich recht und links neben der Harnröhrenmündung vorfinden. In diesen kann sich isoliert nach Abheilung der Schleimhautgonorrhöe die Infektion weiter halten, ohne daß dies klinisch bemerkbar wäre. Erst durch Druck auf einen solchen Gang gelingt es, Eiter herauszupressen, in dem sich dann Gonokokken finden.

Klinik der Gonorrhöe der Frau.

Die Infektion der Frau findet zu allermeist dadurch statt, daß bei der Ejaculatio seminis gonokokkenhaltiger Schleim am Muttermund deponiert wird. Von hier aus verbreiten sich die Erreger in das Innere des Cervicalkanals und dringen vor allem in die langen Drüsenschläuche der Cervix ein. Sie verbreiten sich ferner auch meist auf die Uterusschleimhaut Klinisch wird das erkennbar durch das Auftreten von eitrigem Ausfluß. Haben solche Frauen bereits früher an Fluor albus gelitten, so verändert sich dessen Aussehen, indem die weißliche Farbe in eine mehr oder weniger gelbe umschlägt Die. entstehende Endometritis verursacht öfters verstärktes Auftreten der Menses. Beschwerden bestehen in diesem Stadium an sich nicht. Diese treten erst auf, wenn — sekundär — auch die Harnröhre infiziert wird. Bei der Schwäche des weiblichen Schließmuskels wird öfters auch der Blasenhals, ähnlich wie beim Manne, mitergriffen (Collumcystitis). So kommt es zu Brennen und Schmerzen, letztere besonders am Ende der Miktion.

Vielfach werden auch die im Vorhofe des weiblichen Genitales an der Innenseite der kleinen Labien liegenden *Bartholinschen Drüsen* ergriffen. Erkennbar an einer entzündlichen und schmerzhaften Schwellung im Bereich der Schamlippen. Auch die *Skeneschen Gänge*, welche um die Harnröhrenmündung angeordnet sind, erkranken öfter. Durch Einführen eines Fingers in die Vagina und Ausdrücken des periurethralen Gewebes kann der in diesen Gängen befindliche Eiter herausgepreßt werden.

Von der erkrankten Uterusschleimhaut aus kann sich der Prozeß auf die Tuben (Salpingitis bzw. Pyosalpinx) und auf die Eierstöcke (Oophoritis bzw. Pyovar) erstrecken. Auch kommt es nicht ganz selten zu einer umschriebenen Erkrankung des Bauchfells (Pelveoperitonitis bzw. Parametritis). Alle diese letztgenannten Affektionen gehören in den Bereich der Gynäkologie und sollen uns hier nicht weiter beschäftigen.

Die klinische Untersuchung auf weibliche Gonorrhöe vollzieht sich wesentlich anders als beim Manne. Die Entnahme gonokokkenhaltigen Schleims aus der Urethra geschieht am besten mit einem sehr feinen Platinlöffelchen (Gausscher Löffel). In Ermangelung dessen kann Auswischen mit einem Stieltupfer oder Abstrich mit der Platinöse versucht werden. Die Entnahme des Cervicalsekrets geschieht mit der Aschschen Zange, einer leicht geschweiften Kornzange mit schmalen, geriffelten Branchenenden. Mit diesen wird der die Cervix verschließende Schleimpfropf erfaßt und zum Ausstrich auf den Objektträger gebracht. Die Feststellung der Erkrankung des Uterus und seiner Adnexe geschieht nach der üblichen gynäkologischen Methode.

Gonorrhöe der Kinder (Vulvovaginitis).

Bei männlichen Kindern kommt Gonorrhöe kaum vor, häufiger dagegen bei weiblichen. Dies geschieht zu allermeist durch Unsauberkeit seitens der gonorrhöekranken Mutter, seltener durch Stuprum. Bei diesen Kindern lokalisiert sich die Erkrankung lediglich an der Vulva und in der Vagina, eventuell unter Mitbeteiligung der Harnröhre. Während bei der Frau in der Vagina die Infektion infolge des daselbst befindenden Plattenepithels nicht haftet, ist dies bei Kindern leicht möglich, da sich die Umwandlung der kubischen Epithellagen in Plattenepithel noch nicht vollzogen hat. Die Gonokokken können daher in die Saftspalten zwischen den einzelnen kubischen Zellen eindringen und sich hier vermehren. Eine Ausbreitung des Prozesses in den Uterus und höher kommt im allgemeinen nicht vor, dagegen ist in seltenen Fällen mit einer Verschleppung, wahrscheinlich auf dem Lymphwege, nach dem Bauchfell hin zu rechnen, so daß eine Peritonitis entsteht. — Die klinischen Erscheinungen bestehen in einer entzündlichen Rötung der Vulva und Vaginalschleimhaut sowie in eitriger Absonderung, in der Gonokokken nachweisbar sind (ohne Mischflora).

Nicht allzu selten kommt bei der weiblichen Gonorrhöe *aller* Lebensalter eine Infektion des Rectums in Frage (Rectalgonorrhöe). Diese wird vermutlich hervorgerufen durch das Herabrinnen gonokokkenhaltigen Schleims über den Damm nach dem After zu. Wie die Gonokokken allerdings von hier aus in das Innere kommen, wird im einzelnen Fall wohl verschieden zu erklären sein und braucht hier nicht näher erörtert zu werden.

Behandlung der Gonorrhöe des Mannes.

Allgemeinbehandlung. Für diese stehen heute zwei Möglichkeiten offen, die Behandlung mit Sulfonamidpräparaten und mit Penicillin.

Sulfonamidbehandlung. Die mit dieser Therapie anfangs erzielten Ausheilungsergebnisse (etwa 85—90%) sind im Laufe weniger Jahre auf etwa 25% abgesunken. Dies wird auf das Entstehen sulfonamidresistenter Gonokokkenstämme zurückgeführt. Am wirksamsten ist diese Therapie, wenn sie stoßweise erfolgt. Es wird etwa 4—5 Tage lang ein Sulfonamidpräparat zugeführt, und zwar am gebräuchlichsten in Tablettenform. Man gibt 5mal täglich 1 g. Wichtig dabei ist, daß diese Gaben regelmäßig über die 24 Stunden des Tages verteilt, d. h. etwa alle $4^3/_4$ Stunden gegeben werden, damit der Sulfonamidspiegel im Blut stets eine gewisse Höhe hält. Danach Pause und Abstrichkontrolle. Treten erneut Gonokokken auf, so kann ein zweiter Stoß verabreicht werden. Sind auch danach noch Gonokokken vorhanden, muß versucht werden, die Abwehrkräfte des Organismus zu mobilisieren. Dies geschieht mittelst Vaccineinjektionen (Compligon intramuskulär in steigender Konzentration; Vaccigon oder Arthigon intramuskulär oder intravenös), kombiniert mit bzw. gefolgt von einem neuerlichen Sulfonamidstoß. Ist auch danach noch keine sichere Ausheilung erzielt, kann nochmals ein Sulfonamidstoß gemacht werden nach vorgängiger intramuskulärer Injektion von Olobintin 40%ig. Dieses erzeugt fast stets eine starke örtliche Reaktion und sollte am besten im Krankenhaus, auf jeden Fall bei Bettruhe durchgeführt werden. Ist auch danach ein negatives Untersuchungsergebnis nicht zu erzielen, ist von weiteren Sulfonamidgaben abzusehen. Diese Fälle müssen dann mit örtlichen Einspritzungen weiter behandelt werden (s. unten).

Von Sulfonamidpräparaten haben sich besonders bewährt: Eleudron bzw. Cibazol (p-Aminobenzolsulfonamidthiazol), ferner Albucid (Aminobenzolsulfonacetamid), sämtlich als Tabletten.

Penicillinbehandlung. Diese Behandlung wird ebenfalls stoßweise durchgeführt. Bei uns haben sich die von der Britischen Militärregierung angegebenen Vorschriften als völlig ausreichend und erfolgreich erwiesen. Es werden 5mal in Abständen von 3 Stunden 20000 IE intramuskulär (Nates, oberer äußerer Quadrant) eingespritzt, insgesamt 100000 IE. Schon nach der dritten Einspritzung sind die Gonokokken meistens im Abstrich nicht mehr oder nur in Degenerationsformen nachweisbar. Am Ende der Behandlung ist die eitrige Absonderung aus der Harnröhre völlig verschwunden. Es bleibt jedoch noch für einige Tage eine schwache schleimige Sekretion bestehen, in der Gonokokken jedoch nicht mehr nachweisbar sind. Die Nachkontrolle ist bis etwa 1 Woche durch tägliche Abstrichnahme fortzusetzen und in der Folgezeit 3 Wochen lang einmal wöchentlich zu wiederholen. Zur Sicherung kann die Kontrolle mit einem Provokationsverfahren verbunden werden. Hierfür geeignet ist z. B. intravenöse Injektion von Arthigon ($^1/_2$—1 ccm) oder Vaccigon.

Etwa vorhandene Komplikationen (Nebenhodenentzündung, Prostatitis, Gelenk- und Sehnenscheidenentzündung) pflegen sich gleichzeitig, und zwar restlos zurückzubilden. Eine gewisse Verdickung der Nebenhoden kann noch eine Zeitlang bestehenbleiben, bildet sich aber ohne weitere Behandlung dann von selbst zurück.

Örtliche Behandlung. Diese früher allein und allgemein geübte Therapie wird derart durchgeführt, daß mit einer sog. Tripperspritze (mit olivenförmigem Ansatz) mehrmals täglich Einspritzungen in die Harnröhre gemacht werden und in derselben 10 Min. (nach der Uhr zu kontrollieren) belassen werden. Diese Einspritzungen werden im allgemeinen 4mal täglich vorgenommen, nicht öfter. Als beste Mittel haben sich bewährt: Protargol ($^1/_4$—$^1/_2\%$), Albargin (0,1—0,2%), Targesin (1%). Ferner Rivanol (1:6000 bis 1:4000). Grundsatz muß sein, keine zu starke Lösung zu verwenden, wie das früher üblich war, da hierdurch die Schleimhaut gereizt und in ihrer Abwehrfunktion gegen die Gonokokken geschädigt wird. Die angegebenen Konzentrationen sollten unter keinen Umständen überschritten werden. Die Einspritzungen werden mehrere Wochen lang fortgesetzt, bis die Sekretion aus der Harnröhre vollständig sistiert und der Urin völlig klar ist.

Bei der akuten Entzündung der *hinteren* Harnröhre empfiehlt es sich, sofort Neosalvarsan (Dosis II—III) intravenös 1mal täglich zu geben und dies an den folgenden 2 Tagen zu wiederholen. Hierdurch wird meist der akute Zustand sofort beseitigt und es tritt sowohl Klärung des Urins sowie Nachlassen der Schmerzen ein. Wie diese Wirkung zustande kommt, kann nicht gesagt werden. Weiterhin empfiehlt es sich, mit den oben angegebenen Lösungen auch die hintere Harnröhre zu behandeln (sog. Durchspritzen). Hierfür ist es allerdings notwendig, besonders um eine Reizung des Caput gallinaginis zu vermeiden, die hintere Harnröhre vorher zu anästhesieren, am besten mit Alypinium nitricum (2%). Die etwas angewärmte Flüssigkeit wird unter leichtem Druck durch den äußeren Schließmuskel in die hintere Harnröhre befördert nach vorhergehender Entleerung der Blase. 20 ccm sind hierfür erforderlich. Nach einer Verweildauer von etwa $^1/_4$ Stunde wird wiederum der Blaseninhalt entleert und nun in der gleichen Weise die bactericide Lösung in der angegebenen Konzentration eingespritzt. Diese sollte mindestens $^1/_4$ Stunde zurückbehalten werden.

Da die Urethritis posterior stets mit einer Beteiligung der Prostata einhergeht (s. oben), ist zugleich eine hyperämisierende Behandlung des gesamten Beckens einzuleiten: täglich mindestens ein heißes Sitzbad mit anschließender einstündiger Bettruhe. Die früher viel geübte *Massage der entzündeten Prostata* ist unter allen Umständen zu unterlassen und muß heute als *Kunstfehler* bezeichnet werden.

Sollte in einem besonderen Fall bei der rectalen Palpation bereits eine Absceßbildung in der Prostata oder den Samenblasen festgestellt werden, so kann versucht werden, durch vorsichtiges Auspressen, und zwar vom Rande der Prostata her, den Absceß zum Durchbruch in die Harnröhre zu bringen. Auch hierbei ist jedes brüske Vorgehen streng zu vermeiden. Ein operatives Angehen hat sich mir noch nie als notwendig erwiesen.

Die Behandlung der *chronischen* Gonorrhöe der Harnröhre gehört in die Hand des Facharztes und sollte in der Praxis, wenn irgend möglich, nicht durchgeführt werden. Wir pflegen dieselbe mit mehrmals wöchentlich durchgeführten Erwärmungen mit der Heizsonde (elektrisch) durchzuführen, abwechselnd mit endoskopischer Behandlung, d. h. Ätzen der erkrankten Schleimhautstellen der Harnröhre mit 5% Argentum-nitricum-Lösung. Seit Einführung der Penicillinbehandlung besteht für diese Methode kein Bedarf mehr.

Zur Kontrolle der Heilung der Gonorrhöe dient die sog. *Provokation.* Mehrere Verfahren sind hierfür angegeben. Ihr Wert ist nur relativ zu bemessen, eine absolute Garantie bieten sie nicht. Ganz unzuverlässig ist die Alkohol- oder Bierprobe, besser die nachstehend beschriebenen Verfahren:

1. Örtliche Reizung: beim Mann: Einspritzung einer auf $^1/_4$ verdünnten Lugolschen Lösung. Am nächsten Morgen Abstrich und Zweigläserprobe. Bei der Frau: Auswischen der Urethra und Cervix mit 2% AgNO$_3$-Lösung.

2. Allgemein: Intravenöse Einspritzung von Arthigon, Compligon oder Vaccigon ($^1/_2$—1 ccm). Kontrolle wie oben. Beide Verfahren zu 1. und 2. können kombiniert werden.

Strikturen der Harnröhre werden durch Dehnung behandelt. Hierfür eignen sich am besten Heizsonden, die mit steigendem Kaliber eingeführt werden.

Behandlung der Gonorrhöe der Frau.

Bezüglich der allgemeinen Behandlung (Sulfonamid bzw. Penicillin) kann auf das oben Gesagte verwiesen werden. Ist diese nicht möglich, muß auf das ältere Verfahren der Lokalbehandlung zurückgegriffen werden. Die Harnröhre wird durch 1—2mal täglich vorgenommenes Auswischen (Stieltupfer) mit etwa 2—5% Protargollösung oder dergleichen behandelt. Eine ähnliche Behandlung der Cervix empfiehlt sich nicht, da es sonst sehr leicht zu einem Aufsteigen des Krankheitsprozesses kommt. Die Portio wird vielmehr einmal täglich in einem Scheidenspeculum eingestellt und mit 2% Protargollösung abgewischt und anschließend ein Ichthyol-pur.-Tampon vorgelegt. Erkrankungen der Uterusschleimhaut und der Adnexe heilen unter Penicillinbehandlung ausgezeichnet (Dosierung: 200 000 IE).

Behandlung der Vulvovaginitis beim Kinde.

Allgemein ist zunächst Sulfonamidbehandlung angezeigt in dem Körpergewicht entsprechenden Dosen. Falls diese nicht genügt, um einen negativen Ausfall der Abstriche herbeizuführen, ist Penicillin zu empfehlen. Wir pflegen es in der gleichen Weise wie bei der Gonorrhöe der Erwachsenen zu verabreichen. Leider ist der Erfolg dieser Behandlung nicht in dem Umfang gewährleistet, wie bei jenen. Bleiben die Abstriche nach der Penicillinbehandlung positiv, so hat sich eine Vorbehandlung mit Progynon bewährt. Es soll hierdurch erreicht werden, daß die Scheidenschleimhaut stärker durchblutet wird. Wir pflegen 3—4 Wochen lang 2mal wöchentlich 25 000 IE Progynon intramuskulär zu verabreichen. Im Anschluß daran wird nochmals ein Penicillinstoß in der oben angegebenen Stärke durchgeführt. Neben der geschilderten Behandlung oder in Ermangelung derselben kann auch eine örtliche Behandlung mit Spülungen von Silbersalzen, Protargol (0,5%), Albargin (0,2%) oder Rivanol (1:6000 bis 1:3000) durchgeführt werden.

Die Spülungen werden am besten durch Einführen eines Nélaton-Katheters durchgeführt, auf dessen freies Ende eine Blasen- oder Tripperspritze gesetzt wird. Die Vagina wird auf diese Weise 2mal täglich mit $^1/_2$—1 Liter durchgespült.

Literatur.

A. Handbücher.

Handbuch der Haut- und Geschlechtskrankheiten, Bd. 1—23. Berlin: Springer 1927—1934.
Nouvelle Pratique Dermatologique, Bd. 1—8. Paris: Masson & Cie. 1936.
Handbuch der inneren Medizin, 3. Aufl., Bd. VI/2. Berlin: Springer 1944.

B. Monographien.

Abderhalden, Rudolf: Vitamine, Hormone, Fermente, 2. Aufl. Berlin u. Wien: Urban & Schwarzenberg 1944.

Braus, H. u. Curt Elze: Anatomie des Menschen, Bd. IV. Berlin: Springer 1940.

Czetsch-Lindenwald, Hermann von und Friedrich Schmidt-La Baume: Salben-Puder-Externa, 2. Aufl., Bd. I u. II. Berlin: Springer 1944.

Gans, Oscar: Histologie der Hautkrankheiten, Bd. 1. Berlin: Springer 1925.

Habs, Horst: Bakteriologisches Taschenbuch, 33. Aufl., Leipzig: Johann Ambrosius Barth 1944.

Kyrle, Josef: Vorlesungen über Histobiologie der menschlichen Haut und ihrer Erkrankungen, Bd. 1, 1925 u. Bd. 2, 1927. Wien u. Berlin: Springer.

Müller, Reiner: Medizinische Mikrobiologie, 3. Aufl. Berlin-München-Wien: Urban & Schwarzenberg 1946.

Rost, G. A. u. Alfred Marchionini: Asthmaekzem, Asthmaprurigo und Neurodermitis als allergische Hautkrankheiten. Würzbg. Abh. 27, H. 10 (1932).

Zieler, Karl und Conrad Siebert: Behandlung der Haut- und Geschlechtskrankheiten, 14. Aufl. Berlin, München u. Wien: Urban & Schwarzenberg 1946.

Anhang.
Sammlung der wichtigsten Rezepte[1].

Vorbemerkung. 1. Die Gesamtmenge ist aus didaktischen Gründen mit einigen Ausnahmen auf 100 g angegeben. Vielfach wird nur die Hälfte oder weniger zu verordnen sein.

2. Wenn nicht anders angegeben, ist stets die Signatur: S. Äußerlich zu setzen. Die Superscriptio „Rp" (= recipe) ist — da bei jedem Rezept erforderlich — zur Platzsparung weggelassen.

3. Die in ( ) gesetzten Arzneistoffe können je nach Wahl weggelassen werden. Die in [ ] gesetzten sind die dem DAB. entsprechenden Markenpräparate.

4. Markenpräparate, die nur in *einer* Originalpackung vorhanden sind, werden nicht aufgeführt.

Puder.

1. Talci 100,0

2. Zinci oxydati
   Talci . . . . āā ad 100,0

3. Amyli tritici 100,0

4. Amyli oryzae. 100,0
5. Amyli solani 100,0

6. Bismut. subgallic. 100,0
   [Dermatol . . . . 1 OP]

7. Bismut. oxyjodogallic. 100,0
   [Airol . . . . 1 OP]

Schüttelmixturen.

8. Lotio alba RF . . . . . . $^1/_2$—1 Dos.
   (aut: Linimentum Zinci FMB)

9. Zinci oxydati
   Amyli tritici
   Glycerini
   Aqu. dest. . . . . āā ad 100,0

10. Tumenol. ammon. . . . . . 1,0—10,0
    Zinci oxydati
    Amyli tritici
    Glycerini
    Aqu. dest. . . . . āā ad 100,0
11. Hydrarg. sulfurat. rubr. 1,0
    Sulfur. praecipit. 20,0
    Zinci oxydati
    Talci . . . . āā 15,0
    Glycerini
    Aqu. dest.
    (od. Spirit. 50%) . . . . āā ad 100,0

Lösungen.

12. Sol. acid. boric. 1—3% 100,0

13. Sol. acid. tannic. 0,1% 100,0

14. Sol. kal. permangan. 0,1% . . . 100,0

15. Sol. Argent. nitric. 1—5% . . . 100,0

16. Sol. Surfeni 0,1—1,0% 100,0

17. Sol. Zephiroli 0,1—1,0% 100,0

18. Acid. salicyl. 0,1
    Resorcini 1,0
    Aqu. dest. . . . . ad 100,0

19. Liq. Alumin. acet. 100,0
    S. 1 Eßlöffel auf $^1/_4$ Liter Wasser.
    Äußerlich.

20. Liq. Alumin. acet.
    Spirit . . . . āā ad 100·0
    S. 1 Eßlöffel auf 1 Glas Wasser.
    Äußerlich.

21. Hydrargyr. bichlorat. 0,1
    Acid. acet. dil. . . . . . . ad 100,0
    S. Äußerlich. Vorsicht! Gift!

22. Hydrargyr. bichlorat. 0,1
    Spirit. dilut. . . . . ad 100,0
    S. Äußerlich. Vorsicht! Gift!

23. Rivanoli 1,0
    Aqu. dest. 20,0
    Spirit. . . . . ad 100,0

24. Trypaflavini 1,0
    Spirit. . . . . ad 100,0

25. Mentholi . . . . 1,0—2,0
    (Thymoli. . . . . 0,5)
    Spirit. . . . . ad 100,0

26. Cignolini . . . . 1,0—2,0
    Benzoli . . . . ad 100,0

27. Picis lithanthracis 100,0

28. Tinct. picis lithanthracis. . . . 100,0

29. Anthrarobini 1,0
    Tumenol. ammon. 4,0
    Äther. 10,0
    Tinct. Benzoes . . . . . . ad 30,0
    S Arningsche Tinktur.
    Äußerlich.

30. Anthrarobini 1,0
    Tumenol. ammon. 4,0
    Äther.
    Glycerini . . . . āā ad 30,0
    S. modifiz. Arningsche Tinktur.
    Äußerlich.

---

[1] Herrn Oberapotheker Herzberg bin ich für seine beratende Hilfe zu besonderem Dank verpflichtet.   Der Verfasser.

31. Acid. salicyl. 1,0
    Resorcini 3,0
    Ol. Ricin. . . . . 0,5—1,0
    Spirit. . . . . ad 100,0

32. Acid. salicyl. 1,0
    Acid. acet. . . . . ad 10,0
    S. Zur Ätzung, Vorsicht!

Öle, Salben, Pasten.

33. Acid. salicyl. . . . . 1,0—3,0
    Ol. Ricin. q.s..
    Ol. o ivar.
    (aut Ol. Arachidis) . . . . ad 100.0

34. Ol. amygdalar. dulc. 100,0

35. Acid. salicyl. . . . . 1,0—10,0
    Glycerini q. s.
    Vaselini . . . . ad 100,0

36. Zinci oxydati
    Ol. olivar.
    (aut Ol. arachidis) . . . āā ad 100,0
    S. Zinköl.

37. Cignolini . . . . 0,14—1,0
    Vaselini [1]. . . . . ad 100,0

38. Chrysarobini . . . . 0,25—2,0
    Vaselini [1]. . . . . ad 100,0

39. Bismut. tribromphenyl.
    [Xeroform]. 10,0
    Vaselini . . . . ad 100,0

40. Rivanoli . . . . 0,5—1,0
    Vaselini . . . . ad 100,0

41. Ungt. Hydrargyr. praecip. alb.
    dilut. 100,0
    S. 5% weiße Präcipitatsalbe.

42. Zinci oxydati
    Bismut. subnitr. . . . . āā 0,4—2,0
    Ungt. lenient.
    Ungt. cerei . . . . āā ad 20,0
    S. Neissers Zinkwismutsalbe.

43. Tumenol ammon. . . . . . . 1,0—20,0
    Past. Zinci moll. . . . . ad 100,0

44. Liq. carbon. deterg. . . . . 5,0—10,0
    Past. Zinci moll. . . . . ad 100,0

45. Perhydroli (Merck) . . . . 10,0—20,0
    Lanolin. anhydr. 30,0
    Vaselini . . . . ad 100,0

46. Acid. salicyl. . . . . 1,0—5,0
    Glycerini q. s.
    Ungt. Diachylon
    Vaselini . . . . āā ad 100,0

47. Liq. Alum. acet. 1—2% 40,0
    Ungt. moll. . . . . ad 100,0

48. Resorcini. . . . . 1,0—10,0
    Past. Zinci 100,0

49. Acid. salicyl. 5,0
    Chrysarobin.
    Pic. betulin. . . . . āā 10,0
    Sapon. kalini
    Adip. lanae . . . . . . āā ad 50,0
    S. Dreuwsche Salbe.

Lichtschutzsalben.

50. Gletschermattan . . . . 1 OP

51. Zeozon- bzw. Ultrazeozonpaste . 1 OP

52. Curcumae 9,0
    Boli. alb.
    Glycerini
    Dextrin.
    Aqu. dest. . . . . āā ad 30,0
    S. Unnas Lichtschutzpaste.

Varia.

53. Sol. Fowleri
    Aqu. menth. pip. . . . . āā ad 75,0
    D. ad. vitr. guttat. S. 3mal täglich
    3 Tropfen z. n., jede Woche stei-
    gend um 3mal 1 Tropfen bis auf
    3mal täglich 8 Tropfen, danach in
    gleicher Weise absteigend.

54. Hydrargyr. jodat. flav. . . . 0,1—0,3
    M. pil. q. s. ut f. pil. Nr. XXX.
    S. 3mal täglich 1 Pille zu nehmen.

55. Acid. arsenicos. 0,09
    M. pil. q. s. ut f. pil. Nr. XXX.
    S. 3mal täglich 1 Pille zu nehmen.

56. Solarson . . . . 1 OP
    1 oder 2 ccm.
    S. jeden 2.—3. Tag intramuskulär 1 Amp.

57. Natr. arsenicos. 0,2
    Aqu. phenolat. (2%) . . . ad 20,0
    S. täglich oder jeden 2. Tag $^1/_3$ bis
    1 ccm intramuskulär einspritzen.

58. Natr. kakodylicum . . . . . . 1 OP
    Amphiolen M.B.K.

59. Neosalvarsan Dos . II, III oder IV [2].
    D. tal. dos. Nr. X.
    S. zu Händen des Arztes.

60. Spirocid 0,1 oder 0,25 . . . . . 1 OP
    S. 3 Tage 2, 3,3 Tabletten zu
    nehmen, dann 3 Tage Pause.

61. Sol. Kal. jodat. 10/150
    S. 3mal täglich 1 Eßlöffel in
    Milch oder Wasser zu nehmen.

62. Sol. Argent. proteinic. 0,25—0,5%
    [Protargoli] 100,0

63. Sol. Albargini 0,1—0,2% . . . 100,0

---

[1] Durch Pasta Zinci ersetzbar.

[2] Bei Neosalvarsan (und Salvarsan-Natrium) werden 0,15 g als Dos. I, 0,3 als Dos. II,
0,45 g als Dos. III und 0,6 g als Dos. IV bezeichnet.

<h1 style="text-align:center">Sachverzeichnis.</h1>